PSZ-Drucke
Schriftenreihe des Psychosozialen Zentrums (PSZ)
Universität Ulm
Herausgegeben von H. Kächele P. Novak H. C. Traue

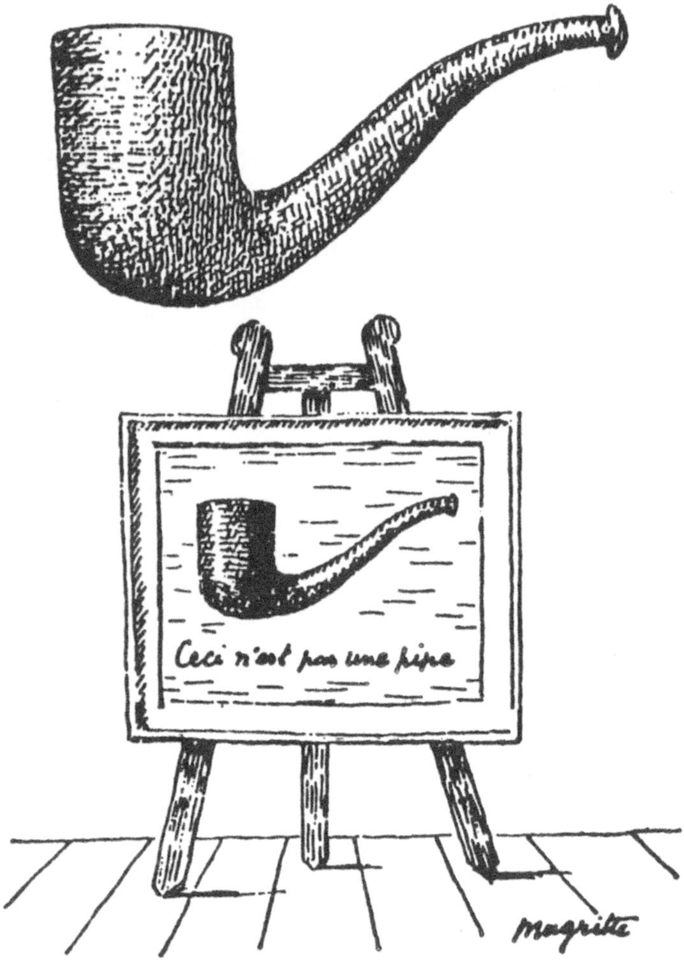

René Magritte
Aus Michel Foucault: Dies ist keine Pfeife. München 1974, S. 5.

Jutta Gutwinski-Jeggle

Das Arzt-Patient-Verhältnis im Spiegel der Sprache

Sprachwissenschaftliche Studien an Texten aus einer Balint-Gruppe

Springer-Verlag
Berlin Heidelberg New York
London Paris Tokyo

Reihenherausgeber:

Prof. Dr. Horst Kächele
Prof. Dr. Dr. Peter Novak
Priv.-Doz. Dr. Harald C. Traue

Sonderforschungsbereich 129
Am Hochsträß 8, D-7900 Ulm

Autorin:

Jutta Gutwinski-Jeggle
Neckarhalde 17, D-7400 Tübingen

ISBN-13: 978-3-540-17325-0 e-ISBN-13: 978-3-642-71733-8
DOI: 10.1007/978-3-642-71733-8

Bindearbeiten: Friedrich Neher, Ulm
2119/3140-543210

Inhaltsverzeichnis

Vorwort		S. 11
Einleitung		S. 13
Teil I	Theoretischer Rahmen	
1	Die kommunikative Dimension der Balint-Gruppe als einer spezifisch psychoanalytischen Gesprächssituation	S. 21
1.1	Das schulmedizinische Krankheitsbild und seine Beziehung zur psychosomatischen Medizin	S. 21
1.2	Das Krankheitsbild der Psychoanalyse	S. 3o
1.3	Balint-Gruppen-Arbeit als Anwendungsgebiet der Psychoanalyse	S. 39
1.3.1	Michael Balints Konzept als Integrationsversuch von psychoanalytischem Krankheitsbild und ärztlicher Praxis	S. 39
1.3.1.1	Schwierigkeiten der Ärzte bei der Integration von organmedizinischer und psychologischer Behandlungstechnik	S. 45
1.3.1.2	Das Prinzip der Balint-Arbeit und die Struktur der Balint-Gruppe als Kommunikationssituation	S. 51
1.3.2	Zum Lernprozeß in Balint-Gruppen	S. 65
1.3.2.1	Anschauungsunterricht. Spielerisch sprechen lernen - sprechend spielen lernen	S. 71
1.3.2.2	Das Sprachbewußtsein der Ärzte in der Balint-Gruppe in bezug auf einige Aspekte der psychoanalytischen Sprachverwendung	S. 81

2	Die Brücke zwischen Psychoanalyse und Sprachwissenschaft	S. 1o1
2.1	Haben Psychoanalyse und Sprachwissenschaft 'Sprache' als gemeinsamen Gegenstand?	S. 1o8
2.1.1	Probleme bei der Anwendung von Linguistik	S. 112
2.1.2	Sprache - Rede - Botschaft. Zusammenfassung und Spezifikation	S. 121
2.2	Diskursbezogene Ansätze in der Zusammenarbeit von Linguistik, Psychoanalyse und Medizin	S. 131
2.2.1	Linguistische Balint-Gruppen-Forschung	S. 139
Teil II	Exemplarische Textanalyse	
3	Vorüberlegungen zur Materialanalyse	S. 147
3.1	Zur Methode	S. 147
3.2	Das Gesamtmaterial	S. 154
3.2.1	Zur Verschriftlichung der Tonbandprotokolle	S. 159
3.2.2	Das ausgewählte Textcorpus	S. 164
3.2.3	Zur formalen Gliederung der Texte	S. 17o
4	Text und Kontext. Zur Makro-Struktur von Falleinbringungen	S. 173
4.1	Ein Fall wird vorgetragen, berichtet, dargestellt - erzählt	S. 176

4.1.1	Das Geschehen und die Geschichte	S. 177
4.2	Deskriptive Aspekte der Textstruktur	S. 180
4.2.1	Die kognitive und emotionale Aufgabe der Verbalisierung	S. 180
4.2.2	Orientierung im Text. Das Zeigfeld der Sprache. Exkurs zu Karl Bühler	S. 187
4.2.3	Die deiktisch/referentiellen Bezugsebenen des Textes	S. 192
4.3	Funktionale Aspekte der Textstruktur	S. 210
4.4	Textoberfläche und Tiefenstruktur	S. 222
5	Quantitative Analyse: Sprache als Abbild. Die Ebene der Formulierungen	S. 225
5.1	Die Schauplätze des Geschehens in der Gesamt-Textstruktur	S. 228
5.2	Das Spannungsfeld zwischen psychologischem und grammatischem Subjekt. Über wen wird wie gesprochen?	S. 234
5.2.1	Zur Signierung	S. 240
5.2.2	Das Arzt-Patient-Verhältnis im Gesamttext	S. 255
5.2.2.1	Besonderheiten in den Formulierungen	S. 261
5.2.2.1.1	Zum Gebrauch von 'man'	S. 263
5.2.2.1.2	'Wir'	S. 267

6.5.2 Zur Interaktion zwischen Arzt und Patient S. 418

6.5.3 Zur Kommunikation zwischen Arzt und Patient S. 421

6.6 Fall 16/O S. 435

6.6.1 Der Text im Wortlaut S. 435

6.6.2 Zur Interaktion zwischen Arzt und Patient S. 439

6.6.3 Zur Kommunikation zwischen Arzt und Patient S. 442

Zusammenfassung S. 457

Ausblick: Über die Reichweite linguistischer Forschung an psychoanalytischem Material S. 462

Verzeichnis der Tabellen S. 466

Verzeichnis der Beispiele S. 468

Literaturverzeichnis S. 470

Vorwort

Diese Arbeit hat ihren Anstoß durch ein Forschungsprojekt erhalten, das von 1976-1981 an der Abteilung für Psychoanalyse unter der Leitung von Herrn Professor Loch an der Universität Tübingen durchgeführt und von der Breuninger-Stiftung finanziert wurde. Es hatte die linguistische Untersuchung von Texten aus einer Balint-Gruppe zum Inhalt. Ich selbst hatte bis dahin mit Linguistik wenig Berührung gehabt, und so überließ ich mich zunächst ganz den Empfehlungen des Projektleiters Dr. phil. Gerd Lenga, der mich mit fast unerschöpflicher Geduld mit einer Richtung der formalen Linguistik vertraut machte. Eine Psychologin von kritisch-rationalistischer Herkunft, ein system-orientierter Sprachwissenschaftler und eine psychoanalytische Abteilung, das konnte wirklich interdisziplinär genannt werden. Und dementsprechend waren unsere ersten Erfahrungen miteinander einer babylonischen Sprachverwirrung vergleichbar.

Ich danke vor allem Herrn Professor Loch, der immer die väterliche Distanz, Güte und Strenge besaß, um uns aus wissenschaftlichen Verwicklungen heraus den Weg zu weisen. Gerd Lenga hat mir zum ersten meiner linguistischen Standbeine verholfen, Professor Konrad Ehlich zum zweiten, indem er meinen Blick um pragmatische Gesichtspunkte erweiterte. Beiden danke ich für die viele Zeit, die sie mir in fruchtbaren Diskussionen immer wieder haben zukommen lassen. Dr. Arno Ruoff sei ebenfalls gedankt für hilfreiche Anregungen konkret-methodischer Art.

Das Spannungsfeld zwischen system-orientierter und handlungs-orientierter Sprachwissenschaft forderte mich heraus. Und nachdem ich eine psychoanalytische Ausbildung begonnen hatte, gewann ich einen dritten Ausgangspunkt, mich mit Sprache zu beschäftigen. Diese Arbeit stellt einen Integrationsversuch meiner eigenen beruflichen Entwicklung dar. Ich danke dem Frankfurter Institut für Psychoanalyse, insbesondere Herrn Professor Argelander und Herrn Professor Werthmann dafür, daß sie mir diese Auseinandersetzung ermöglicht und mich darin unterstützt haben.

Auch bei den vielen anderen, die mir Widerpart und Rückenstärke boten, die tippten oder trösteten, möchte ich mich herzlich bedanken; bei meinem Mann, der wesentlich zum häuslichen 'facilitating environment' beitrug, bei Frau Sailer, die mit aufmerksamer Ausdauer die Schreibarbeiten besorgte und ganz besonders bei meinem Kollegen Gerd Lenga, der, unbeirrt von allen Höhen und Tiefen meinerseits den basso continuo in unserem Projekt spielte.

Einleitung

Linguistik schien in den 70er-Jahren so etwas wie eine Zauberformel für all die Wissenschaften zu sein, die in und von der Auseinandersetzung mit Sprache lebten. So ist es nicht verwunderlich, wenn auch die Psychoanalyse sich einen Erkenntniszuwachs aus der unmittelbaren Sprachanalyse erhoffte.

Sobald die beiden sich interdisziplinär aufeinander beziehenden Wissenschaften es jedoch an konkretem Material miteinander zu tun bekamen, zeigte sich die Komplexität ihres Unterfangens. Hochgesteckte Erwartungen mußten enttäuscht werden, weil kein Weg an der Einsicht vorbei führt, daß Linguistik keine äußerlich applizierbaren Methoden bereitstellen kann, die, ungeachtet der Ziele und Zwecke des jeweiligen sprachlichen Materials, dieses aufzuschlüsseln in der Lage wären. Die Vorstellung, man könnte einen Sprachfachmann wie einen Wünschelrutengänger kommen lassen, damit er einem die Wasseradern in Texten aus eigenen Interessensgebieten aufzeige, anhand derer man dann wieder selbst weiter arbeiten würde, stellte sich als Illusion heraus. Und doch darf der Grundgedanke nicht verworfen werden, daß die Linguistik der Psychoanalyse etwas zu sagen haben muß, da ja beide Wissenschaften eingehend mit Sprache beschäftigt sind.

Diese lapidar festzustellenden Einsichten bilden das Fundament meiner Arbeit und sind das Resultat eines langen Lernprozesses, den ich in Auseinandersetzung mit den Aufgaben in unserem Projekt durchgemacht habe. Erschwerend kam für uns dabei hinzu, daß für die Problemstellung im Projekt nicht nur Linguistik und Psychoanalyse aufeinander zu beziehen waren, sondern daß wir Material aus einem

Anwendungsgebiet von Psychoanalyse, nämlich Texte aus einer Balint-Gruppe untersuchen sollten. Wir hatten es also gar nicht mit genuin psychoanalytischer Sprachverwendung zu tun, sondern mit einer spezifisch verdünnten Form davon. Und wenn noch nicht einmal das generelle Verhältnis von Linguistik und Psychoanalyse geklärt war bzw. von angewandter Linguistik und Psychoanalyse, wie erst sollten wir uns dann den praktischen Problemen von angewandter Linguistik und angewandter Psychoanalyse stellen können?

Die Beziehungen, die es untereinander zu bestimmen galt, sind in der folgenden Skizze dargestellt:

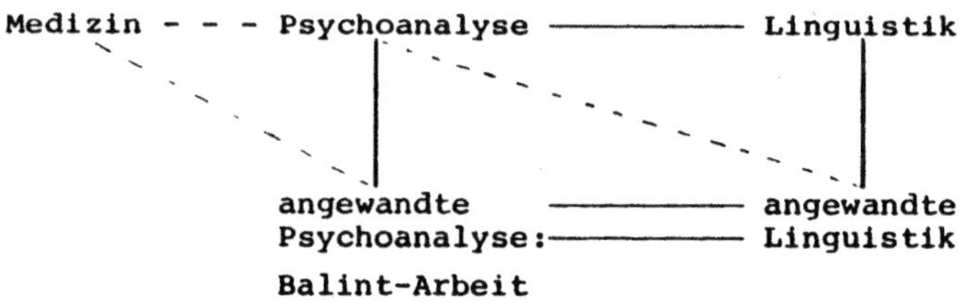

Aus dieser Ausgangssituation ergab sich für meine Arbeit, daß ich mir zweierlei Aufgaben stellte, die den beiden genannten Einsichten Rechnung tragen sollten: daß Linguistik nicht ohne Bestimmung ihres inneren Verhältnisses zu dem spezifischen Textmaterial angewandt werden kann, und/aber d a ß Linguistik angewandt werden kann. Es erschien mir notwendig und aufschlußreich, überhaupt einmal auf die theoretischen Voraussetzungen einzugehen, die ein solches interdisziplinäres Vorhaben impliziert. So umfaßt die erste Aufgabe - die theoretische Einordnung dessen, womit wir es zu tun haben - die ersten beiden Kapitel dieser Arbeit. Sie beschäftigen sich mit dem Verhältnis von Medizin, Psychoanalyse und Balint-Gruppen-Arbeit hinsichtlich der kommunikativen Dimension einerseits und mit dem Verhältnis von Psychoanalyse, Linguistik und angewandter Linguistik andererseits. Die theoretischen Überlegungen zielen also von Anfang an auf das interdisziplinäre Vorhaben ab. Bezogen auf die S. 14 dargestellte Skizze, lassen sich die ersten beiden Kapitel folgendermaßen veranschaulichen:

Kapitel 1

Medizin Psychoanalyse
|
angewandte Psychoanalyse
Balint-Arbeit

im Licht der kommunikativen Dimension

Kapitel 2

Psychoanalyse - - - Linguistik
|
angewandte Linguistik

Im zweiten Hauptteil dieser Arbeit habe ich mir die Aufgabe gestellt, anhand einer exemplarischen Untersuchung von sechs Verbatimprotokollen aus unserer Balint-Gruppe eine empirische Materialanalyse vorzunehmen. Da eine linguistische Detailanalyse sehr aufwendig ist, mußte ich mich auf vergleichsweise sehr wenig Material beschränken. Ich würde die Textauswertung dieser Arbeit als pilot-study bezeichnen.

Der Schwerpunkt der Kapitel 3, 4, 5 und 6 liegt im folgenden Bereich - (die beiden theoretischen Kapitel dienen dabei als Verstehenshintergrund für die Auswahl der angewandten Methoden):

(Medizin Psychoanalyse Linguistik)

angewandte ———	angewandte
Psychoanalyse: ———	Linguistik
Balint-Arbeit	

Nachdem ich die zwei Intentionen, die ich in dieser Arbeit verfolge, hervorgehoben habe, möchte ich kurz auf die Inhalte der einzelnen Kapitel eingehen, um einen konkreteren Eindruck von der Struktur der Arbeit zu vermitteln.

Ich beginne mit den wissenschaftlichen Disziplinen, die es hier miteinander zu verknüpfen, aber auch auseinander zu halten gilt. Kapitel 1 beinhaltet die Ableitung von Balint-Gruppen-Arbeit aus der klassischen Medizin einerseits und der klassischen Psychoanalyse andererseits. Ich stelle darin das schulmedizinische Krankheitsbild dem der Psychoanalyse gegenüber und zeige dann, wie Michael Balint durch die Etablierung seiner Supervisions-Gruppen eine Synthese daraus zu erreichen versucht hat. Dieser theoretische Abriß wird illustriert und belebt durch Beispiele aus der von uns untersuchten Gruppe und steht ganz unter dem Blickwinkel der kommunikativen Dimension der Balint-Gruppen-Arbeit, sowohl was deren Ziele, als auch was den Lernprozeß der Ärzte anbelangt.

Kapitel 2 beschäftigt sich mit der Rolle von Sprache, die diese in Psychoanalyse und Linguistik einnimmt, sowie mit den Schwierigkeiten von angewandter Linguistik. Die vorschnelle Annahme eines gemeinsamen Nenners von Psychoanalyse und Linguistik, weil beide um Sprache zentriert seien, muß durch eine sorgfältige Gegenstandsbestimmung der jeweiligen Wissenschaften differenziert werden, um die Gemeinsamkeiten u n d Unterschiede beider im Umgang mit Sprache aufzudecken. Die Theorie-Anwendungs-Schere spielt in dieser Arbeit in verschiedener Hinsicht eine Rolle, sie zeigt sich auch in bezug auf Psychoanalyse und Linguistik. So ist Psychoanalyse ohne 'angewandte Sprache' - ohne 'parole' - nicht denkbar, Linguistik als System-Linguistik dagegen durchaus. Dieses Kapitel enthält deshalb eine Darstellung der Relation von Sprache, Sprachgebrauch und darin verborgener Sprache. Es endet mit einer Übersicht über bisherige linguistische Untersuchungen an vergleichbarem Material und mit ähnlichen Fragestellungen. Dieses Kapitel dient dazu, einen Rahmen abzustecken, innerhalb dessen sich eine konkrete Textanalyse bewegen kann.

Im Anschluß daran können nun im 3. Kapitel Vorüberlegungen zur Materialanalyse angestellt werden. Vor welchen Methodenproblemen steht der Forscher? Welche Fragestellung bestimmt welches Vorgehen? Und nach welchen Gesichtspunkten werden Untersuchungskriterien erarbeitet? Der Weg von Tonbandaufzeichnungen einer wöchentlich tagenden Balint-Gruppe bis hin zu einer Auswahl von verschrifteten Texten, mit denen sich arbeiten läßt, ist lang. Es wird sich zeigen, wie eng der Rahmen für eine linguistische Textuntersuchung letztendlich ist, und wie begrenzt die Reichweite der Ergebnisse nur sein kann. Die Aufwendigkeit linguistischer Methoden zwingt zu einer Einschränkung des zu untersuchenden Materials. Mit computer-gestützten Verfahren können zwar vordergründig te, die die Initiative für Supervision in der Balint-Gruppe ergriffen haben. Denn nur deutliche Unzufriedenheit - eine Art Leidensdruck auf beruflichem Sektor -, gepaart mit der Hoffnung auf Veränderung, kann zu einer tragfähigen Motivation führen, derer es bedarf, um sich auf Jahre hinaus zeitlich und finanziell dafür zu engagieren, etwas Neues kennenzulernen.

Doch zunächst zur gemeinsamen Ausgangslage: Die Einstellung zum Beruf, die als Resultat der Schulmedizin dem ärztlichen Handeln zugrunde liegt, ist nicht aufgrund einer explizit vermittelten Theorie zustande gekommen über das Wesen von Gesundheit und Krankheit in unserer Gesellschaft, in der auch das Verhältnis zwischen Arzt und Patient zu bestimmen wäre. Die Konzepte der Medizin sind vielmehr dem Lehrangebot immanent. Auch gibt es keine umfassende Theorie der Heilkunde, sowenig wie es eine allgemein anerkannte, einheitliche und hinreichend begründete Bestimmung des Krankheitsbegriffs in der Medizin gibt (Jung u.a., 1961). Denn einen einzigen Krankheitsbegriff kann es nicht geben, die Definition von 'ist krank' muß inhaltlich gekennzeichnet werden, wofür wiederum die Angabe von Kriterien erforderlich ist. Kriterien als Maß sind Prinzip und Instanz der Anwendung in einem. Sie werden von einer historisch-sozialen Dimension bestimmt und damit von der 'praktischen', nicht von der 'deduktiv-theoretischen Vernunft'. Loch folgert daraus: Es "... kann auch nicht ein einziger Krankheitsbegriff als allein gültig oder als wahr im absoluten Sinne angesetzt werden, vielmehr wird es mehrere Krankheitsbegriffe geben, und den allgemeinen Konsens wird jeweils derjenige Krankheitsbegriff erhalten, der unter gegebenen Bedingungen als der 'sozialtechnisch zweckmäßigere' erscheint ..." (Loch, 1979 a, S. 82/83).

Die sozialen Zweckmäßigkeiten sind heute in der Medizin tatsächlich technisch. Für emotionale Probleme bleibt wenig Raum. Zwar würde kein Arzt theoretisch die Einheit von Leib und Seele bestreiten, aber wie sieht die Praxis aus? Durch die Auswahl des Lehrangebots und die Schwerpunktsetzung im Fächerkatalog wird zwangsläufig eine theoretische Überzeugung mitgeliefert, die sehr einseitig ist, und aufgrund derer sich Medizinstudenten während des Studiums in Physik, Chemie, Anatomie, Biochemie und Physiologie Vorstellungen machen über den Aufbau des menschlichen Körpers und die komplizierten Mechanismen, die in seinem Inneren ablaufen. Allerdings zeigt sich in der Konfrontation mit dem Patienten bald, wie wirklichkeitsfremd eine solche Vorstellung ist, und wie wenig die Erkrankungen des Patienten zu verstehen sind, solange die Reaktionen des Organismus von der Umwelt des Betroffenen, seinen Objektbeziehungen und der Situation, in der er sich jeweils befindet, getrennt betrachtet werden (vgl. von Uexküll, 1979, S. 7-9).

Die heutige Medizin ist rein naturwissenschaftlich ausgerichtet und hat ihre enormen Fortschritte nicht zuletzt der technischen Entwicklung zu verdanken. Die mechanistisch-morphologische Betrachtungsweise des Organismus als bloße Summe seiner Zellen zu Zeiten Rudolph Virchows (Jung u.a., 1961), in dem Krankheit als lokal ablaufender Prozeß verstanden wurde, ist zwar einer funktionalen Sichtweise des Organismus als einem komplexen Regulationssystem gewichen, beibehalten ist jedoch das Primat des Organismus und das ausschließliche Interesse für die Krankheit innerhalb eines körperlich-räumlichen Orientierungsschemas, während dem Kranken selbst und seiner psychosozialen Situation kaum Aufmerksamkeit geschenkt wird. Das Maschinen-Modell für die Lösung technischer Probleme wird auf den menschlichen Körper übertragen. Von Uexküll schreibt dazu:

ihnen bewußt wird, wie ungenügend sie für den persönlichen, menschlichen Umgang mit Patienten ausgebildet sind. So meint Dr. Ki, Teilnehmer an der von uns untersuchten Balint-Gruppe z.B. einmal:

B (1) "I zum Beispiel bin psychologisch weiter net geschult/ für mich isch des an Feld/ ich möcht mal sagen/ das auf einem anderen Acker angebaut isch/ als unsere Schulmedizin/ und das geht nicht ineinander/ vom Didaktischen her/ vom Gelernten her/ und so weiter/ aber ich würde doch sagen/ man müßte die Übergänge sehen/ finden/ ..." (Dr. Ki, 94. Sitzung)

Selbstverständlich betrifft das Paradigma der 'objektiven' naturwissenschaftlichen Medizin auch die Ausbildung selbst. Das vereinheitlichte Prüfungsverfahren der multiple-choice-Fragen nach der Approbationsordnung von 1970 entbehrt jeglichen unmittelbar zwischenmenschlichen Austausches. Die Kommunikation über fachliches Wissen und Können findet EDV-auswertbar zwischen Papier und Bleistift statt. Zwar wurde das Fach 'Medizinische Psychologie und Soziologie' in den Fächerkatalog der vorklinischen Semester mit aufgenommen, von den 1286 Seiten, den der Gegenstandskatalog der ärztlichen Prüfung umfaßt, fallen jedoch nur 12 an die Medizinische Psychologie (Fassung vom 26.05.1973), und davon wiederum ist eine halbe Seite der Arzt-Patient-Beziehung gewidmet. Aus den zehn Punkten seien zwei zitiert:

"Der Student soll

...

4. Typische affektive Reaktionen des Arztes auf Patientenverhalten und des Patienten auf Arztverhalten angeben und in ihrer Genese erkennen können.
5. Übertragung und Gegenübertragung in der Arzt-Patient-Beziehung von anderen affektiven Reaktionen unterscheiden können"

(Gegenstandskatalog für die Fächer der Ärztlichen Vorprüfung 1973, S. 373).

Diese Lernziele werden nun in Prüfungsfragen übersetzt und aufbereitet. Zur Veranschaulichung möchte ich ebenfalls ein Beispiel geben:

"4.60 Wenn ein Arzt seinem Patienten eigene, unerwünschte Motive unterstellt, dann

1. handelt es sich im Sinne der Psychoanalyse um einen Abwehrmechanismus
2. handelt es sich im Sinne der Psychoanalyse um eine Projektion
3. führt dieser Vorgang zu einem systematischen Beurteilungsfehler
4. resultiert für den Arzt im Sinne der Psychoanalyse eine Konfliktbewältigung

a) 1 und 4 sind richtig
b) 2 und 3 sind richtig
c) 1, 2 und 3 sind richtig
d) 2, 3 und 4 sind richtig
e) 1-4 alle sind richtig" (Lösung: e))

(von Bürkle und Schad (Hrsg.) 1980, Prüfungsfragen 'Medizinische Psychologie und Soziologie', S.45).

Die jahrelange Arbeit einer Balint-Gruppe zeigt, welches langwierigen Lernprozesses es bedarf, um die hier in statements abgefaßten Inhalte auf einer Handlungsebene verfügbar zu machen.

Ich möchte die enormen Fortschritte der letzten Jahrzehnte, die in der Medizin gerade dank der Technik erzielt wurden, keineswegs schmälern. Wir alle sind Nutznießer des bestehenden Gesundheitssystems und profitieren von Krankheitsprophylaxe und Intensivmedizin. Nur ist einzuwenden, daß die enorme Verbesserung der medizinischen Versorgung zu sehr auf Kosten menschlicher und zwischenmenschlicher Beziehungen gegangen zu sein scheint. Und ich halte es für bemerkenswert, wenn ein erfahrener Arzt der Balint-Gruppe, der sicher alle organmedizinischen Möglichkeiten auszuschöpfen bereit und in der Lage ist von sich selbst sagt:

B (2) "Ich möchte nicht so arg intensiv behandelt werden/ ich hab schon einige Opfer der Intensiv-Medizin gesehen/ ..." (Dr. D, 6. Sitzung).

Auch möchte ich nicht in Frage stellen, daß es Krankheiten und Patienten gibt, bei denen die Berücksichtigung psychologischer Faktoren bei Ätiologie und/oder Behandlung eher in den Hintergrund tritt. Bei aller theoretischer Einigkeit über die Notwendigkeit von Psychosomatik, durch die das Primat des Organischen aber keineswegs verhindert und nur in Spezialabteilungen für Psychosomatik gemindert wurde, gibt es praktisch - betrachtet man einzelne Fälle - ein Kontinuum zwischen organischen Krankheiten im engeren Sinn und psychischen Krankheiten im engeren Sinn. Die psychosomatische Medizin stellt lediglich die Eindeutigkeit von organischen Befunden, insbesondere deren ausschließlichen Stellenwert als Krankheitsursache in Frage (Brede, 1974). Eine hilfreiche Orientierung auf dem Kontinuum von Psyche und Soma gibt Loch (1964) anhand folgender Einteilung. Er unterscheidet:

1. rein somatische Krankheiten,

   somatische Faktoren spielen allein die ausschlaggebende Rolle,
2. Neurosen (d.h. Krankheiten, die überwiegend die Persönlichkeitsstruktur und das Verhalten betreffen),

   psychische Faktoren nehmen den dominierenden Stellenwert in der Ursachenkette ein.
3. Psychosomatische Krankheiten im engeren Sinne (Asthma bronchiale, Colitis ulcerosa etc.),

   bei denen sowohl psychische als auch somatische Faktoren in einer engen Verkoppelung und Verflechtung ätiologisch eine Rolle spielen.

Darüber hinaus schreibt Loch: "Schließlich ist zu bedenken, daß psychische Ursachen nicht zu den 'ersten Ursachen' einer Krankheit gehören, sondern sekundäre, überformende Einflüsse ausüben, d.h. 'pathoplastisch' wirken, und übrigens gibt es auch das Umgekehrte, daß somatische Faktoren primär psychische Störungen sekundär mitformen" (Loch, 1964, S. 74).

Gerade dieser Zusatz scheint mit wichtig zu sein in bezug auf die in unserer Balint-Gruppe vorgestellten Patienten, denn gerade die nicht eindeutig diagnostizierbaren und therapierbaren Kranken, die sogenannten Problemfälle werden vorgestellt, d.h. psychosomatisch kranke Patienten im weiteren Sinne. Überformungen spielen dann z.B. eine Rolle, wenn ein bestimmter Patient mit medizinisch harmlosen Beschwerden plötzlich hypochondrisch ängstlich umgeht, oder wenn es sich um langfristige psychische Beeinträchtigungen handelt wie bei chronischen Leiden oder Unfallfolgen. Hierbei kommen die je individuellen Unterschiede in der Persönlichkeit der Patienten zum Tragen, die sich in einer je besonderen Beziehung zum Arzt ausdrücken. Im einen Fall mag ein Beinbruch zu den 'rein somatischen Krankheiten' gehören, im anderen mag er erheblich psychische Komplikationen hervorrufen oder gar durch solche verursacht worden sein (Alexander, 1957).

Auch Patienten, deren Beschwerden der großen Klasse der sogenannten funktionellen Krankheiten zuzuschreiben sind, gehören häufig zu den Problemfällen eines Arztes. Trotz vom Patienten angegebener und/oder für den Arzt wahrnehmbarer Beeinträchtigung einer Körperfunktion, findet sich kein organisches Korrelat. Und solange nur physische Befunde zählen, kann die Diagnose 'ist gesund' zu einem Artefakt werden, womit tatsächlich auch häufig Patienten so unzufrieden ihren unbefriedigenden Leidensweg von Arzt zu Arzt antreten.

tient, dem sogenannten Setting, wird

1. alles, was der Patient sagt, und sei es "das scheinbar Harmloseste und Willkürlichste" (Freud, 1900, S. 537) als in Verbindung stehend mit seiner Krankheit angesehen;
   und
2. werden alle Mitteilungen des Patienten als auf die Person des Arztes beziehbar betrachtet, um die pathologischen, auszulöschenden Beziehungsstrukturen für den Arzt direkt spürbar zu machen im hic et nunc der Begegnung mit dem Patienten. Damit werden die Probleme in die Übertragung gebracht (Loch, 1965; 1977; Nedelmann , 1982).

Die spontane Übertragungsneigung der Neurotiker wird also durch spezifische Mitwirkung des Analytikers verschärft. Insofern erfolgt Heilung im Rahmen der Psychoanalyse über den Umweg einer vorübergehend provozierten Verstärkung der Krankheit. "Im Verlauf einer Psychoanalyse wächst nämlich nicht nur der Mut des Kranken, sondern gleichsam auch der seiner Krankheit" (Freud, 1909, S. 441).

Als weitere fundamentale wichtige Quelle zum Verständnis von Unbewußtem entdeckte Freud die Träume, die ebenso wie die neurotischen Symptome eine Konfliktbewältigung durch Kompromiß darstellen. Seine Einsichten in die Struktur der Träume erbrachte verallgemeinerbare Erkenntnisse über die psychischen Mechanismen im Umgang mit unbewußten Triebwünschen und deren Umwandlung durch Zensur. Der Traum ist das Resultat einer Entstellungsarbeit, an dem Primär- und Sekundärvorgang beteiligt sind, so "daß 'korrekte' Gedanken inkorrekt bearbeitet werden" (Jappe, 1971, S. 35). Der Sekundärvorgang dient der Hemmung der infantilen Wünsche. Durch Verdichtung, Verschiebung, Verkehrung ins Gegenteil, Symbolverwendung etc. kommt es dann zur zensierten, szenischen Darstellung einer halluzinierten Wunscherfüllung im Traum. Der Trauminhalt, der in einer Bilderschrift gegeben ist, wird vom Patienten beim Arzt in Worte übersetzt und durch freie Assoziationen angereichert. Durch den Zusammenhang, der sich zwischen Traumbild und Assoziation ergibt, wird es möglich, die ursprünglichen, durch Fixierung noch virulenten, infantilen Wünsche zu rekonstruieren und in ihrer pathogenen Wirksamkeit unschädlich zu machen. Diese Übersetzungsarbeit bietet innerhalb der Psychoanalyse ein zentrales Untersuchungsfeld für Behandlung und Forschung.

Das Gebäude der Psychoanalyse ist hinsichtlich seiner dynamischen, ökonomischen, strukturellen, genetischen und adaptiven Gesichtspunkte hoch komplex. Die Grundannahme seelischer Kräfte und Energien, mittels derer durch intraorganismische und interorganismische Prozesse die Gesamt-Persönlichkeit herausgebildet wird (Loch, 1977), macht die Psychoanalyse zu weit mehr als nur einer Krankheitslehre. Sie ist darüber hinaus Metapsychologie, Forschungsmethode, Behandlungstechnik, Persönlichkeitstheorie und Objektbeziehungspsychologie. Dem entsprechend ist auch der Krankheitsbegriff der Psychoanalyse nicht eng zu fassen. So ist etwa der Traum, der "die Seele wie ein Ventil" (Freud, 1900, Stud.Ausg., S. 561) entlastet, selbst auch "ein neurotisches Symptom, und zwar eines, das den für uns unschätzbaren Vorteil hat, bei allen Gesunden vorzukommen" (Freud, 1917, S. 79).

Innerhalb der Persönlichkeitsentwicklung hängt es von einer Fülle von Faktoren und Bedingungen ab, welchen Platz der Betroffene auf dem Kontinuum zwischen gesundem Wohlbefinden und krankem Unwohlsein einnehmen kann. "In tuellen Beziehung zwischen Arzt und Patient unter Berücksichtigung von Übertragung und Gegenübertragung die pathologischen Fixierungen an frühe Objekte, welche den augenblicklichen Lebensspielraum einschränken und das eudämonische Minimum nicht ermöglichen, aufzulösen. Als krank gilt dann jeder, der "in seiner Not einen Arzt aufsucht und dieser die vorgetragene Not anerkannt" (vgl. Loch, 1979 a, S. 83); oder wie der Leiter unserer Balint-Gruppe einmal sagte:

B (3) "Wollen wir nicht ganz rigoros sagen/ wenn jemand zum Arzt kommt/ dann ist er Patient/ und als Patient krank/ was auch immer das sein mag/ und wenn es darum geht/ anderthalb Tage zu schinden/ ..." (L, 82. Sitzung).

Krankheit ist also viel mehr als nur die Abwesenheit der Arbeitsfähigkeit.

Der Rekurs auf das in der Psychoanalyse entwickelte Krankheitsmodell, welches kausale Beziehungen zwischen (unbewußten) Intentionen eines Menschen und - im Extrem - pathologischen Veränderungen am Körper aufzeigen und entsprechende therapeutische Praxis anleiten kann, führt zu der Frage, "ob überhaupt und wenn ja, wie der seit der Entwicklung der Naturwissenschaften in immer festere Formen gesellschaftlicher Organisation gegossene Dualismus zwischen Leib und Seele argumentativ und praktisch für den 'medizinischen' Bereich wissenschaftlich, therapeutisch und lebenspraktisch bewältigt werden kann" (Horn u.a., 1983, S. 28). Eine Antwort auf diese Frage versuchte Michael Balint mit der Etablierung seiner 'Training-cum-Research-Gruppen' zu geben.

1.3 Balint-Gruppen-Arbeit als Anwendungsgebiet der Psychoanalyse

Bezogen auf die hier interessierende Fragestellung nach dem lebenspraktischen Umgang mit Krankheiten und Konflikten läßt sich eine handlungs- oder interventionsbezogene Sichtweise folgendermaßen zur Geltung bringen: "Wenn, wie hier angenommen wird, Krankheit einen somatisierten Konflikt darstellt, der in der Interaktion zwischen somatisierungs'bereitem' Patienten und somatisierungs'freudigem' Gesundheitssystem geronnen und stillgelegt ist, dann kann die Chance einer Redynamisierung des zum Symptom erstarrten Konflikts nur durch eine Forschung erkundet werden, die in dieses Geschehen selbst interveniert und dies auch begreift" (Horn u.a., 1983, S. 49).

1.3.1 Michael Balints Konzept als Integrationsversuch von psychoanalytischem Krankheitsbild und ärztlicher Praxis

Nun sollen und wollen Ärzte, die ein Balint-Gruppen-Training durchlaufen, keine Psychoanalytiker werden. Sie beschäftigen sich nicht in erster Linie mit Neurosen. Vielmehr geht es darum, Ärzten, die keine Lehranalyse durchlaufen haben, ein Stück Psychoanalyse zugänglich zu machen, ohne die Psychoanalyse zu verwässern (Balint, 1972). Die schwierige Aufgabe für den praktischen Arzt besteht darin, die eben skizzierte Dimension des Psychischen in seiner Diagnostik und Therapie in gewissem Umfang zu berücksichtigen und in die tägliche Arbeit zu integrieren.

Der in der Balint-Gruppe geschulte Arzt hat im Gegensatz zum Psychoanalytiker die handanlegende Medizin mit ihrem gesamten Handlungsrepertoire zu beherrschen, als auch bis zu einem gewissen Grad das Heilen durch Beziehung und mit Worten, wozu ein ganz anderes Wissen und Handlungssystem gehört. Wie lassen sich die beiden dargestellten Krankheitsbilder der naturwissenschaftlichen Medizin und der Psychoanalyse vereinbaren?

Balint (1965) stellt ins Zentrum seiner Überlegungen die Tatsache, daß Übertragung und Gegenübertragung nicht nur zwischen Psychoanalytiker und Patient im eigens dafür hergestellten Setting den wesentlichen Forschungs- und Behandlungsbereich darstellen, sondern als Neuauflage vergangener, pathologischer Beziehungsmuster ständig auch außerhalb dieser besonderen Beziehung vorkommen und somit auch zwischen jedem Arzt und seinen Patienten studiert und genutzt werden können. Er geht aus von der Erkenntnis, "daß das am allerhäufigsten verwendete Heilmittel der Arzt selber sei" (Balint, 1965, S. 15). Nicht nur die Art des ärztlichen Handelns war relevant, sondern die ganze Atmosphäre, in der Balint sein Hauptziel, "die möglichst gründliche Untersuchung der ständig wechselnden Arzt-Patient-Beziehung, d.h. das Studium der Pharmakologie der Droge 'Arzt'" (Balint, 1965, S. 19) zu verfolgen trachtete.

Dabei besteht Balint auf der Intimität der dyadischen Beziehung, anwesende Dritte hält er für störend, die Forschung könne nur vom praktischen Arzt selber durchgeführt werden im Rahmen seiner täglichen Sprechstunde. Ihn hierfür vorzubereiten, ist Aufgabe der Balint-Gruppe, die demnach Supervisionscharakter hat. Balint geht in differenzierter Weise mit der herkömmlichen Medizin um, er strebt keine allgemeine Medizinreform an, sondern möchte nur die Teilaspekte des medizinischen Denkens und der medizininischen Praxis angehen, die er für revisionsbedürftig hält, und dies sind die Aspekte, die die "Pathologie der Gesamtperson" (Balint, 1965, S. 24) betreffen. Das Eingehen hierauf ist jedoch mit einer grundlegenden Einstellungsveränderung verbunden, unabhängig davon, daß die Ärzte durchaus ihre an Universität und Klinik erworbenen Verfahren weiterhin erfolgreich verwenden; diese erhalten im gesamten Behandlungsrepertoire aber langfristig einen anderen Stellenwert.

Die Einstellungsveränderung betrifft vor allem drei problematische Punkte:

1. Das Wissen um die Verquickung von psychischen und physischen Krankheitsfaktoren hat in der Handhabung durch den Arzt oft zur Folge, daß sich eine R a n g o r d n u n g herausbildet: zuerst werden organische Ursachen ausgeschlossen. Obwohl sinnliche und empathische Beobachtung im Grunde keine lineare Abfolge als Nacheinander notwendig machen und psychische Probleme nicht ohne weiteres als sekundär gegenüber organischen einzustufen sind, steht in der Praxis das Diagnostizieren per Ausschluß doch im Vordergrund. Den von mir untersuchten Texten ist das allen immanent, ganz explizit drückt es hier Dr. D aus:

   B (4) "ja da geht jeder den Weg über's Organische/ des mach i auch so/ ..." (Dr. D, 94. Sitzung).

   Balints Plädoyer gegen eine Rangordnung ist sicher nicht als Widerspruch zu Freuds Bemerkung gemeint, "die Psychoanalyse vergißt niemals, daß das Seelische auf dem Organischen ruht, ..." (Freud, 1910, S. 100/101/; sondern richtet sich eher gegen das, was Horn u.a. unter dem naturwissenschaftlichen "Griff nach dem menschlichen Organismus" (Horn u.a., 1983, S. 25) subsummieren.

2. Dieses Vorgehen mag dann berechtigt sein, wenn es nicht zu dem führt, was Balint die 'V e r z e t t e l u n g d e r V e r a n t w o r t u n g' nennt. Darunter versteht er den Kreislauf, der sich leicht ergibt,

   - wenn kein organischer Befund vorliegt bzw. zu erheben ist,
   - der Arzt sich aber dennoch und berechtigterweise verantwortlich fühlt,
   - dann aber zu seiner und oft auch des Patienten Entlastung andere einschaltet,
   - und er den Patienten an einen Facharzt überweist, der die frustrierende Diagnostik auf der nächst höheren Ebene der Spezialisierung fortsetzt, oft mit dem Ergebnis,
   - daß der Patient zum nächsten Fachmann weiterüberwiesen wird.

   Oder aber er erhält die genauso unbefriedigende Antwort, ihm fehle nichts, solange, bis sich schließlich kein Arzt mehr für ihn zuständig fühlt.

   Es gilt also den Punkt zu erfassen, von dem ab die Diagnostik per Ausschluß umschlägt in ein Vermeiden, sich um die Gesamtpersönlichkeit des Patienten zu kümmern. Die Gefahr, diesen Punkt zu verpassen, ist dann besonders groß, wenn der Arzt nicht erkennt, daß es psychische Probleme sind, die den Patienten belasten, die er dem Arzt aber im Gewande von allerlei körperlichen Beschwerden anbietet. Dieses Problem spielt auch in unserer Gruppe eine große Rolle, kein Arzt möchte - verständlicherweise - etwas übersehen; die Wahrnehmung für das, was man 'sich zu Schulden kommen lassen' könnte, wird aber durch ein einseitiges Wertsystem geprägt. Balint illustriert das anhand eines konkreten Falles so:

"Mein Hauptziel besteht darin, folgende Haltungen einander gegenüberzustellen: einerseits das Gefühl der Beschämung, das der Arzt empfand, weil er die Gallensteine nicht beachtet hatte, während er keinerlei Scham fühlte, das Problem seines Patienten nicht verstanden zu haben; und andererseits die Eile und Unbedenklichkeit, mit welcher die Operation in die Wege geleitet wurde, im Verhältnis zu der recht defätistischen und gemächlichen Einstellung gegenüber dem wahren, dem psychischen Problem" (Balint, 1965, S. 107). Es besteht nämlich nicht nur die Gefahr, ein körperliches Symptom zu übersehen, sondern auch die, eines zu finden (Balint, 1965, S. 95). Und sowohl für die herkömmliche als für die Tiefen-Diagnostik gilt - für letztere im metaphorischen Sinn: "Wenn der Arzt mit dem Stethoskop umzugehen gelernt hat, so wird er es natürlich häufiger benützen und mehr hören, als einer, der das nicht gelernt hat; und wenn er es ständig benützt, so werden sich auch seine Patienten darauf einstellen, daß er sie damit untersucht" (Balint, 1965, S. 83).

3. Der dritte nach Balint revisionsbedürftige Punkt betrifft die große Kluft in der üblichen Rollenverteilung zwischen Arzt und Patient. Gerät ein Arzt in die Rolle der allwissenden Autorität, ist seine Arbeit von einem "furor sanandi" (Freud, 1915, S. 320) geprägt, so daß er es für kränkend hält, nichts Behandlungswürdiges zu finden, dann spricht Balint von der 'apostolischen Funktion: Sie meint die Überzeugung, der Arzt wisse in jedem Fall besser, was gut für den Patienten sei als dieser selbst. Sobald der Arzt den Patienten zu seinem Glauben bekehren will, geht der gegenseitige, dialogische Austausch verloren.

Theorie und Praxis liegen in allen Bereichen psychoanalytisch ausgerichteter Arbeit sehr nahe beieinander: Der Versuch, Balints integrierendes Krankheitsbild darzustellen, führt sehr schnell zu handlungspraktischen Überlegungen. Die psychoanalytische Auffassung eines fliessenden Übergangs zwischen Gesundheit und Krankheit, erfordert für die Balint-Ärzte ein Handlungsrepertoire, das dem ärztlichen Tätigkeitsfeld in spezifischer Weise angepaßt sein muß. So erfordert beispielsweise die Abstinenz des Analytikers, als Teil der psychoanalytischen Methode im engeren Sinn, daß eine körperliche Behandlung, falls sie erforderlich wird, nicht in derselben ärztlichen Hand liegt. In der Entwicklung des Berufsbildes des Psychoanalytikers hat also eine Spezialisierung auf Seelisches stattgefunden, im Gegensatz zu dem Arzt, der sich in der Balint-Gruppe mit psychoanalytischem Wissen und Handeln vertraut macht. Dieser steht vor der besonders schweren Aufgabe, die psychoanalytischen Erkenntnisse über die leib/seelische Einheit in ein und derselben Person verwirklichen zu sollen. Diese Schwierigkeit, vor der der voll ausgebildete Psychoanalytiker paradoxerweise - wenn auch aus guten Gründen - gar nicht steht (er steht vor anderen), findet in unserem Material reichlich Ausdruck.

Die Abstinenzregel muß dem ärztlichen Behandlungssetting entsprechend relativiert werden. Das Balint-Gruppen-Training stellt also nicht einfach eine psychoanalytische Kurzausbildung für praktische Ärzte dar, sondern erhält durch eigene methodische Regelungen eine eigene Struktur, wie sie auch umgekehrt von eigenen Strukturgesetzen bestimmt wird. Auch kann es niemals der Anspruch der Ausbildung in Balint-Gruppen sein, daß der Arzt die Probleme des Patienten in so umfassender Weise durcharbeitet wie sein Analytiker-Kollege, der dafür über Jahre hinaus vier Stunden pro Woche zur Verfügung hat. Dennoch stehen die Ärzte den Möglichkeiten und Grenzen von Sprechstunden-Psychotherapie immer wieder skeptisch gegenüber:

B (5) "Der Darm ist in seiner Länge begrenzt/ die Psychotherapie nicht/ ..." (Dr. H, 32. Sitzung).

Im Folgenden möchte ich anhand von ein paar ausgewählten Beispielen einige der Schwierigkeiten illustrieren, die sich für die Ärzte beim Versuch ergeben, das schulmedizinische Handlungsrepertoire mit der psychoanalytischen Beziehungsdimension in Einklang zu bringen.

1.3.1.1 Schwierigkeiten der Ärzte bei der Integration von organmedizinischer und psychologischer Behandlungstechnik

Als Grund für seine Teilnahme an der Balint-Gruppe gibt Dr. H folgende Motivation an:

B (6) "Das war eigentlich der Punkt/ weshalb ich dachte/ ich geh in Balint/ ich hätte gern ein Kriterium/ um sagen zu können/ des lohnt hier gar net/ um organisch zu untersuchen/ um viele überflüssige Sachen zu vermeiden/ und um zu wissen/ mit möglichst an Sicherheit grenzender Wahrscheinlichkeit zu wissen/ das is gar nix Organisches/ hier brauch ich gar net weitersuchen/ ..." (Dr. H, 81. Sitzung).

Zunächst ist der Wunsch nach einem solchen Kriterium sehr verständlich. Allerdings gibt es in der Denkweise der Psychoanalyse und damit der Balint-Arbeit keinen festen, an alle Patienten anlegbaren Maßstab wie häufig in der naturwissenschaftlichen Medizin, in der sich das Glukose-Papier im Urin eines jeden Diabetikers verfärbt, oder in der feste Grenzwerte als Normgrößen definiert sind wie beim Bluthochdruck etc.. Das Instrument der Balint-Arbeit besteht in einer dynamischen Methode, die von Fall zu Fall und Situation zu Situation neu angewandt werden muß, und mit Hilfe derer es für jeden Patienten individuell eine Umgangsform und einen Handlungsspielraum innerhalb der Arzt-Patient-Beziehung zu finden gilt. Die Suche der Ärzte nach mehr Klarheit in zweifelhaften Situationen ihrer Berufspraxis (Strauss, 1974) gestaltet sich deshalb häufig als mühsam. Besonders dann, wenn die Kollegen den persönlichen Anteil, den sie an diesem 'Kriterium' selbst haben, anfangs unterschätzt hatten.

In unserem Material zeigt sich an vielen Stellen, wie schwer es den Ärzten fällt, sich auf die Beziehungsebene einzustellen und in der Begegnung mit dem Patienten diesem zuzuhören und die dabei entstehenden Gefühle zu nutzen. Dies ist deshalb verständlich, weil das emotionale Engagement, das mit der psychologischen Diagnostik verbunden ist, nicht nur im Patienten, sondern auch manchmal im Arzt Widerstände hervorrufen mag. "Das seelische Instrument ist nämlich nicht gar leicht zu spielen" (Freud, 1905 b, S. 18). Es bedeutet, sich auf einen unsicheren Boden einzulassen, auf dem die Grenzen zwischen 'gesund' und 'krank' nicht mehr beruhigend klar und die Rollen zwischen Arzt und Patient nicht mehr eindeutig asymmetrisch verteilt sind, so daß der Arzt sich immer in der besseren Position wähnen kann. "Die Grenze zwischen den normal und krankhaft benannten Seelenzuständen ist zum Teil konventionell, zum anderen eine so fließende, daß wahrscheinlich jeder von uns sie im Laufe eines

Tages mehrmals überschreitet" (Freud, 1907, S. 70).

Ein solches Krankheitsbild macht den Arzt zum potentiellen Patienten, es enthält neben der Bedrohung für den Arzt jedoch auch ein Stück Menschlichkeit, das auch durch folgendes Zitat von Dr. K durchscheint:

B (7) "Man muß sich immer vorstellen/ wie man selbst behandelt werden möchte/ wenn man krank ist/ ..." (Dr. K, 6. Sitzung).

Die Fähigkeit, sich in die Patienten-Rolle hineinversetzen zu können, bedeutet sicher einen entscheidenden Schritt auf dem Weg zu einer ganzheitlichen Medizin und fehlt nach von Uexküll in der 'naturwissenschaftlichen Medizin', in welcher der werdende Arzt nur die Arztrolle einübt. "Die Patienten-Rolle bleibt für seine Wahrnehmung auf technisch interpretierbare Abläufe reduziert, wenn er nicht das Glück oder das Unglück hat, während seiner Ausbildung selbst Patient zu sein" (von Uexküll, 1980, S. 56).

Der Tendenz nach ist dieser Formulierung zuzustimmen. Die Fähigkeit zu Identifikation stellt eine entscheidende Voraussetzung für Empathie dar, die einer gleichberechtigteren Beziehung zwischen Arzt und Patient den Weg bahnen soll. Der Arzt, der sich bereit erklärt, in einer Balint-Gruppe neue Methoden hinzuzulernen, stellt ein Stück weit seine berufliche Identität in Frage. Dies ist notwendig, um sich Neuem öffnen zu können, macht häufig aber auch Angst. So versucht Dr. K im folgenden Beispiel entsprechend der ihm vertrauten Denkweise, die psychologische Ebene auf eine ganz äußerliche Weise einzuführen:

B (8) "ich hab versucht/ den Mann ins Einmaleins einer primär seelischen Erkrankung einzuführen/ ..." (Dr. K, 5. Sitzung).

Diese Worte wirken distanziert, so als wollte der Arzt dem Patienten Rechenregeln für den Umgang mit psychischen Problemen beibringen, damit dieser dann ohne seine Hilfe allein zurechtkäme. Beziehungsdiagnostik ist aber nicht äußerlich applizierbar und kann vor der Person und Persönlichkeit des Arztes nicht halt machen. Deshalb ist es möglich, daß die Unzufriedenheit eines Arztes über die organmedizinische Eingeschränktheit seiner ärztlichen Praxis eines Tages umschlägt in eine neuerliche Verunsicherung durch die psychische Dimension. Vielleicht lassen sich die beiden nächsten Beispiele von Dr. K nach 1 1/2 Jahren Teilnahme an der Balint-Gruppe dahingehend interpretieren, daß die Identifikation mit dem Patienten (B (6)), die einmal dazu geführt hatte, in die Balint-Gruppe zu gehen und etwas Neues erfahren zu wollen, nun womöglich manchmal davor schützen soll:

B (9) "Leute in dieser Stadt wachsen ja mit ihren Ärzten/ also was ich so beurteilen kann, ne/ die wissen genau/ wenn der Arzt organisch nichts findet/ spricht er die Seele an/ und das steht denen bis dahin, ne/ das können sie gar nicht mehr hören/ so schlau sind die auch/ daß wir dann diese Tour machen/ ..." (Dr. K, 92. Sitzung).

Eine Variation dieses Gedankens bringt Dr. K später bei einer anderen Falldiskussion wieder:

B (10) " ... heute ist doch der Patient/ oder der 'n bißchen vorgebildete Patient 'n armer Hase/ der sitzt da/ und sagt/ 'hoffentlich find er was'/ weil er genau weiß/ wenn nichts gefunden wird/ werde ich nachher nach seelischen Problemen gefragt/ so is das doch heute 'n bißchen, oder/ ..." (Dr. K, 94. Sitzung).

Versetzt sich der Arzt in die Patientenrolle hinein, so fühlt er sich bedroht, wenn er sich vorstellt, nach psychischen Problemen gefragt zu werden. Sein Engagement ruft also offensichtlich Angst und Abwehr hervor. Aber Dr. K möchte noch mehr sagen:

B (11) "Ich möchte noch zu Protokoll geben/ ich hab äh das Gefühl/ ich kann des nicht begründen/ daß auf die Dauer das Arzt-Patient-Verhältnis viel besser geht/ wenn Sie ihm zeigen/ wer der Meister ist/ und gar nicht erst auf seine psychologischen Belange eingehen/ weil möglicherweise angesichts alter Herkunft/ und allem/ da an Erfolg gar nichts zu finden ist/ ..." (Dr. K, 112. Sitzung).

Vielleicht ist es auch die 'alte Herkunft' des Arztes, die hier plötzlich wieder durchschlägt. Balint sagt zu dem von Dr. K angeschnittenen Thema, "in der neuen Technik ist es die Rolle des Therapeuten, 'sich einzustimmen', dem Patienten die Führung zu überlassen, ihm zu erlauben, den Therapeuten zu gebrauchen, sogar ihn zu benützen. Das ist entschieden eine weniger glanzvolle, eine viel bescheidenere Rolle!" (Balint, 1972, S. 8).

Auch durch das nächste Beispiel schimmert die Mühsal der Arbeit des Integrierens und die Rückschau auf 'somatische' Zeiten:

B (12) "der einzige Vorteil/ den der somatische Arzt hat/ an diesem komplexen Geschehen/ daß er sich auf den leichteren Teil begrenzen kann/ wenn er's tut/ und sagt/ 'sobald du hier was Seelisches rein bringst:/ ab/ zur anderen Fraktion/ ..." (Dr. W, 95. Sitzung).

'Sich selbst verordnen' heißt, sich selbst als Teil des Behandlungssystems anbieten, um sich vom Patienten gebrauchen zu lassen. Dies ist mit einer beträchtlichen

Nähe zum Patienten verbunden, wenn dessen Schwierigkeiten sozusagen durch den Arzt hindurchgehen müssen, um bei ihm einfühlendes Verständnis zu erwecken, und häufig lassen sich dabei Abwehrphänomene beobachten. Nedelmann (1980) führt den Terminus der "professionellen Abwehr" ein, die dann ins Spiel kommt, wenn der Arzt glaubt, sich vor dem Patienten schützen zu müssen. Er wird dann geneigt, ein Gespräch durch Medikamente zu ersetzen oder mit Zeitnot zu argumentieren, wozu Balint bemerkt: "Die Angst, von den Patienten mit Beschlag belegt zu werden oder manipuliert zu werden, spukt in den Köpfen der meisten praktischen Ärzte, und deshalb verfielen sie wahrscheinlich in den entgegengesetzten Fehler und waren allzu vorsichtig" (Balint, 1972, zit. nach Nedelmann, 1982, S. 36).

Wenn der Widerstand eines Arztes gegen psychische Phänomene allerdings so groß ist wie bei Dr. M, dann mag ein Austritt aus der Gruppe - wie in diesem Fall auch geschehen - die einzige Konsequenz sein:

B (13) "bei solchen Leuten (die Patientin hatte das Gefühl, ihr Kind nicht mehr versorgen zu können) meine ich/ ist die ganze Psychotherapie und die Kenntnis der Psyche eher ein Schaden/ wenn man die richtig anscheißt nach alter Kommißmethode/ wäre die wahrscheinlich bei ihrem Kind/ und würde das machen/

Dr. O: und würde das Kind mißhandeln/

Dr. M: das mein ich nicht/ daß sie's mißhandelt/ da meine ich/ leiden wir unter dem Psychoterror heute/ ..." (Dr. M, 6. Sitzung).

Wer nicht 'aussteigt', sondern bei der Gruppe bleibt, hat trotz aller auftretenden Schwierigkeiten den Kampf gegen die professionelle Abwehr aufgenommen.

1.3.1.2 Das Prinzip der Balint-Arbeit und die Struktur der Balint-Gruppe als Kommunikationssituation

"Die Zeit ist dann hoffentlich nicht ferne, in welcher die Einsicht allgemein wird, daß man keinerlei nervöse Störung verstehen und behandeln kann, wenn man nicht die Gesichtspunkte, oft auch die Technik der Psychoanalyse zu Hilfe nimmt. Diese Behauptung mag heute wie eine anmaßende Übertreibung klingen; ich getraue mich vorherzusagen, daß sie dazu bestimmt ist, ein Allgemeinplatz zu werden." (Freud, 1913, S. 452).

Als Freud 1913 diese Sätze schrieb, konnte er nicht wissen, daß 1950 Michael Balint durch die Etablierung seiner sogenannten 'Training-cum-Research-Gruppen' damit beginnen würde, diese Vorhersage systematisch für praktische Ärzte und praktizierende Fachärzte einzulösen. Seine Zielsetzung formuliert Balint dabei folgendermaßen:

"a) Welche sind die psychologischen Probleme in der Tagesarbeit des Allgemeinpraktikers?
b) Wie sind sie zu erkennen und zu verstehen?
c) In welcher Weise können wir unsere Kenntnisse und unser Verständnis benützen, damit sie eine therapeutische Wirkung auf den Patienten haben?" (Balint, 1968, S. 127).

Die heute unter dem Namen 'Balint-Gruppen' weit verbreiteten Fall-Seminare für Ärzte wurden inzwischen auch auf andere Berufsgruppen ausgedehnt, in denen zwischenmenschliche Konflikte eine Rolle spielen. Da Aufgaben und Ziele von Balint-Gruppen, wie wir sie verstehen, sowie ihr Wesen und ihre vielfältigen Aspekte in der Literatur schon ausführlich beschrieben worden sind[2)], möchte ich mich an dieser Stelle darauf beschränken, lediglich die Strukturelemente zusammenzutragen, die die spezifische Kommunikationssituation bilden, welche in bezug auf die Sprachproduktion und -rezeption der Ärzte in der Gruppe eine determinierende Rolle spielt.

Da ein Balint-Gruppen-Training, wie der Name 'Training' impliziert, auf längere Zeit hin angelegt ist, und da sich jede psychoanalytisch orientierte Arbeit durch ihr Setting konstituiert und zugleich an es gebunden ist, gilt es zunächst, den äußeren Rahmen darzustellen, innerhalb dessen sich die gewünschte Einstellungsänderung in den Ärzten vollzieht, und welcher auch durch seinen Einfluß auf die Sprachverwendung der Ärzte von Bedeutung ist.

Es sei zunächst festgehalten, daß Balint-Gruppen keinen therapeutischen Anspruch an die Ärzte verfolgen, sondern ausschließlich auf die unbewußten Vorgänge bei der Ausübung der Berufspraxis gerichtet sind, so wie diese in der sprachlichen Wiedergabe im hic et nunc der Gruppe bearbeitbar werden. Daraus folgt, daß die Teilnahme nicht unausgelesen jedem Interessenten ermöglicht werden kann, da sonst zu vielen unbewußt anderen Motivationen Raum gegeben würde, z.B. indirekten Therapiewünschen, die der Arbeit am Fall abträglich wären (E. Balint, 1974).
Argelander (1972) nennt drei Auswahlkriterien für Bewerber:

- hinreichende Flexibilität in der Charakterstruktur
- Fehlen von Anzeichen für eine psychische Gefährdung des Teilnehmers und

---

2) (s. S. 51) Aus der Fülle an Literatur seien hier nur einige Angaben ausgewählt: Argelander (1972; 1979b); E. Balint (1967; 1974; 1975; 1980); M. Balint (1955; 1965; 1968; 1969); Dantlgraber (1977); Dantlgraber und Loch (1976); Kutter und Roth (1981); Loch (1964; 1969; 1972a; 1972b; 1973; 1984); Loch und Luban-Plozza (1979); Luban-Plozza (1974).

- Verfügbarkeit über ein ausreichendes Maß an Empathie.

Ist nun also eine Gruppe von acht bis zehn niedergelassenen Ärzten zustande gekommen, die bereit sind, sich einmal pro Woche zur gleichen Zeit, am selben Ort und zum gleichen Honorar zu treffen, dann kann die Arbeit unter folgenden Rahmenbedingungen beginnen:

1. Die Teilnahme impliziert, daß jeder Arzt Fälle aus der eigenen Praxis vorstellt, so daß jeder die Situation des 'Exponiert-Seins' kennenlernt und die Wirksamkeit der Methode quasi am eigenen Leib erfahren kann. Es bleibt allerdings jedem Arzt freigestellt, wann und wie oft er einen Beitrag liefern möchte. Dadurch ist ein wichtiger Störfaktor verringert, nämlich ein Profilierungszwang (Betten, 1977), und die Situation wird relativ angstfrei und gleichberechtigt kollegial.

2. Die Sitzungen sind üblicherweise nicht öffentlich. Alles was gesagt wird, unterliegt der Schweigepflicht[3].

3. Es gibt innerhalb der Gruppe keinerlei Leistungskontrolle. Die Intensität seines Engagements ist jedem Arzt selbst überlassen. Sein Lernprozeß ist von der Fähigkeit abhängig, im psychoanalytischen Sinn 'zwischen den Zeilen', d.h. im Unbewußten lesen zu lernen.

---

3) Die Einschränkung 'üblicherweise' trägt unserem Forschungsvorhaben Rechnung. Denn die Tonbandaufzeichnung der Sitzungen zur Auswertung des Materials in unserem Projekt und in dieser Arbeit bricht die Diskretion in gewissem Umfang. Jedes veröffentlichte Textbeispiel wurde jedoch von den Ärzten 'freigegeben'.

4. Pro Sitzung können drei bis vier Falleinbringungen bzw. Nachträge bearbeitet werden. Von Falleinbringung, auch Fallbericht, -darstellung oder -vortrag sprechen wir, wenn es sich um die Erstvorstellung eines Patienten handelt, von Nachtrag, wenn der Fall die Gruppe über eine längere Zeit hin beschäftigt, in der der behandelnde Arzt immer wieder diskussionswürdige Aspekte des Verlaufs 'nachträgt'. Nachträge nehmen insofern eine Zwischenstellung zwischen Falleinbringung und Diskussion ein, als sie weitere Informationen zu einem schon bekannten Thema liefern und dabei auf früher gegebene Ausführungen aufbauen (Lenga und Gutwinski, 1979b). Zu Beginn jeder Sitzung wird festgelegt, wer vorträgt und entsprechend auf die Zeit geachtet, die für jeden Fall zur Verfügung gestellt werden kann. Für den Vortragenden gibt es dadurch keine Gefahr, die Sprecherrolle zu verlieren. Probleme des Zu-Wort-Kommens oder Gelegenheiten auch eigene Erfahrungen einzubringen tauchen erst im Rahmen der Diskussion auf.

5. Material und Medium ist ausschließlich Sprache. Kein Patient ist real anwesend, der Arzt berichtet frei und spontan, ohne außersprachliche Mittel wie schriftliche Unterlagen oder Röntgenbilder etc. zu Hilfe zu nehmen.

6. Die zu untersuchende Spezifik der Sprachverwendung in Balint-Gruppen wird zu einem Teil bestimmt durch das gleichbleibende Gesprächsthema, bei dem es sich ausschließlich um die Bearbeitung von Fällen aus der Arztpraxis handelt, die dem vortragenden Kollegen aus irgendeinem Grund als vortragenswert und diskussionswürdig erscheinen. Manchmal kann der Arzt eine konkrete Fragestellung an die Gruppe formulieren, manchmal stellt sich das Problem zur Zeit der Vorstellung als voll-

kommen diffus dar. Zwar reden die Ärzte selbstverständlich zu Beginn der Sitzung auch über andere sie betreffende Themen, seien sie privater oder beruflicher Natur, der offizielle Start zu arbeiten, ist jedoch gekennzeichnet, meist durch ein explizites 'ja/ fangen wir an/' des Leiters.

7. Da die Kommunikationssituation 'Balint-Gruppe' durch Falldarstellung und Diskussion bestimmt wird, sind auch die möglichen kommunikativen Rollen der Beteiligten verschieden und von vornherein festgelegt. Dem Gruppenleiter als dem psychoanalytisch kompetenten Fachmann fallen andere Aufgaben zu als den Teilnehmern, und unter diesen hat der vortragende Kollege wieder eine besondere, in gewisser Hinsicht dominierende Rolle. Die Intentionen der Sprecher und die Erwartungen der Hörer divergieren meistens nur innerhalb des jeweiligen Verständnisses von Balint-Arbeit, das jeder Teilnehmer zu einem bestimmten Zeitpunkt des Trainings erworben hat.

Die Beschreibung dieses Rahmens ist eine Voraussetzung für jede linguistische Untersuchung, weil die Produktionsbedingungen des später zu untersuchenden Materials wesentlich zum Verständnis der Art der Texte beitragen (Schank und Schönthal, 1976). Abgesehen von diesen eher äußeren Arbeitsbedingungen einer Balint-Gruppe, die den "Prozeß der Strukturierung des Denkens" (Argelander, 1972, S. 104) in Gang setzen und unterhalten, möchte ich nun auf drei weitere, eher methodisch/ inhaltlich zu nennende Grundsätze für den psychoanalytischen Umgang in bzw. mit der Kommunikationssituation und dem Material etwas ausführlicher eingehen.

1. Da in der psychoanalytischen Arbeit von der p s y -

c h i s c h e n Realität ausgegangen wird, in der ja die Ursachen für die Schwierigkeiten in der äußeren Wirklichkeit gesehen werden, spielt es für die Balint-Gruppe keine Rolle, wie die reale Beziehung zwischen Arzt und Patient 'draußen' ausgesehen hat und wie die Interaktion in der Praxis 'wirklich' war, denn die psychische Relevanz liegt im Erleben und nicht im Ereignis (Devereux, 1976; Quasthoff, 1980) und entsprechend wird mit der erzählten Geschichte und nicht mit dem Geschehen gearbeitet (ausführlich dazu Kap. 4.1.1.). Die Arzt-Patient-Beziehung, die sich einmal ereignet hat, kommt durch die Rede des Arztes als erlebte und neu erlebbare in die Gruppe. Zwar wird der behandelnde Arzt in der Praxis angemessen viele Informationen über die Krankheit des Patienten einholen und sich keineswegs nur auf die sprachliche Interaktion beschränken, wenn er aber all sein Wissen über den Patienten in die Gruppe trägt, so bedient er sich ausschließlich des Mediums Sprache. Sie bündelt gewissermaßen die erlebten Ereignisse und bringt sie zum Leuchten. Von psychischer Bedeutung ist für den Augenblick nur, was der Arzt darstellen kann, was er wahrgenommen hat und was ihm im Moment einfällt. Die Berechtigung dieses Vorgehens, das sich auf die Arbeit an der Erzählung (am Text) - ohne Videoaufnahme der Realität - beschränkt, möchte ich mit einem Zitat Freuds begründen, das sich auf das Verhältnis von Traum und Traumerzählung als Text bezieht. Es gilt verallgemeinert auch für die Falldarstellungen in unserem Material, denn beide Male geht es um die R e p r ä s e n t i e r u n g eines Ereignisses in Sprache durch eine betroffene Person.

"Es ist uns von mehr als einer Seite vorgehalten worden, daß wir den Traum, den wir deuten wollen, eigentlich gar nicht kennen, richtiger, daß wir keine Gewähr dafür haben, ihn so zu kennen, wie er wirklich vorgefallen ist.

... ..., so läßt sich ... in Zweifel ziehen ..., ob wir bei dem Versuch der Reproduktion nicht vorhandene oder durch Vergessen geschaffene Lücken mit willkürlich gewähltem neuen Material ausfüllen, den Traum ausschmücken, abrunden, zurichten, so daß jedes Urteil unmöglich wird, was der wirkliche Inhalt unseres Traumes war"(Freud, 1900, Stud. Ausg. S. 491)." ... Es ist richtig, daß wir den Traum beim Versuch der Reproduktion entstellen. ... Die Autoren irren nur darin, daß sie die Modifikation des Traumes bei seinem Erinnern und In-Worte-Fassen für willkürlich halten. ... Sie unterschätzen die Determinierung des Psychischen. Es gibt da nichts Willkürliches" (Freud, 1900, S. 493).

Nimmt man diese Worte ernst, so bedeutet das, daß das Problem des Patienten und das der Beziehung zwischen ihm und dem Arzt unweigerlich durch den Bericht des Arztes hindurchschimmert. Und vergessene, nachgereichte Details erhalten ihren speziellen Sinn gerade durch das Vergessen und müssen in die Diskussion mit einbezogen werden. Die sprachliche Reproduktion wird also als Original behandelt.

2. Eng mit dieser ersten Prämisse ist eine weitere verbunden. Um den Supervisionscharakter der Balint-Arbeit durchhalten zu können, bedarf es einer besonderen, das Beziehungsproblem zwischen Arzt und Patient fokussierenden Technik. Denn die Falleinbringung als übersetzte Fassung des ursprünglichen Verständigungsproblems zwischen Arzt und Patient hat im Hier und Jetzt der Gruppe neuerliche szenische und emotionale Wirkungen. Um aus dem Geflecht emotionaler Reaktionen bei den Kollegen das zur Debatte stehende Untersuchungsobjekt 'Arzt-Patient-Beziehung' in adäquater Weise herausschälen zu können aus dem gleichzeitig ablaufenden gruppendynamischen Geschehen, ist folgende Interpretationsbeschränkung not-

wendig: a l l e s , w a s d e r A r z t s a g t bzw. emotional vermittelt, alles was in den Kollegen ausgelöst und durch die Gruppe wiedergespiegelt wird, i s t T e i l d e s P r o b l e m s d e s P a t i e n t e n . Diese 'Regel' kann auf der Ausbildungsebene als konsequente Fortführung der psychoanalytischen 'Axiome' aufgefaßt werden: alles, was der Patient sagt, meint zum einen seine Krankheit und zum anderen den Arzt (Nedelmann, 1982; Loch, 1965; s. auch S. 34). Nur durch eine strikte Trennung von Gruppendynamik und Arzt-Patient-Dynamik, die geleistet wird durch eine konsequente Rückführung der Gruppenprozesse auf das unbewußte Problem des Patienten, lassen sich an den Reaktionen der Ärzte die Anteile an Gegenübertragung herausarbeiten, die durch die Schwierigkeiten des Patienten ausgelöst wurden. Und ganz allmählich wird der Arzt diese zu trennen lernen von eigenen 'blinden Flecken' seiner Persönlichkeit. Dies ist ein wichtiges Bestimmungsstück der Konzeption Balints, denn nur durch ein solches Vorgehen läßt sich eine Vermischung von Supervision mit expliziter Selbsterfahrung oder gar Eigentherapie vermeiden, die unweigerlich in eine interaktive Verwirrung der Gefühle führen würde.

Ich möchte dazu zwei Beispiele geben:

B (14) Dr. H in einem Nachtrag: "Ich war ja/ äh/ als er 's letztemal weg bin/ etwas fast selber depressiv/ ..." (Dr. H, 33. Sitzung).

B (15) Ein Arzt fragt am Beginn der Diskussion eines neuen Falles von Dr. H nach dem führenden Symptom. Dr. H 's Antwort lautet: "Daß ich net wußt/ was ich machen sollt/ des war das führende Symptom/ daß ich net wußt/ was ich machen sollte/ ..." (Dr. H, 72. Sitzung).

Solche Beispiele enthalten Material für Beziehungsdiagnostik in komprimierter Form. Und Dr. H braucht nicht zu fürchten, daß in der Diskussion Depression und Hilflosigkeit als s e i n e verhandelt werden, denn die beiden eben beschriebenen Prinzipien der Balint-Arbeit kommen nun zur Anwendung. Balint übersetzt sie so: "Wenn im Arzt bei der Behandlung des Patienten irgendwelche Gefühlsreaktionen auftreten, muß er innehalten und sein Gefühl als mögliches Symptom der Krankheit des Patienten untersuchen; auf keinen Fall darf er danach handeln" (Balint, 1965, zit. nach Argelander, 1979b, S. 824). Die beiden genannten Gefühle des Arztes sind demnach als seine Gegenübertragung zu lesen und offenbaren - so verstanden - plötzlich ein Problem des Patienten, nämlich sich nicht ausreichend vom Gegenüber abgrenzen zu können. Dies zeigt sich in B (14) direkt in der sprachlichen Oberflächenform der Äußerungen, Dr. H kontaminiert nämlich die Subjekte 'er' (Patient) und 'ich' (Arzt) zu "als e r 's letztemal weg b i n"; dies geschieht, obwohl die davor eingeschobene, mit 'äh' gefüllte Pause noch als Versuch interpretiert werden kann, den Satzplan korrekt zu Ende zu führen (Goldmann-Eisler, 1968). Psychische Vorgänge lassen sich schwer kontrollieren und die grammatisch mißglückte Äußerung verdeutlicht bis in die sprachliche Oberfläche hinein das Problem des Patienten (Spence, 1979). Und auch die Fortsetzung von Dr. H's Rede "etwas fast selber depressiv" enthält den grammatisch holprigen Versuch die gespürte Depressivität richtig einzuordnen: "ich war/ als er weg bin/ 'etwas depressiv?', 'fast depressiv?', 'fast selber depressiv?' oder 'nicht selber depressiv?'". Der Arzt kämpft damit, seine Gefühle als die des Patienten zu spüren und gleichzeitig von den eigenen zu unterscheiden.

Auch in B (15) scheint Dr. H die Hilflosigkeit des Patienten übernommen zu haben. Dies wird jedoch weniger in der Sprachform als durch den Inhalt der Äußerungen deutlich. Der Dialog läßt sich verschärft so formulieren: der Kollege fragt 'was hat der Patient?', Dr. H antwortet 'ich fühle mich hilflos'. Vielleicht fühlt sich der Patient hilflos und wehrt es ab, indem er den Arzt in die Rolle dessen bringt, der 'nicht weiß, was er machen soll'.

Darüber hinaus bleibt es dem Arzt natürlich überlassen, wieviel er sich von der Arbeit am Material als implizite Eigentherapie selbst zunutze macht. Er erfährt vielleicht gerade an so einer Stelle, an der sich ein Gefühl von sich selbst als zum Problem des Patienten gehörig erweist, daß auch er dieses Problem kennt. Auf diese Weise kann er - während es um das Problem des Patienten geht - die psychoanalytische Methode doch auch am eigenen Leib erfahren.

Da die Kollegen in der Gruppe affektiv viel weniger in den Fall verwickelt sind, können sie häufig viel schneller erkennen, was sich zwischen Arzt und Patient abspielt. Es kommt in der Diskussion des Falles zu einem "psychischen Resonanzeffekt" oder "Prisma-Effekt in der Gruppe" (Loch, 1964, S. 78), über den Loch schreibt: "Wie der Lichtstrahl durch ein Prisma in seine Farben aufgelöst wird, so wird durch die Kommentare der Gruppenteilnehmer die Arzt-Patient-Beziehung in ihre motivische Struktur zerlegt. Der referierende Arzt erfährt auf diese Weise eine Menge über Zusammenhänge und Reaktionsweisen, die er bisher bei seinem Kranken übersah" (Loch, 1964, S. 78).

Dantlgraber (1977) spricht in diesem Zusammenhang von 'Übertragungen zweiter Ordnung', weil die Übertragung des Patienten auf den Arzt (erster Ordnung) nun noch einmal auf die Kollegen in der Gruppe übertragen wird. Dadurch bietet die Supervisionsgruppe ein noch differenzierteres Instrument, um das Problem des Patienten aktuell in Szene zu setzen und herauszuarbeiten als die Arzt-Patient-Beziehung selbst.

3. Die Fähigkeiten und Fertigkeiten der Ärzte, über die sie durch ihre 'professionelle Herkunft' verfügen, werden in der Balint-Gruppe also durch die Ausbildung einer psychoanalytischen Kompetenz (Argelander, 1974) relativiert und umstrukturiert. Zu dieser Kompetenz gehört - wie zum Teil schon gesagt - in erster Linie die systematische Einbeziehung der Subjektivität als Voraussetzung für den heilenden Umgang mit dem Unbewußten. Wenn im bisherigen Denken der Ärzte die Maximen vorgeherrscht hatten, die Subjektivität zugunsten objektiver Ergebnisse zu kontrollieren und zu minimieren, so lernen die Ärzte nun, den subjektiven Anteil am Interaktionsgeschehen zwischen Arzt und Patient zu ermessen und zu benützen, anstatt zu versuchen, ihn zu eliminieren. Denn dieser Versuch hieße, die Spannung, in der Subjekt und Objekt zueinander stehen verleugnen (Schulz, 1979). Aber gerade in diesem Punkt liegt eine der ungeheuren Anstrengungen für die Ärzte (Loch, 1979). Die Ausbildung einer neuen Verantwortlichkeit für den Patienten, die sich bisher als Dichotomie zwischen organischem und psychischem Befund dargestellt hat, ist mit jener weitreichenden flexiblen Identität als Arzt verbunden, die bedeutet, sich in adäquater Weise vom Patienten benutzen zu lassen (Nedelmann, 1982), ohne sich ausnutzen zu lassen; ein Unterfangen, das einem Navigieren zwischen Skylla und Charybdis entspricht (Clyne, 1977). Denn sich auf vom Patienten inszenierte unvorhergesehene Situationen einzulassen, heißt, "den vorübergehenden Orientierungsver-

lust und daraus resultierende Verwirrung zu ertragen" (E. Balint, 1975, zit. nach Nedelmann, 1982, S. 37).

Die Balint-Gruppe als besondere Kommunikationssituation gibt den Ärzten Gelegenheit, auch ihren Patienten gegenüber eine neue Kommunikation zu erwerben. Doch diese weicht nicht so weit vom alltäglichen Sprachgebrauch ab wie das Sprechen im psychoanalytischen Behandlungsrahmen. Zwar geht es in der Balint-Arbeit auch um das Bewußtmachen dynamisch unbewußter Faktoren, und ab und zu mag einem Arzt auch eine kausale Deutung gelingen, die einen unbewußten Vorstellungsinhalt bewußt und affektiv erlebbar machen hilft, aber wichtiger ist für Balint (1972), daß der Arzt sich auf seinen Patienten 'einstimmt' und seine Mitteilungen versteht und so beantwortet, daß er sich verstanden fühlen kann. Denn seine Potenz, sich verständlich machen zu können, erfährt so eine Affirmation (Loch, 1979c) und die Beziehung kann vom Patienten als gleichberechtigter erlebt werden.

Der dritte und letzte hier angeführte Punkt, die Kommunikation der Gruppe sowie die zwischen Arzt und Patient betreffend, spricht demnach das Zuhören und das Sich-Einstimmen an, wodurch eine Atmosphäre des Wohlbefindens geschaffen werden kann. Stephanos und Auhagen beschreiben das folgendermaßen: "First of all, Balint recognized that the decisive factor in the onset of the healing process is not an interpretation which reconstructs infantile conflicts or explains psychopathological reaction-patterns, but consists rather in the establishment of the right conditions for a 'new beginning' (Balint, 1952), that is a whole new range of possibilities for altering his behaviour must be opended up to him" (Stephanos und Auhagen, 1979, S. 43).

Um dem Patienten aber die Möglichkeit des 'Neubeginns' zu geben, d.h. ihn in angemessener Weise 'halten', für ihn ein 'facilitating environment' (Winnicott, 1960) herstellen zu können, ja und um im richtigen Augenblick doch den medizinischen Eingriff (Loch, 1979b) der verbalen Deutung zu wagen, bedarf es der Inanspruchnahme von dreierlei Informationsquellen, d.h. der Zuhilfenahme von objektiven, subjektiven und szenischen Daten (Argelander, 1970; 1978; Lorenzer, 1970).

Objektive Informationen umfassen Angaben zur Person des Patienten, zu seiner Biographie etc., die anhand des ärztlichen Fachwissens eingeschätzt und verwertet werden. Sie bieten eine gewisse Orientierung über den Patienten, die meist zu Beginn des Fallvortrages geliefert werden. Sie sind notwendig für die Kollegen, um sich eine hinreichend klare Vorstellung über den Patienten machen zu können, der ja nur im Textraum des Vortragenden und im Vorstellungsraum der Zuhörer (Ehlich, 1979) in der Gruppe anwesend ist. Subjektive Daten werden meist aus der spontanen Gesprächsführung gewonnen. Häufig liegen in den spontanen Erzählungen des Patienten die für ihn relevanten Zusammenhänge, die subjektiven Interpretationen und Erklärungen, die er sich über sich und seine Krankheit gemacht hat, und auf die der Arzt angewiesen ist, wie z.B. bei einer Patientin von Dr. K:

B (16) "und erzählt mir bei der Gelegenheit/ .../ die Krankheit hätte sicher 'n Zusammenhang mit einem Freund/ den sie vier Jahre lang gehabt hatte/ vor sechs Jahren/ während ihrer Ehe/ und es war auch zeitlich so/ daß mit/ indem se auseinander gingen/ die Beschwerden erst damals begannen/ ..." (Dr. K, 22. Sitzung).

Die Patientin hat also selbst Vorstellungen über den psychodynamischen Kontext ihrer Krankheit und wird so zum Partner des Arztes, oder wie es Racker (1978, S. 15) ausdrückt: "Der Analytiker (der Arzt in unserem Fall, J. G.-J.) ist nicht der einzige, der 'operiert'. Der Patient muß 'kooperieren'".

Die s z e n i s c h e n Daten werden aus der ganzen gefühlsmäßigen Atmosphäre der Begegnung mit dem Patienten gewonnen, die sich manchmal schon vor dem eigentlichen Gespräch im äußeren Praxisrahmen herstellt. Der Kontext dieser Informationen ist das unbewußte Beziehungsgeschehen zwischen den beteiligten Interaktionspartnern, welches in der Gruppe seinen neuen Niederschlag findet, als "Beziehungsreaktionen auf die spontanen Phänomene, die beim Vortrag des Kollegen zutage treten" (Argelander, 1979b, S. 823). Die szenische Darstellung des unbewußten Problems durch die Gruppe vermittelt einen Effekt, der in Analysen durch die gleichschwebende Aufmerksamkeit und die Nutzbarmachung der Gegenübertragung zu erreichen versucht wird.

Sich aber neben objektiven Daten auch auf subjektive Interpretationen des Patienten einzulassen und gar die szenische Atmosphäre zu berücksichtigen, bedeutet, sich auf ein ganz anderes Verständigungssystem mit dem Patienten einzulassen als das vertraute. Die ärztlichen Urteile und Vorurteile müssen langfristig einer Veränderung unterzogen werden, denn: "Die empirischen Methoden, die man für das Alltagsleben erwirbt, sind für die ärztliche Psychotherapie ebenso beschränkt einsatzfähig, wie Bratenmesser und Schraubenzieher in der Chirurgie" (Balint, 1965, S. 156). In Bereichen, in denen zwischenmenschliche Beziehungen und unbewußte Motive im Mittelpunkt stehen, bedarf es anderer Kriterien und Wertmaßstäbe für die Interpretation von sprachlichen und nicht-sprachlichen Ereignissen und Handlungen. "Grundsätzlich fordert das psychoanalytische Training eine radikale Distanzierung von psychologischem common-sense" (Argelander, 1974, S. 1063).

Für die Ärzte bedeutet der Erwerb des neuen Relevanzsystems einen langwierigen Lernprozeß, von dem Loch sagt: "Nach meinen Erfahrungen können wir erst nach drei bis fünf Jahren damit rechnen, daß der Ausbildungsstand bei den Teilnehmern erreicht ist, der eine Fortsetzung dieser Art Diagnostik und Therapie ohne regelmäßige Hilfe von Balint-Seminaren möglich macht" (Loch, 1979b, S. 38).

1.3.2 Zum Lernprozeß in Balint-Gruppen

"Unser Ziel ist es, den Ärzten zu helfen, sensibler zu werden für das, was bewußt oder unbewußt in der Psyche des Patienten vor sich geht, wenn Arzt und Patient beisammen sind" (Balint, 1965, S. 403). Dieses Ziel zu erreichen "... bedeutet unvermeidlich auch eine begrenzte, jedoch wesentliche Umstellung in der Persönlichkeit des Arztes" (Balint, 1965, S. 399).

Diese Umstellung wird üblicherweise als 'neue Einstellung' bezeichnet, die der Arzt erwirbt, damit sich ihm eine neue Wahrnehmungs- und Handlungsdimension eröffnen kann. Diese Einstellung läßt sich als neuer Blickwinkel definieren, der ein neues Relevanzsystem mit sich bringt. In der Sozialpsychologie wird dazu folgendes gesagt: "Einstellungen sind relativ lang andauernde, gelernte, psychische und physiologische Bereitschaften, durchgängig und einheitlich bestimmte Klassen von Objekten wahrzunehmen, zu bewerten und sich ihnen gegenüber in bestimmter Weise zu verhalten" (Heinerth, 1979, S. 20). Einstellungen umfassen alle psychischen Funktionen wie Denken, Fühlen, Wollen und Handeln. Sie können als flexible 'Vorprogrammierung', als Disposition angesehen werden, die sich auf ein bestimmtes Objekt beziehen. Dieses 'Objekt' ist in der Balint-Gruppe die Arzt-Patient-Beziehung. Einstellungen sind durch die gegensätzlichen Phänomene Veränderbarkeit und Festigkeit gekennzeichnet. In diesem dynamischen Spannungsfeld von Festhalten am Altbekannten und Bereitschaft zu Neuem spielt sich der Lernprozeß der Ärzte ab.

Die Balint-Gruppe unterscheidet sich von den üblichen Lehr-Lern-Situationen wie Schule, Studium etc. insofern, als keine expliziten pädagogisch/didaktischen Vermittlungsformen ausgebildet sind. Gemeinsam ist allen Lehr-Lern-Situationen eine ungleiche Verteilung von Wissen und die Bereitschaft, die verschiedenen Wissensbestände einander anzunähern. Wie aber diese Wissensvermittlung möglich gemacht werden kann, ist je nach Art und Komplexität des Gegenstandes sehr verschieden. In einem Fall kann die Antwort auf eine Frage das Wissensdefizit aufheben, in einem anderen das Zeigen eines neuen Handgriffes, der für eine neue Beschäftigung erforderlich ist (Ehlich, 1980). In der Balint-Gruppe geht es um den Erwerb von komplizierten sozialen Regeln, die auf die Erhellung unbewußter Persönlichkeitsanteile abzielen, und bei denen wortsprachliche Handlungsmittel im Vordergrund stehen. Der Lernprozeß spielt sich also i n und m i t Sprache ab, welche eingebettet ist in extra- und nonverbale Informationszusammenhänge, wie sie das aktuelle Gruppengeschehen unwillkürlich mit sich bringt. Sprache als Medium für Vermittlung, Auseinandersetzung und Veränderung ist demnach Teil dieses Prozesses. Die neu zu erwerbenden Strukturen, Inhalte und Funktionen sind untrennbar an Sprache gebunden. Therapeutische Kompetenz ist in einem tiefen Sinn sprachliche Kompetenz. Der Lernprozeß in Balint-Gruppen läßt sich, indem er sprachliche Tätigkeit bedeutet, als Lehr-Lern- D i s k u r s auffassen.

Die Besonderheiten des Lehr-Lern-Diskurses in der Balint-Gruppe liegen auf verschiedenen Ebenen:

1. Der Veränderungsprozeß betrifft - wie gesagt - nicht ein äußerliches Einstellungsobjekt, dem sich der Arzt in anderer Weise gegenüberstellen soll, sondern die Modifikation greift direkt in die Persönlichkeit ein. Der Arzt selbst ist Teil des neu zu lernenden Instrumentariums. Das zu lernende Instrument bleibt nicht mit sich selbst identisch, sondern muß für jede je spezifische Situation neu hergestellt werden.

2. Die Einstellungsänderung ist auf u n b e w u ß t e Prozesse und Konflikte gerichtet. Diese unbewußten und daher nicht direkt zugänglichen Strukturen der Persönlichkeit sind darüber hinaus verformt durch die Struktur des je besonders entwickelten Abwehrsystems des einzelnen.

3. Durch diesen 'Gegenstand' des Lehr-Lern-Diskurses, der in einem unbewußt dynamischen Geschehen besteht, liegen die Rollen der Wissenden und Nicht-Wissenden nicht ganz klar fest. Der Gruppenleiter hat keinen 'Stoff' zu vermitteln, vielmehr bedient er sich einer M e t h o d e , die er demonstrierend und gleichzeitig pädagogisch weitergebend auf den konkreten Fall anwendet. Damit ist er aber unabdingbar angewiesen auf das Material, welches der vortragende Arzt auswählt

und zur Diskussion stellt. Die Auswahl dessen, was als relevant oder unwichtig, d.h. erwähnenswert oder nicht, erachtet wird, ist zunächst vom Vorwissen des Vortragenden bestimmt und ändert sich im Laufe des Trainings durch Verarbeitung der Bewertungen und Kommentare des Leiters und der Kollegen. Die Handlungspraxis wird einsehbar und durchsichtig gemacht, indem durch Vor- und Nachmachen am je besonderen Einzelfall langfristig das daraus zu verallgemeinernde Prinzip erworben wird. (Gerhardus u.a., 1975).

Das Gefälle von Wissen und Nicht-Wissen wird also bis zu einem gewissen Grad in seiner Eindeutigkeit aufgehoben und verwandelt in ein gleichberechtigt kooperatives Lernfeld, in dem sich zwar unterschiedliche Rollen differenzieren lassen, diese können sich aber von Augenblick zu Augenblick umkehren. Dann lernt der Leiter von einem einfühlsamen Arzt, oder die Kollegen diskutieren lange Zeit, ohne daß der Leiter eingreift. "Diese Doppelfunktion unserer Rolle - Mehrwissen in bestimmten Hinsichten bei Wenigerwissen auf anderen Gebieten - determiniert die Art unserer Beteiligung. Wir sind in mancher Hinsicht Lernende, in anderer aber Lehrende" (Balint, 1968, S. 130/31).

Balint (1968) unterscheidet drei Phasen des Lernprozesses:

1. Lernen
2. Verlernen
3. Wiederlernen

Mit Lernen meint er das Entdecken der bisher vernachlässigten Behandlungsmöglichkeiten, die in der Nutzbarmachung der Arzt-Patient-Beziehung liegen. Es beginnt schon bald nach Beginn des Trainings. Die zweite Phase, das Verlernen der automatisch eingeschliffenen Reaktionsweisen des Arztes setzt erst wesentlich viel später ein, Ende des ersten oder zu Anfang des zweiten Jahres. Die letzte Phase des Wiederlernens bezieht sich auf den Reintegrationsprozeß von krankheitszentrierter und patientenzentrierter Medizin zu einer Einheit und beginnt noch später. "Nicht jeder Kursteilnehmer erreicht sie", schreibt Balint (1968, S. 132).

Eine Differenzierung der innerpsychischen Entwicklung der Teilnehmer im Verlauf des Trainings macht E. Balint (1967, zit. nach Loch, 1984, S. 12). Sie hebt besonders den Konflikt zwischen "Rebellion und 'compliance' (Willfährigkeit)" (Loch, 1984, S. 12) hervor, der in einer frühen Phase als Abwehr zu verstehen ist, aber auch als echte Auseinandersetzung mit den dargebotenen Umgangsformen, welche einer echten Aneignung vorausgehen muß. Tritt dieser Konflikt später jedoch wieder auf, so ist er als Ausdruck einer tiefen Ambivalenz des Mitglieds aufzufassen. Gelingt es nicht, diese Ambivalenz zu überwinden, dann ist dem Arzt der Weg zu einem wirklich neuen Selbstverständnis seines Berufes versperrt. Dantlgraber (1977) hat die persönlichkeitsbezogenen Faktoren hinsichtlich des Lernprozesses in einer Gruppe mit Hilfe des Gießen-Tests untersucht.

Ursprünglich hatte Balint seine Fallseminare "Training-cum-Research"-Gruppen (Balint, 1968, S. 125) genannt. Denn wie in allen psychoanalytischen Arbeitsbereichen liegen Lehr- und Forschungsprozeß wegen der Nähe von Forschungsobjekt und der Person des Forschers als Subjekt eng beieinander. Und wenn sowohl das Forschungs- bzw. Lehrmaterial, als auch das methodische Instrument erst im Hier und Jetzt in Form einer sprachlichen Struktur erschaffen werden muß, dann wird deutlich, warum ein Lernvorgang, der menschliche Beziehungen ausbildet, nicht durch eine systematische didaktische Schulung allein vermittelt werden kann (Argelander, 1979, S. 10). Oder anders, in Steinerts Worten ausgedrückt: "Ist das Mittel zur Erreichung der Interaktionsziele der eigene Anteil an der Interaktion, vergröbert also: die eigene Person, braucht man zur Steuerung des eigenen Verhaltens, das, was 'Verstehen' genannt wird, komplexes und rasch an neue Information angepaßtes Wissen über die Strategien einer Person unter verschiedenen Situationsbedingungen, an das man die eigenen Strategien anpaßt (Steinert, 1973, S. 106).

Dieses Verstehen als ein Sich-Einlassen erfordert nicht in erster Linie kognitive Fähigkeiten, sondern einen flexiblen Umgang mit Empathie und damit persönliches Engagement bis hin zu vorübergehender Identifikation mit dem Interaktionspartner. Aus diesem Grunde kommen Hardt u.a. (1981) in einer Untersuchung darüber, wie in Balint-Gruppen für psychotherapeutisches Verstehen und Handeln relevante Handlungsformen und -bereitschaften aufgebaut und verändert werden, zu drei Dimensionen (vgl. auch Kutter und Roth, 1981; Inowlocki, 1981):

Engagement - Degagement
Identifikation - Distanzierung
Intimität - Generalisierung

Die Autoren gehen davon aus, "... daß jemand, der einen therapeutischen Lernprozeß durchläuft, eine schon bereitliegende Haltung aufgreifen und umformen muß. Dies geschieht nicht in einem linearen Zuwachs von Wissen, sondern in einem Prozeß emotionaler Labilisierung, Neubildung von Beziehungsmustern und Umstrukturierung von Bewältigungsformen" (Hardt u.a., 1981, S. 740).

1.3.2.1 Anschauungsunterricht. Spielerisch sprechen lernen - sprechend spielen lernen

Die Balint-Gruppe als Lehr-Lern-Diskurs verstanden heißt, sich der Praxis der Sprache zuwenden. Dies will ich im folgenden versuchen.

Nach Loch lernen die Ärzte durch 'erlebte Einsicht'. Sie befinden sich in einer Art "Anschauungsunterricht" (Loch, 1969, S. 154), welcher sich von Anfang an ausschließlich auf konkretes, spontan eingebrachtes Fallmaterial gründet. Ein Kollege trägt einen Behandlungsfall vor und die Gruppe diskutiert ihn gemeinsam. "Diese Diskussion wird völlig frei geführt, d.h. sie steht nur unter der Aufforderung, man solle alle Fragen stellen und alle Einfälle formulieren, von denen man glaubt, sie könnten zur Diagnose der Arzt-Patient-Beziehung beitragen und/oder dem berichtenden Arzt helfen, seinem Patienten therapeutisch nützlich zu werden" (Loch, 1973, S. 157). Denn je konkreter sich die Arbeit am Material vollzieht, desto direkter werden auch die Wirkungen der psychoanalytischen Methode am eigenen Leib spürbar und der Einstellungsveränderungsprozeß kann sich in jedem Arzt, soweit es seine Widerstände zunächst zulassen, aufgrund von Erfahrungen mit der Methode entfalten. Oder in Leont'evs Worten: "... die Handlung kann man nicht lernen, ohne sie durchzuführen" (Leont'ev, 1974, S. 56).

Insofern gilt: "Man lernt das Spiel, indem man zusieht, wie andere es spielen" (Wittgenstein, 1971, S. 42) - und - indem man versucht, mitzuspielen. Tatsächlich hat das kreative Assoziieren viel Spielerisches an sich, so wie psychotherapeutisches Handeln selbst spielerische Elemente enthält: "Psychotherapie hat mit zwei Menschen zu tun, die miteinander spielen. Hieraus folgt, daß die Arbeit des Therapeuten dort, wo Spiel nicht möglich ist, darauf ausgerichtet ist, den Patienten aus einem Zustand, in dem er nicht spielen kann, in einen Zustand zu bringen, in dem er zu spielen imstande ist" (Winnicott, 1979, S. 49). Um aber dieses Spiel zu lernen, bedarf es eines breiten S p i e l r a u m e s in der Gruppe, innerhalb dessen alle Zweifel, Fehler, Fortschritte und Rückschläge der Ärzte in Form von sprachlicher Interaktion verhandelt, gegebenenfalls aufgefangen, bewertet, analysiert und interpretiert werden. In dem Maß, in dem sich der Arzt diesen Spielraum, den die Gruppe bietet, nutzbar machen kann, erwirbt er auch jenen Bereich spielerischen Umgangs mit seinem Patienten in der Praxis. Die Balint-Gruppe als spielerische Lernsituation hat damit genau mit dem von Preiser (1979, S. 329) bezeichneten Widerspruch zu tun, daß das wesentliche Spielmerkmal der Zweckfreiheit gepaart wird mit Lernzielen. Aber: "Eine Situation ist letztlich dann Spiel, wenn sie als Spiel erlebt wird" (Preiser, 1979, S. 329). Dies ist sicher auch für die Ärzte in der Balint-Gruppe ein wichtiges Moment, um sich über Jahre hinweg dem Training unterziehen zu können.

Das zu lernende psychotherapeutische Spiel kann als "Sprachspiel" im Sinne Wittgensteins (1970, S. 40 ff) aufgefaßt werden. Lernen heißt dann, zusehen wie andere spielen und mitspielen, denn die Regeln des Spiels sind Werkzeug des Spiels selbst. Ein Beobachter lernt diese Regeln aus der Praxis des Spiels abzulesen. "Wie aber unterscheidet der Beobachter in diesem Fall zwischen einem Fehler der Spielenden und einer richtigen Spielhandlung? - Es gibt dafür Merkmale im Benehmen der Spieler. Denke an das charakteristische Benehmen dessen, der ein Versprechen korrigiert. Es wäre möglich, zu erkennen, daß Einer dies tut, auch wenn wir seine Sprache nicht verstehen" (Wittgenstein 1970, S. 42/43). Wittgenstein läßt also die nicht-sprachlichen Aspekte des Sprachspiels keineswegs außer acht.

Insofern ist der Lernprozeß in Balint-Gruppen dem Spracherwerb von Kindern vergleichbar, denn auch diesen werden die Regeln der Sprachverwendung nicht vorab mitgeteilt und dann mit ihnen eingeübt, sondern Kinder lernen die Sprache im unmittelbaren Gebrauch, indem sie am 'Sprachspiel' ihrer Bezugspersonen teilnehmen. In sprachpsychologischen Worten ausgedrückt: "Beim natürlichen Erlernen der Muttersprache wird eine Regel als solche nicht gegeben, sondern nur eine Anzahl von Mustern. ... Die Erinnerung an den speziellen Inhalt der einzelnen Sätze mag dabei immer mehr verblassen, das gemeinsame Element wird durch die Wiederholung immer von neuem gestärkt und so wird die Regel unbewußt aus den Mustern abstrahiert" (vgl. List, 1974, S. 41).

Ein Unterschied besteht allerdings darin, daß die Ärzte das System der Sprache bereits beherrschen, während Kinder sowohl die grammatischen (morphonologischen) Regeln der Sprachstruktur, als auch die der interaktiven Verwendung erwerben müssen. Die Betonung der Balint-Gruppen-Arbeit liegt dem gegenüber 'nur' auf dem Erwerb neuer interaktiver Verwendungsregeln, nämlich solchen, nach denen unbewußte Beziehungsmuster in Sprache ausgedrückt und verstanden werden können. Und es scheint zunächst so, daß diese Aufgabe nichts zu tun hat mit der Fähigkeit, grammatisch richtige Sätze zu bilden. Doch auf diese Beziehung zwischen den verwendeten sprachlichen Formen und den darin ausgedrückten Relationen und Inhalten wird noch ausführlich einzugehen sein (vgl. Kap. 2.1.2.).

Die Ärzte beherrschten bei ihrem Eintritt in die Balint-

Gruppe also eine Sprache und wußten sich dieser in den Begegnungen mit ihren Patienten zu bedienen, entsprechend der Handlungsmuster, die sie gemäß ihrer bisherigen Ausbildung als relevant erachtet hatten - und mit denen sie allerdings bis zu einem gewissen Grad an Verständigungsprobleme mit den Patienten gestoßen waren. Was sie also lernen müssen, ist ein anderes Sprachspiel, welches zwar mit dem ersten verwandt ist, insofern als es auf demselben System der deutschen Sprache beruht und abgeleitet werden kann aus dem bisherigen Sprachgebrauch, über den die Ärzte verfügen, aber es enthält einige wesentliche neue Regeln. Diese müssen der Tatsache Rechnung tragen, daß das Unbewußte nicht bewußt kommunikabel, sondern wortlos und sprachlos ist; es vermag jedoch subliminale, von außen kommende averbale, z.B. bildhafte Reize zu beeinflussen und kann durch Worte ersetzt bzw. in Sprache umgeformt werden (vgl. Loch, 1971, S. 167). Das neue Sprachspiel muß also Regeln enthalten, nach denen das Nicht-Gesagte, aber potentiell kommunikable Unbewußte sagbar gemacht werden kann.

Das psychotherapeutische Sprachspiel wird nicht um seiner selbst willen gespielt, sondern um im Patienten eine heilende Wirkung zu erzielen. Diese besteht darin, daß solche Inhalte, die einmal als unerträglich empfundene Erfahrungen unter Verwendung unterschiedlicher Abwehrmechanismen ins Unbewußte abgedrängt wurden, nun im Hier und Jetzt in Sprache übersetzt werden können. Und sobald sie übersetzbar werden, erweisen sie sich zunächst mindestens für die zwei miteinander sprechenden Menschen als verstehbar und somit als sinnvoll. Und durch die intersubjektive Vermittelbarkeit werden solche Erfahrungen ihrer unerträglichen Einsamkeit beraubt - der Trennungsschmerz z.B., den sie beinhalten mögen, kann als aushaltbar erlebt werden. "Heilen ist demnach identisch mit einer Organsprache, mit einer Übersetzung aus dem individuellen Ausdrucksfeld derjenigen interpersonalen Interaktion, die vom intersubjektiven Austausch durch Abwehr ausgeschlossen waren, in das Feld der uns gemeinsamen Sprache" (Loch, 1976, S. 91).

Daß die Sprache in der beschriebenen Weise zum Mittel werden kann, Unbewußtes bewußt zu machen, liegt wiederum an einer Eigenschaft der Sprache, auf die Walter Benjamin hingewiesen hat. Schobinger geht Benjamins Sprachmeditationen nach und schreibt über die Verschwiegenheit der Sprache: "Es ist nämlich Sprache in jedem Fall nicht allein Mitteilung des Mitteilbaren, sondern zugleich Symbol des Nicht-Mitteilbaren" (Schobinger, 1979, S. 24). Anders gesagt: Zeilen konstituieren ein 'Zwischen-den-Zeilen'. Und dieses 'Zwischen' liegt in der Beziehung 'zwischen' Arzt und Patient. So läßt sich nun der Unterschied zwischen dem Sprachspiel, das die Ärzte beherrschen, wenn sie in die Balint-Gruppe kommen und dem anderen, das sie lernen wollen, festmachen am Nicht-Nutzbarmachen bzw. Nutzbarmachen des Spielraumes, den die Arzt-Patient-Beziehung für die Behandlung zur Verfügung stellt. Dieser S p i e l r a u m ist ein S p r a c h - r a u m und der genannte Unterschied läuft damit auf die Frage hinaus, bleibt das Zwischen-den-Zeilen implizit und unbewußt zwischen Arzt und Patient oder kann es zum Gegenstand des Gespräches selbst erhoben, d.h. bewußt gemacht werden.

Diese beiden Spiele im Umgang mit Sprache lassen sich noch anders illustrieren. Schobinger präpariert aus Benjamins Gedanken über Sprache die Unterscheidung zwischen profanem und magischem Lesen heraus. Die profane Lektüre folgt dem offenkundigen Sinnfaden und sucht nach einem bündigen Zusammenhang. Sie pflegt eine an den Einzelheiten vorrückende Textaneignung, die den Leser gebannt am Text halten läßt. In der magischen Lektüre dagegen ist der Leser auf der Lauer nach Wendungen und Worten und den zwischen ihnen verlaufenden Verbindungswegen, deren Erzeugung Spielcharakter hat. Diese Wege liegen nicht offen zutage, sie sind nicht an der Buchstabenfolge perzipierbar. "Dem Leser soll es freistehen, sich der einen oder anderen Seite anzunehmen. Wendet er sich dem Profanen zu, dann liest er perzipierend das raum-zeitlich Kundgegebene, liest er auf die magische Art, dann geschieht dies auslegend zwischen den Zeilen" (Schobinger, 1979, S. 26). Dieses Lesen entspricht dem, was im Spiel die Kinder pflegen; und so Benjamin selbst: "Ihnen nämlich sind Wörter noch wie Höhlen, zwischen denen sie seltsame Verbindungswege kennen" (Benjamin, 1932, S. 432).

Wörter können deshalb wie Höhlen sein, weil sich die Bedeutung eines Wortes in der Entwicklung des Kindes verändert. Sie wandelt sich auch bei den verschiedenen Funktionsarten des Denkens und stellt ein dynamisches, nicht ein statisches Gebilde dar. "Ihr Wesen besteht vor allem in der Verallgemeinerung, die in jedem Wort enthalten ist, denn jedes Wort stellt bereits eine Verallgemeinerung dar" (Wygotski, 1971, S. 300; Original 1934). Das Herumgehen in Wörtern wie in Höhlen, kommt einem Rückgängigmachen der Verallgemeinerungen gleich. Gelernt werden die verschiedenen Bedeutungsschattierungen eines Wortes anhand der je verschiedenen Kontexte, in denen sie vorkommen und erfahren werden, und aus denen sich schließlich die Abstraktion der Wortbedeutung ergibt, wie sie im Wörterbuch zu finden ist. Beim 'magischen'Lesen nun wird die kompakte Bedeutung aufgelöst, die Fülle der darin enthaltenen Situationen zerfällt und die je spezifische Erfahrung des einzelnen tritt wieder hervor. So ist es möglich, daß sich traumatische Erlebnisse an die Wortbedeutungen heften und zu dem führen, was in der Psychoanalyse primärprozeßhafter Sprachgebrauch genannt wird, und diese 'Wortbedeutungen aus der Kindheit' leben als Konnotationen fort.

Nun bestehen die 'Texte', die in der Balint-Gruppe entstehen, selbstverständlich aus der im Augenblick formulierten gesprochenen Sprache, und den beiden Arten zu 'lesen' entsprechen dort verschiedene Ebenen des Zuhörens. Auch sei die Bezeichnung 'magisch' nicht zu wörtlich verstanden. Die Suche nach zwischen den Wörtern verlaufenden Verbindungswegen hat gerade nichts mit Magie im engeren Sinn zu tun, vielmehr hat sie zum Ziel, k a u s a l e , pathogene Zusammenhänge aufzudecken, welche die Persönlichkeit des Patienten an einem gesunden, nicht von Konflikten allzu sehr eingeschränkten Leben hindern.

Die Regeln des neuen Sprachspiels, nach denen der Zugang zu unbewußten Konflikten gelingt, sind dem Gesagten - sei's in der Praxis, sei's in der Gruppe - a b z u l a u s c h e n . Dieses Ablauschen bedeutet aber, sich tief hineinzuversetzen in die Rede des Patienten und in den daraus entstehenden Dialog zwischen Arzt und Patient bzw. zwischen dem Arzt und den Kollegen in der Gruppe. Und dafür scheint mir Benjamins Methapher sehr zutreffend zu sein: als wären Wörter wie Höhlen, in denen man herumkriechen kann, um zur persönlichen Bedeutung des Gesagten zu gelangen, oder das hinter den Wörtern Liegende zu erfassen, um zu dem zu kommen, was der Patient gemeint hat. Das eigentlich Gemeinte liegt häufig auf einer ganz anderen Ebene. Viele Patienten können ihr Leiden nur körperlich fühlen und als Krankheit zum Ausdruck bringen, so daß sie auf die Übersetzungsarbeit durch den Arzt angewiesen sind, der hilft, den den Beschwerden zugrundeliegenden Konflikt in Worte zu fassen.

Argelander (1979a, S. 48) spricht in diesem Zusammenhang davon, daß es auf die Konstituierung eines neuen thematischen Feldes ankomme. In der Balint-Gruppe bildet sich dieses mit Hilfe des Gruppenleiters heraus, der in die Diskussion strukturierend eingreift und Hinweise auf relevantes Material in bezug auf dieses unbewußte Thema gibt. Dabei wird von dem bewußten Thema, das in den Klagen des Patienten als Behandlungs a n g e b o t enthalten ist, ausgegangen. In ihm steckt die Ambiguität, die es erlaubt, dieses Thema in den neuen Kontext der unbewußten Problematik zu stellen, in dem die gleiche Aussage einen anderen Sinn erhält, der womöglich für therapeutische Eingriffe fruchtbarer ist. Argelander schreibt dazu: "Im 'Angebot' sind die Mitteilungsabsichten auf beiden Ebenen, der bewußten und der unbewußten, soweit durchgestaltet, daß die bewußte Mitteilung einen klaren Ausdruck findet, aber die gleichen Mitteilungselemente, zum unbewußten Thema verarbeitet, ebenfalls einen klaren Sinn ergeben" (Argelander, 1979a, S. 75).

Wie verbreitet bei den Ärzten zunächst die 'profane Leseart' ist, soll folgendes Beispiel verdeutlichen, das aus der 7. Sitzung stammt:

B (17) Dr. H: "... unter Angebot versteh ich/ daß da etwas äh einigermaßen wohlwollend serviert wird/"

L: "Angebote können sehr hinterlistig sein/"

Dr. H: "... ich hab bestimmte Hemmungen/ alles/ was herangetragen wird/ sofort als ein Signal für hintergründige Beschwerden zu sehen/ ..."

Nur ganz allmählich bauen sich die 'Hemmungen' - Widerstände - bei den Ärzten ab, auch 'hinterlistig' zuzuhören, um der sprachlichen Oberfläche zu widerstehen. Der

Grundsatz von der "Pflicht, den Patienten zu verstehen" (Loch, 1976, S. 248) beinhaltet gerade diese sprachliche Dimension, von der hier die Rede ist. Sie ist verbunden mit der Fähigkeit, von einem Bezugssystem in ein anderes zu wechseln. Am Prozeß, dies zu lernen, sind in gleichem Maße emotional intuitive Verarbeitungsmechanismen beteiligt wie auch kognitive Gestaltungsvorgänge, die sich aufgrund eines neuen Fachwissens zusammenfügen. "Sprache systematisiert die unmittelbare Erfahrung und bezieht sie auf Kategorien des in der Sprache destillierten Wissens; sie verlagert damit die Wahrnehmung auf das Niveau des allgemeinen Begreifens. Das Wort wird so zu einem extrem wichtigen Gestaltungsfaktor der geistigen Aktivität, der die Reflexion der Wirklichkeit vervollkommnet und neue Formen der Aufmerksamkeit, des Gedächtnisses und der Einbildungskraft, des Denkens und des Handelns hervorbringt" (List, 1974, S. 63).

Tatsächlich werden neue Formen der Aufmerksamkeit, des Gedächtnisses und der Einbildungskraft in der Balint-Gruppe gefordert - entwickelt, um sich in den neuen argumentativen Zusammenhängen bewegen zu können, welche der Bereich der Objektbeziehungen erforderlich macht (vgl. Toulmin, 1975, S. 17). Und häufig müssen viele "Indizien" (Freud 1917, S. 44) zusammengetragen werden, um die Übersetzung vom Angebot des Patienten zur dahinterliegenden Problematik zu leisten. Dies kann etliche assoziative und argumentative Zwischenschritte nötig machen, vergleichbar dem Modulieren in der Musik, wo es auch unterschiedlicher Zwischenakkorde bedarf, um von einer Tonart in eine andere zu gelangen.

Sprache bietet den Stoff und bildet sozusagen das Vehikel, um von einer Welt, die der klassischen Krankheitslehre, in eine andere, die der Objektbeziehungspsychologie zu gelangen, und dann würde für die Balint-Gruppe das gelten, was der Sprachwissenschaftler Biere über die Erfahrungen von 'Alice in Wonderland' als "Kommunikationsversuche in einer anderen Welt" schreibt: "Es scheint, daß wir in einer fremden Welt damit rechnen müssen, daß die Kriterien aufgrund derer wir unsere Wahrnehmung strukturieren und interpretieren, ihnen Sinn verleihen, möglicherweise nicht anwendbar sind, daß beispielsweise geläufige, im allgemeinen unhinterfragte Unterscheidungen, Einteilungen, Begriffe und Kategorien nicht ausreichen oder ganz versagen, wenn es darum geht, uns verstehend in dieser fremden Welt zurechtzufinden" (Biere, 1976, S. 161). Und was Biere fortfahrend über Alice sagt, gilt auch analog für die Ärzte in der Balint-Gruppe: "Wenn Alice sich in der Welt Goggelmoggels zurechtfinden und auch akzeptiert werden will, muß sie fast zwangsläufig die Haltung eines Lernenden einnehmen, sie muß wohl oder übel versuchen, herauszubekommen, nach welchen Regeln man in dieser Welt handelt ..." (Biere, 1976, S. 165).

Balint (1968, S. 134) beschreibt, wie sich zwischen Patienten mit seelischen Problemen und ihrem Arzt oft gewisse "Übereinkommen" bilden, welche häufig zunächst der gemeinsamen Abwehr eines Problems dienen, dann aber durch die Hilfe der Gruppe zu "wichtigen Entdeckungen" auch für den Arzt persönlich führen können. Solche Entdeckungen und als Folge neue 'Übereinkommen' mit dem Patienten können aufgefaßt werden als sprachliche Annäherungen zwischen Arzt und Patient zum Zwecke des 'Sich-zurecht-findens' in der für beide (noch) nicht sehr vertrauten Welt des Unbewußten. Und wenn Balint fortfährt: "Die Seminarteilnehmer merken bald, daß es so viele unterschiedliche Arten, die ärztliche Kunst auszuüben, gibt, wie es Ärzte gibt" (Balint, 1968, S. 134), dann heißt dies keineswegs, daß das ärztliche Handeln für Balint auf der Willkür des einzelnen beruht, sondern vielmehr, daß das Ausüben der ärztlichen Kunst zu tun hat mit der Variationsbreite verschiedener S p r a c h s t i l e . Ein und derselbe Inhalt läßt sich auf viele verschiedene Arten ausdrücken, und doch ist das Verhältnis von Sprachform und -inhalt nicht beliebig, denn die Auswahl der Mittel hängt von den Zwecken ab. Aber um zum Anfang dieses Kapitels zurückzukommen, zum Vergleich zwischen Spracherwerb von Kindern und Lernprozeß in Balint-Gruppen, so läßt sich ableiten: beherrscht das Kind die Regeln der Sprache erst einmal, so kann es damit unendlich viele Sätze bilden. Auch für die Ärzte sind die zur Verfügung stehenden sprachlichen Mittel begrenzt - die Regeln der ärztlichen Kunst ebenfalls - aber die Variationsmöglichkeiten ihrer Anwendung bzw. Ausformung sind es nicht. "Verbalisierung ist also der Vorgang, worin noch nie Gesagtes vermittels des schon immer Gesagten sagbar wird" (Jappe, 1971, S. 115).

1.3.2.2 Das Sprachbewußtsein der Ärzte in der Balint-Gruppe in bezug auf einige Aspekte der psychoanalytischen Sprachverwendung

Das übergeordnete Ziel des Balint-Gruppen-Trainings ist es, das ärztliche Be-Handlungsrepertoire um eine neue Dimension zu bereichern, welche die dialogische Kommunikation zwischen Arzt und Patient betrifft. Wie gezeigt, kommt der Sprache und dem Sprachgebrauch in diesem Lernprozeß eine hervorragende Rolle zu. Und Leont'ev betont für das Sprachenlernen ganz allgemein mit Recht: " B e - h e r r s c h u n g und A n e i g n u n g einer S p r a c h e sind in jedem einzelnen

Fall nur durch die psychologische Eigenschaft der Sprechhandlungen bestimmt, die wir ausbilden. Letztere hängt von jenen kommunikativen und anderen funktionalen Aufgaben ab, die vor unseren Schülern stehen und die wir als Methodiker und Pädagogen in Betracht ziehen müssen" (Leont'ev, 1974, S. 28).

Die Aufgabe, vor der die Ärzte 'als Schüler' stehen, lautet, die psychologischen Eigenschaften ihrer Kommunikation mit den Patienten zu erfassen und für die Behandlung nutzbar zu machen. Dazu gehören sowohl die Behandlungsangebote des Patienten - diese zu verstehen ist eine diagnostische Voraussetzung -, als auch die teilweise daraus abgeleiteten therapeutischen Gegenangebote durch den Arzt.

Ein solches spezifisches Sprachbewußtsein - Ehlich und Rehbein (1977) sprechen von Handlungswissen - ist bei den Ärzten teilweise schon vorhanden und/oder entwickelt und modifiziert sich im Laufe der Zeit. Anhand von drei Beispielen, die ich aus dem Gesamtmaterial ausgewählt habe, möchte ich einige Aspekte des spezifischen psychoanalytischen Sprachgebrauchs illustrieren. Die Beispiele betreffen

1. die Ebene des Wortes, der Wortbedeutung,
2. die Ebene des Satzes, d.h. die Art seiner Formulierung und
3. die Ebene des Sprechaktes, der sprachlichen Handlung.

Zu 1. Ebene des Wortes, der Wortbedeutung

Daß man mit Sprache behandeln kann im ärztlichen Sinn, ist so alt wie das Besprechen von Warzen. Und dies ist den Ärzten auch schon lange bewußt, wenn man z.B. folgenden Ratschlag hört, den der katalanische Arzt Arnoldus Villanovus um das Jahr 1300 seinen Kollegen gab: "Weißt du bei der Betrachtung des Urins nichts zu finden, so sage, es sei eine 'Obstruktion' der Leber zugegen. Sagt nun der Kranke, er leide an Kopfschmerzen, so mußt du sagen, sie kommen aus der Leber. Besonders aber gebrauche das Wort 'Obstruktion', weil sie es nicht verstehen, und es kommt viel darauf an, daß sie nicht wissen, was man spricht" [4]. Wie aktuell dieses Sich-bemächtigen eines "an Geheimsprachen grenzenden Jargons" (Balint, 1973, S. 112/113) ist, wenn der Arzt nicht gut genug versteht, was dem Patienten fehlt, und wie rasch dieses Nicht-Verstehen an den Patienten zurückgegeben wird, zeigt - 700 Jahre später - das folgende Beispiel:

B (18) "Aber ich mach z.B. gern den Hämalog/ weil/ dann les ich gern den ganzen schnell vor/ und äh/ dann verstehen sie äh nix davon/ und sag ich/ 'alle Werte in Ordnung'/ aber bloß damit die merken/ wieviel Werte äh des isch mit einer Abnahme/ und da spuckt der Apparat äh gleich Parameter raus/ und dann les ich vor/ .../ und üb mich im Schnellsprechen/ und dann sag ich/ 'des beinhaltet alles/ was wir gemacht haben'/ ..." (Dr. D, 94. Sitzung).

Bezeichnenderweise wird vom mittelalterlichen wie vom zeitgenössischen Arzt die Aufgabe, das Mitteilungsangebot zu verstehen, an den Patienten zurückgespielt, indem diesem ein sprachliches Schein-Angebot gemacht wird. Im einen Fall wird ihm das Wort 'Obstruktion' angeboten, im anderen wird der Patient mit Blutwerten konfrontiert, deren Unverständlichkeit noch zusätzlich durch schnelles Sprechen vergrößert wird.

---

4) Schwäbisches Tagblatt 20.04.1979. 'Das Tagblatt im Gespräch mit praktischen Ärzten'.

Aber auch ein solcher ärztlicher 'Mißbrauch' des Wortes verrät noch ein Wissen um die Kraft des Wortes, sonst könnte diese nicht mißbraucht werden. Und Freuds Satz (1917, S. 10) aus der Einleitung zu seinen Vorlesungen zur Einführung in die Psychoanalyse gilt bis heute: "Worte waren ursprünglich Zauber, und das Wort hat noch heute viel von seiner Zauberkraft bewahrt. Durch Worte kann ein Mensch den anderen selig machen oder zur Verzweiflung treiben, durch Worte überträgt der Lehrer sein Wissen auf die Schüler, durch Worte reißt der Redner die Versammlung der Zuhörer mit sich fort und bestimmt ihre Urteile und Entscheidungen. Worte rufen Affekte hervor und sind das allgemeine Mittel zur Beeinflussung der Menschen untereinander. Wir werden also die Verwendung der Worte in der Psychotherapie nicht gering schätzen ..." (Freud, 1917, S. 10).

Wie mit Hilfe der Freud'schen psychoanalytischen Methode die 'Zauberkraft' der Worte nutzbar gemacht werden kann - wenn der gangbare Weg vom Verständnis zur Heilung geht - hat Gauger (1974) anhand

- des Traumes
- der von ihm so genannten "durchsichtigen Wörter"
- der Fehlleistungen
- und der Therapie als Ort des Sprechen-lassens und des Sprechens nachgezeichnet und expliziert.

Seine Ausführungen geben auch erste Anhaltspunkte zur Beantwortung der Frage, wie drückt sich das, was als 'Angebot' des Patienten bezeichnet wird, in Sprache aus, wie vermittelt es sich dem Arzt, d.h. welche sprachlichen 'Cues' enthält es? Ich möchte aus Gaugers Arbeit einige Beispiele zu den 'durchsichtigen Wörtern' herausgreifen. Er beginnt seine Arbeit so: "Man kennt die Vexierbilder von der Art: Wo ist die Katze? Die Katze ist, etwa in eine Landschaft, geschickt eingezeichnet, so daß man sie auf Anhieb nicht sieht. Hat man sie aber schließlich erblickt, geschieht es, daß man nur noch die Katze sieht" (Gauger, 1974, S. 568). Nach der 'eigentlichen', d.h. unbewußten Mitteilung des Patienten suchen, heißt also, - um im Bild zu bleiben - in der Landschaft der Rede des Patienten oder auch des Dialogs zwischen Arzt und Patient nach der Katze suchen. Und daß dies gelingt, indem man Wörter wie Höhlen behandelt, zwischen denen es bisher ungeahnte Verbindungswege gibt, zeigen Gaugers Ausführungen deutlich. Als Beispiel für ein durchsichtiges Wort zitiert er Freuds Ausführungen zur Bezeichnung "Textentstellungen" (Gauger, 1974, S. 572). Freud erklärt: "Man möchte dem Worte 'Entstellung' den Doppelsinn verleihen, auf das es Anspruch hat, obwohl es heute keinen Gebrauch davon macht. Es sollte nicht nur bedeuten, in seiner Erscheinung verändern, sondern auch: an eine andere Stelle bringen, anderswohin verschieben. Somit dürfen wir in vielen Fällen von Textentstellung darauf rechnen, das Unterdrückte und Verleugnete doch irgendwo versteckt zu finden, wenn auch abgeändert und aus dem Zusammenhang gerissen" (Freud, 1939, zit. nach Gauger, 1974, S. 572). Hier wird in das Verb 'entstellen' eine Bedeutung hineingelesen, die für das Bewußtsein des Sprechers gar nicht (mehr) in ihm enthalten ist. 'Durchsichtige Wörter' sind also solche, durch deren Alltagsbedeutung noch eine weitere, verborgene Bedeutung hindurchschimmert, auf die es zu stoßen gilt.

Auch der Traum, der, wenn er erzählt wird, in zweierlei Ausdrucksweisen vorliegt - das Original ist eine Bildersprache, ein Bilderrätsel, die Traumerzählung ist eine Übersetzung dieser Bilder in Sprache - bedient sich bevorzugt solcher Ent-Stellungen. Freud (1900) benützt in der Traumdeutung noch eine andere Metapher, um entstellte als 'weg gestellte' Wörter zu beschreiben: Man kann sich den Umstand, daß der darzustellende Ausdruck zweideutig ist, zunutze machen, indem man den Doppelsinn als W e i - c h e verwendet und statt der ersten in den Traumgedanken vorkommenden Bedeutung die zweite einsetzt. Auf diesem Rangierbahnhof aus Sprache muß mancher 'Trieb'wagen über manche solcher Weichen geschoben werden, damit sich sein ganzer Sinn enthüllt. Dies läßt sich durch zwei Beispiele von Freud veranschaulichen: "Der Träumer z i e h t e i n e (bestimmte, ihm bekannte) D a m e h i n t e r d e m B e t t h e r v o r . Er findet selbst durch den ersten Einfall den Sinn dieses Traumelements. Es heißt: er gibt dieser Dame den V o r z u g . Ein anderer träumt, s e i n B r u d e r s t e c k e i n e i n e m K a - s t e n . Der erste Einfall ersetzt den Kasten durch S c h r a n k , und der zweite gibt darauf die Deutung: der Bruder s c h r ä n k t s i c h e i n" (Freud, 1917, zit. nach Gauger, 1974, S. 588, Hervorhebungen im Original).

Sprachliche Ausdrücke nach den Gesetzen der Wahrnehmungsgestaltung 'kippen' lassen - nach dem Prinzip des Vexierbildes -, so daß der Grund zur Figur wird, die Figur zum Grund, bedeutet entweder sich der Wörtlichkeit einer Äußerung widersetzen oder aber sie in anderen Fällen besonders buchstäblich nehmen. Profanes und magisches Lesen im Sinne Benjamins oder - psychoanalytisch gesprochen - Primärvorgang und Sekundärvorgang müssen dem Therapeuten beide zum jeweiligen, wechselseitigen Gebrauch zur Verfügung stehen, um die jeweils benötigten Kontexte zu schaffen, in die es die Angebote eines Patienten zu stellen gilt, bis beide lernen, verschiedene Wahrnehmungsorganisationen miteinander abwechseln zu lassen.

Diese Art des Betrachtens bzw. Zuhörens: - herausgreifen eines Ausschnitts, einen Schritt zurücktreten, das Bild, den Satz aus einer inneren Distanz wirken lassen, neue Gestaltungselemente dabei entdecken, und diese dann wieder scharf stellen, - gibt einen neuen Aspekt frei für das, was in der Balint-Gruppe unter Einstellung und Einstellungsänderung zu verstehen ist. Gleichzeitig wird deutlich, warum psychotherapeutische Kompetenz so viel mit Phantasie, innerer Flexibilität, ja Kunst zu tun hat. Einstellung meint eine Art Momentaufnahme. Vergleichbar einer Kameraeinstellung wird in der Balint-Arbeit eine Episode, ein bestimmter Eindruck oder eine sprachliche Äußerung in den Mittelpunkt der Aufmerksamkeit gerückt, um dann diversen 'Einstellungsänderungen', Beleuchtungen unterworfen zu werden. Die für die Balint-Arbeit so wichtige Frage 'warum kommt der Patient gerade jetzt?', die der Leiter unserer Gruppe immer wieder stellt, dient als e i n Versuch der Wahrnehmungs-/Einstellungsfokussierung im genannten Sinne.

Nun waren die bisher genannten Beispiele allerdings insofern einfach, als sie nur aus dem Bereich der Wortbedeutungen stammten. Im Fall der 'Obstruktion' oder der'Blutwerte'wurde eine Bedeutung für den Patienten vom Arzt undurchsichtig gemacht, im entgegengesetzten Fall -'vorziehen'und'einschränken'- wurden die Worte des Patienten vom Arzt durchsichtig gemacht. Dies gelang durch eine Art von Wortspiel, sozusagen durch einen szenischen Umgang mit Sprache. Z.B. wurde zuerst die Synonymie von 'Kasten' und 'Schrank' benützt und dann in der zweiten Transformation die Weiche über die Buchstäblichkeit gestellt: aus 'im Schrank stecken' wurde 'sich einschränken'.

Zu 2. Ebene des Satzes und seiner Formulierung

Auf der Wortebene sind jedoch nur e i n i g e der Entstellungen, Verdichtungen oder Verschiebungen, in denen sich psychische Symptome ausdrücken können, aufzufinden. In der Mehrzahl der Fälle sind die Äußerungen eines Patienten länger, komplizierter und 'undurchsichtiger'. Das Unbewußte bedient sich sehr verschiedener sprachlicher Mittel, um seinen Kompromißcharakter zu realisieren, d.h. um seinen Zweck zu erfüllen, verborgen und auffindbar zugleich zu sein. Ein solches Mittel kann auch die Art der Formulierung, die Form, in der etwas gesagt wird, sein. Obwohl solche Unterschiede den Ärzten nie explizit gemacht worden sind, ist es doch erstaunlich, wie den Ärzten im Lauf der Zeit solche Anhaltspunkte für relevantes Material ins Auge springen, und wie sie auch auf die Formen zu achten lernen. Folgende Passage aus dem 11. Fall von Dr. H, den er in die 54. Sitzung mitbrachte, soll dafür ein Beispiel liefern:

B (19) Eine Frau, Mitte vierzig, in Trauerkleidung kommt außerhalb der Sprechstunde wegen Herzbeschwerden:

Dr. H: "ah ich hab se abgehört amal/ und EKG gemacht/ und ich hab g'sacht/'also ich find/ ich halt des net für Herzbeschwerden'/ .../ ich hab se zu trösten versucht so etwas/ und da kam ein Satz/ und der hieß/ 'ähm mein Vater ist neulich g'storben/ und bei dem war des auch so'/ und was mich da dran gewundert hat/ war net äh/ daß es bei ihr so war wie bei ihrem Vater/ sondern daß es bei ihrem Vater so war/ wie bei ihr/ und der Vater ist ja tot/ ..." (Dr. H, 54. Sitzung).

Obwohl die Kollegen in der Diskussion diese bestimmte Formulierung nicht alle für gleich wichtig halten, besteht Dr. H auf der Botschaft, die sich gerade in dieser und keiner anderen sprachlichen Form mitzuteilen versucht, wie der nächste zitierte Abschnitt aus dem Diskussionsverlauf zeigt:

B (19')

Dr. W: "ja also ich wunder mich nur über äh des ah tolle
(2) Gehör vom Herrn H/ denn ich hätte also ja des einfach nicht auseinander halten können/ so oder so/ und ich frag mich jetzt/ ah wie oft hab ich des schon überhört/ ..."

Dr. H versucht daraufhin das seines Erachtens Wichtige
(3) an diesem Satz weiter zu explizieren:

"ähm aber diese eigenartige Identifikation/ .../ das Identische im im Schmerz/ und im Sterben/ und zwar so stark/ daß sie im Grund ja bereits gestorben ist/ er hat's i h r nachgemacht/ ..."

Dr. S: "Sie sagten eingangs/ die die Form des Satzes wä-
(4) re Ihnen aufgefallen/ daß sie/ daß sie gesacht hat/ 'bei meinem Vater war es genauso wie bei mir'/ oder wie hätten Sie sich den Satz so gewünscht sprachlich/"

Dr. O: "umgedreht/"
(5)

Dr. H: "'bei mir is es/ wie's bei meinem Vater war'/ denn
(6) der Vater/der is ja gestorben/ und sie lebt ja noch, nicht/ aber es ist umgekehrt/ ..."

Dr. D: "ha, des kann man so oder so/ da würd ich kein ahhh
(7) Unterschied seh'n/ ja und wenn mr dann sagt/ 'des ist bei mir so wie bei ihm'/ oder/ bei ihm war's so/ wie bei mir/ ..."

Dr. W: "aber in dem einen Fall ist es wahrscheinlich doch
(8) so formuliert gewesen/ daß es aufgefallen ist/ wenn ich mir vorstellen würde/ ich hab Herzschmerzen/ und geh zum Doktor/ würd ich sagen/ 'ich hab Herzschmerzen'/ und wenn ich die charakterisieren wollte/ könnte ich sagen/ 'ich hab Herzschmerzen genau wie mein Vater/ und der ist gestorben'/ des ah würd ich als normal akzeptieren/ wenn ich aber hingehe/ und sag/ 'mein Vater hat Herzschmerzen/ und die hab ich genauso'/ ist das meines Erachtens etwas anderes/ des würde mehr in Richtung Angst gehen/ 'ich hab die Todkrankheit meines Vaters/ die steckt auch in mir'/ ..." (54. Sitzung).

Diese Passage macht das Ringen der Ärzte deutlich, aus

der sprachlichen Form die darin übermittelte Botschaft der Patientin zu entschlüsseln. Der Unterschied, den Dr. D (7) verkürzt auf 'bei ihm war's so, wie bei mir' versus 'des is bei mir so, wie bei ihm', gibt nach Ansicht der Ärzte vor allem Aufschluß über die Art der Identifikation, die die Patientin vornimmt, hat sie Vaters Krankheit oder ist der Vater an ihrer Krankheit gestorben. Und in einer Probeidentifikation mit der Patientin versucht Dr. W (8) sich noch tiefer einzufühlen und die gefühlsmäßigen Implikationen des Satzes zu erfassen.

Versucht man, die Überlegungen der Ärzte in diesem Beispiel ((19) und (19')) zu rekonstruieren und dabei den Beitrag der Sprache mit zu berücksichtigen, so ergibt sich folgendes: Der Arzt schafft zunächst, bevor er den von ihm als relevant erachteten Satz wiedergibt, einen Informationshintergrund (Zusammenfassung von mir, J.G.-J.): weibliche Patientin mittleren Alters, Trauerkleidung, - das deutet auf den Verlust einer wichtigen Person hin -, Arztbesuch außerhalb der Sprechstunde, das mag 'unter Druck stehen' heißen; und Herzbeschwerden, welche, ohne daß ein organischer Befund erhoben werden kann, untersucht werden. Dann folgt der als wichtig empfundene Satz: 'Mein Vater ist neulich gestorben/ und bei dem war des auch so'. In diesem direkten Zitat stellt die Patientin zunächst eine Beziehung zwischen sich und dem Vater her, '<u>mein</u> Vater' ist neulich gestorben. Sein Tod liegt nicht lange zurück, d.h. indem sie verbal die Beziehung herstellt, mein Vater ist tot, beschreibt sie den Verlust der realen Beziehung zum Vater. Im zweiten Satzteil fällt vor allem auf, daß sowohl das grammatische Subjekt als auch das Objekt des Satzes nicht explizit gemacht werden, sondern durch die Verwendung der unbestimmten Ausdrücke 'des' und 'so' unscharf bleiben. Dadurch tritt die inhaltliche Aussage des Satzes 'des war so' in den Hintergrund, während das vergleichende 'bei dem auch' die Aufmerksamkeit des Arztes auf sich lenkt. Dieser wundert sich über die Perspektive, aus der heraus der Vergleich angestellt wird: nicht - bei ihr war es wie beim Vater - sondern - beim (toten) Vater war es wie bei ihr.

Tatsächlich kann man sich mit Dr. W (2) wundern, daß Dr. H diesen feinen Unterschied bemerkt, denn die Differenz liegt nicht in der inhaltlichen Aussage der Äußerung. Insofern hat Dr. D (7) auch recht, wenn er keinen Unterschied sieht. Seine Meinung, man könne 'so oder so' formulieren, drückt sich wiederum in der Sprache selbst aus, denn er benützt das Wörtchen 'so' wie einen Joker beim Kartenspiel. Er setzt 'so' für jede der beiden zu vergleichenden Satzteile ein und erhält 'so oder so'. Dadurch macht aber eine veränderte Satzstellung keinen Unterschied mehr, welche sehr wohl von Bedeutung ist, wenn man 'die Originale' 'ihn mit mir' oder 'mich mit ihm' vergleicht. Und gerade auf einer solchen Veränderung des Blickwinkels beruht der Unterschied, den sich Dr. H (6) wünscht.

Dr. D spricht dagegen die faktische Gleichheit der beiden Versionen an, die sich ähnlich ausdrückt in den Beispielsätzen 'dieses Glas ist voller als jenes' gegenüber 'jenes Glas ist leerer als dieses'; wobei in diesem Beispiel nicht die Satzstellung, sondern lexikalische Mittel gewählt werden, um die Perspektive anzugeben, aus der gesprochen wird.

Um einen bestimmten perspektivischen Blickwinkel zu erreichen, gibt es Abweichungen von der Grund-Satzstellung (Heidolph, 1981, S. 726); ein bestimmtes Satzglied wird zum Ausgangspunkt der Mitteilung gemacht. Dies hat psychologische Implikationen. Wygotski (1971, S. 306) hat schon 1934 auf diesen Zusammenhang, der lange Zeit innerhalb der modernen Linguistik keine Beachtung fand, hingewiesen: "Überall in der Phonetik, Morphologie, Lexik und Semantik - verbergen sich hinter den formalen Kategorien psychologische. Wenn sie sich in einem Fall decken, so divergieren sie dafür wieder in einem anderen". Daß die Wahl der Satzstellung im hier diskutierten Beispiel (19) eine psychologische Aussage enthält, dies war Dr. H aufgefallen. Allerdings gibt es auch hier keine Eins-zu-Eins-Zuordnung zwischen den verwendeten sprachlichen Mitteln und den damit verfolgten Zwecken. Denn wie gezeigt, können Perspektivesetzungen bzw. -veränderungen sowohl durch Abweichungen von der Grund-Satzstellung, als auch durch Wortwahl, als auch durch Betonung erreicht werden.

Fürs letzte möchte ich ebenfalls ein Beispiel geben. Allein durch unterschiedliche Betonung kann sich die Bedeutung eines Satzes in ihr Gegenteil verkehren: 'Konsequent ist, heute so, morgen so','inkonsequent ist, heute so, morgen so'. Im ersten Fall wird die Gleichheit zwischen 'heute und 'morgen' betont, dies bedeutet Konsequenz; im zweiten Fall wird gerade ein Unterschied zwischen 'so' und 'so' unterstellt. Dies ist besonders interessant deshalb, weil wir oben gesehen haben, daß das 'so' in 'so oder so' abstrahierend verwendet wird von den dahinter stehenden Inhalten. Diesesmal nun repräsentiert 'so' gerade verschiedene, konkrete Inhalte, welche Inkonsequenz ausmachen.

Die Verquickung der grammatischen Struktur mit der psychologischen bzw. pragmatisch/kommunikativen Struktur von

Aussagen wird vor allem bedeutungstragend in der Abfolge und Verkettung mehrerer Äußerungen, d.h. im Text. Denn erst im Zusammenhang mit dem sprachlichen und nichtsprachlichen Kontext lassen sich sprachliche Form und Funktion aufeinander beziehen.

Im aktuellen Beispiel (19)/(19') interpretieren die Ärzte die gewählte Perspektive des Vergleiches 'Vater wie Tochter' oder 'Tochter wie Vater', die in der Sprache durch eine bestimmte Satzstellung ausgedrückt wird, vor dem Hintergrund ihres psychologischen Wissens über identifikatorische Vorgänge. Wer richtet sich nach wem? Wer identifiziert sich mit wem? Wird der Vater mit seiner tödlichen Krankheit zum Maßstab für die Tochter, definiert sie sich in ihrer Krankheit über ihn; oder nimmt ein Patient, der lebt, sich als Ausgangspunkt für Vergleiche mit anderen. Vielleicht könnte man noch einen Schritt weitergehen in der Interpretation des Zitats der Patientin und ihre Botschaft an den Arzt so paraphrasieren: 'Der Vater hatte meine Krankheit und ist daran gestorben'. Und aus psychoanalytischer Sicht könnte sich die Angst der Patientin artikulieren in der Frage 'habe ich den Vater tödlich angesteckt? Hat mich der Vater für immer verlassen, weil ich ihn angesteckt habe?' Es muß der weiteren Diskussion über diesen Fall vorbehalten bleiben, solche Hypothesen aus dem Unbewußten zu bestätigen oder zu verwerfen.

Interessant in diesem Zusammenhang ist auch die Frage, wie bewußt werden solche sprachlichen Mittel wie z.B. Satzstellung eingesetzt, d.h. wie f r e i ist ein Sprecher in der Auswahl der Sprachformen. Die Ärzte in der untersuchten Balint-Gruppe und die Patienten in den ausgewählten Beispielen sprechen alle in ihrer Muttersprache. Sie beherrschen die Regeln des deutschen Sprachsystems automatisch und bilden unwillkürlich richtige Sätze. Besonders auf der Ebene der Grammatik und des Lexikons verläuft die Kontrolle nicht bewußt, die phonetische Umsetzung, d.h. die lautliche Verwirklichung des Sprechens ist praktisch ganz und gar unbewußt (Leont'ev, 1974). Zwar werden in der Schule jedem die Regeln seines Sprachsystems beigebracht, so daß ein Sprecher potentiell die syntaktischen und lexikalischen Mittel auswählen könnte, die er benötigt, um ein bestimmtes sprachliches Handlungsziel zu erreichen, dies geschieht aber nur in Ausnahmefällen, dann z.B., wenn massive Ineffizienzerfahrungen, Erfahrungen des Verfehlens von kommunikativen Zielen bei Verwendung bestimmter sprachlicher Mittel eine metasprachliche Reflexion erforderlich machen (vgl. Ehlich und Rehbein, 1979a, S. 539).

Weil aber die Auswahl der phonologischen, morphologischen und der wortbildenden Mittel weitgehend unkontrolliert vonstatten geht, können sich an diese Mittel besonders leicht dynamisch unbewußte Botschaften knüpfen. Eindrucksvoll wurde dieser Vorgang von Freud für die Fehlleistungen beschrieben (vgl. auch Hockett, 1973). So kann sich an den automatischen Griff in das Wort-Repertoire eine unbewußte Absicht heften, und der Sprecher hört sich plötzlich sagen: "Dann aber sind Tatsachen zum V o r - s c h w e i n gekommen. Auf Anfragen bestätigt er (der Sprecher, J.G.-J.), daß er diese Vorgänge als S c h w e i - n e r e i e n bezeichnen wollte. 'Vorschein' und 'Schweinerei' haben miteinander das sonderbare 'Vorschwein' entstehen lassen" (Freud, 1917, S. 35). Die psychologische Erklärung für solche Kontaminationen besteht im Zusammentreffen zweier verschiedener Redeabsichten. Freud hat dafür die Bezeichnung "Interferenz" (Freud, 1917, S. 35) geprägt (vgl. auch Argelander, 1984).

Auf der Satzebene können solche Kontaminationen, die als grammatisch falscher Satz erscheinen, ebenfalls für die Psychodynamik aufschlußreich sein wie Beispiel (14) gezeigt hatte (S. 58): "Ich war ja/ äh/ als er 's letztemal weg bin/ etwas fast selber depressiv/". Hier interferieren die Sätze 'als er (der Patient) 's letztemal weg ist (aus der Praxis)' und 'als ich (der Arzt) 's letztemal weg bin (aus der Balint-Gruppe?)'.

Zu 3. Ebene des Sprechaktes, der sprachlichen Handlung

Wie gezeigt, können sich dynamisch unbewußte Botschaften entweder an Wortbedeutungen heften oder in der Formulierung von Sätzen einen Ausdruck finden, oder aber - und dies ist am häufigsten der Fall - sie verbergen sich als das eigentlich Gemeinte in bzw. hinter wesentlich komplexeren sprachlichen Strukturen und lassen sich nur in einem größeren Zusammenhang des kommunikativen Bezuges festmachen, wie er sich gegenseitig zwischen zwei Sprechern herstellt. Natürlich tragen auch hierzu Wortwahl und grammatische Struktur ihr Teil bei, aber die für das gegenseitige Verständnis vor allem relevante Einheit ist keine ausschließlich lexikalische noch grammatische, sondern eine Handlungseinheit, deren Interpretation zu rekonstruieren ist aus der interaktiv sich konstituierenden Beziehung zwischen den Sprechern und der durch sie hergestellten Kommunikationssituation.

Die Formen des sprachlichen Handelns lassen sich nicht direkt von der sprachlichen Oberfläche, d.h. der morphonologischen Abfolge der gesprochenen Wörter ableiten.
Die Verwendung sprachlicher Handlungen gehorcht vielmehr solchen Regeln, die Teil des menschlichen Handelns über-

haupt sind. Und Handlungen - auch sprachliche - greifen als menschliche Tätigkeiten in die Wirklichkeit ein und verändern sie (Ehlich und Rehbein 1979b, S. 243). Hierin gerade liegt ja auch die Chance, sprachliche Handlungen als therapeutische Instrumente auszubilden. Diese wichtige Erkenntnis, daß wir sprechend handeln und dafür ganz bestimmte sprachliche Handlungsformen ausbilden, hat Austin (1962) als erster für die Sprachwissenschaft explizit gemacht in seinem Buch "How to do things with words". Er unterscheidet dort zwischen Proposition, d.h. der inhaltlichen Aussage eines Satzes, Illokution, dem Handlungsaspekt der Äußerung, ob damit z.B. eine Bitte, eine Aufforderung oder ein Versprechen etc. zum Ausdruck gebracht wird, und der Perlokution, der Wirkung einer Äußerung. Aus Austins Überlegungen, die Searle (1969, dtsche Ausgabe 1976) noch entscheidend weiterbrachte, entwickelte sich ein ganzer Zweig der Linguistik, die sogenannte Sprechakttheorie, welche in Deutschland Anfang der 70iger Jahre im Rahmen der linguistischen Pragmatik (Maas und Wunderlich, 1972; Wunderlich, 1972, 1975; Ehlich, 1972 und viele andere) ihre Anhänger fand. Schließlich galt es, die Theorien sprachlichen Handelns einzuordnen als Teil einer komplexeren allgemeinen Handlungstheorie (z.B. Rehbein, 1977; Meggle, 1979).

Daß der Handlungsaspekt von Sprache nicht immer an dem abzulesen ist, was faktisch gesagt wird, d.h. was den propositionalen Gehalt der Äußerung ausmacht, mag folgendes Beispiel (zit. nach Gauger 1974, S. 585) verdeutlichen: Wenn eine Mutter z.B. die Äußerung ihres Kindes beim Essen "ich hab noch Senf" als indirekte Bitte um ein zusätzliches Würstchen versteht, dann versteht sie vor allem den Handlungsaspekt der Bitte, während sie den Inhalt der Bitte aus dem Inhalt der Äußerung 'ich hab noch Senf' erschließen muß.

Noch schwieriger sind die Dinge aber, wenn der hinter der Äußerung liegende Sinn für den Sprecher selbst unbewußt ist. Im vorliegenden Beispiel galt es aus 'ich hab noch Senf' das eigentlich Gemeinte, nämlich 'ich möchte noch ein Würstchen' als eine Art Negativ des Gesagten zu erschließen. Wäre die Mutter auf diesen indirekt ausgedrückten Wunsch des Kindes nicht gekommen, so hätte dieses vermutlich auf Nachfragen hin klarer Auskunft geben können, was 'ich hab noch Senf' heißen soll, weil ihm der Wunsch bewußt war. Dies kann ein Patient nicht ohne weiteres, wenn er selbst nicht weiß, was er mit einer Äußerung an Unbewußtem transportiert. Wir sind dann - so Freud "wie im Falle der Rechtspflege, auf Indizien angewiesen, welche uns eine Entscheidung einmal mehr, einmal weniger wahrscheinlich machen" (Freud, 1917, S. 44).

Das letzte Beispiel, welches ich hier zum Sprachbewußtsein der Ärzte anführen möchte, betrifft die sprachliche Handlungsform der Frage. Sie gehört zu den Sprechakten, die - wenn es um unbewußtes Material geht - nicht nach den gleichen Bedingungen wie im üblichen Sprachgebrauch verwendet werden können. Schon Flader (1978) weist darauf hin, daß bestimmte Verständigungsformen - z.B. sequentiell aufeinander bezogene Handlungsschritte wie Frage-Antwort-Abfolgen -, die in alltäglichen Situationen in den Prozeß sozialer Interaktionen involviert sind, dadurch eingeschränkt und/oder verzerrt werden, daß die Bedingungen solcher Interaktionen unter psychoanalytischen Gesichtspunkten verändert werden. Auch Balint bemerkt, daß die sonst häufig gebrauchte sprachliche Handlung der Frage, oft zu wenig neuen, d.h. verwertbaren Informationen führt, wenn es um das Arzt-Patient-Verhältnis geht: "Wenn man Fragen stellt, erhält man Antworten darauf, weiter auch nichts" (Balint, 1965, S. 186).

Das Problem, wann ist es sinnvoll, wie zu fragen, taucht auch in unserem Material an verschiedenen Stellen auf. Ich bin ihm (Gutwinski, 1981b) ausführlich nachgegangen und möchte hier nur anhand eines Beispiels einige Aspekte der Bedingungen, unter denen Fragehandlungen ihren Zweck erfüllen, widergeben. In der 80. Sitzung wird eine 'Spezialpatientin' vorgestellt, die nicht warten kann. Ich zitiere ein Stück aus der Diskussion:

B (20)

L: "aber die Frage blieb offen/warum kann die nicht warten(?)/ und was macht die so zänkisch(?)/ ...) haben Sie ne Idee/ warum die nicht warten kann(?)/ ..."

Darauf etwas später

Dr. Ki: "ne, die die Frage kann ich mir klasse vorstellen/ die Sie vorgeschlagen haben/ wenn sie reinkommt zur Tür/ dann sagen Se/ 'ich hab mir jetzt schon lange Gedanken gemacht/ warum sind Sie eigentlich so/ daß Sie Gift und Galle speihen/ .../ warum müsset Sie des(?)/ ich weiß es net'/"

Hier greift der Leiter sehr abrupt ein

L: "Sie/ keine Warum-Fragen/ keine Warum-Fragen/ wir kriegen immer nur eine nichtssagende Antwort/"

Dr. K: "ja(?)/"

L: "ja ja/ was soll man darauf antworten(?)/"

Dr. K: "naja ich frag nie 'warum'/ ist das falsch ne Warum-Frage(?)/"

L: "wo's ums Symptom geht ja/ ja ja/ nein/ irgendwas/ ne Bemerkung machen/ was einem grad einfällt/ 'Sie können ja gar nicht warten'/ dann wird sie schon ne patzige Antwort wissen/"

die Gruppe lacht (80. Sitzung).

Überall wo ein Wissensdefizit zwischen Gesprächspartnern aufzufinden ist, d.h. in Situationen, in denen jemand über ein bestimmtes Wissen - eine Menge möglicher propositionaler Gehalte - verfügt, an welches ein anderer herankommen möchte, wird die Frage als sprachliches Mittel eingesetzt, um an das begehrte Wissen zu gelangen. Voraussetzung, um überhaupt eine Frage stellen zu können, ist, daß dem Sprecher bewußt ist, d a ß er etwas nicht weiß u n d aus welchem inhaltlichen Bereich sein Wissensdefizit stammt. Anhand des inhaltlichen Bereiches wählt der Fragende einen Gesprächspartner aus, von dem er annimmt, daß der die Antwort kennt. Die Frage als sprachliche Handlung kann also als ein Versuch gelten, das Wissen eines anderen 'aufzuschließen', um Wissen zu bewegen und in langfristiger Auseinandersetzung mit Gesprächspartnern Bewußtsein zu verändern und zu erweitern (Ehlich, 1980).

In systematischem Zusammenhang mit der Frage steht damit die Antwort. Interessanterweise gibt es im Deutschen keine formal-linguistische Kennzeichnung der Antwort. Eine sprachliche Handlung ist als Antwort nur indirekt durch die vorausgegangene Frage zu identifizieren, d.h. nur in kommunikativer Hinsicht. Die Frage dagegen kann formal auf morphonologischer Ebene entweder durch Spitzenstellung des Verbs gekennzeichnet werden oder durch Verwendung eines Fragewortes (wie, wann, warum etc.) und/oder durch Intonation bzw. in geschriebener Sprache durch ein Fragezeichen.

Die genannten Bedingungen, unter denen es zu Fragen und Antworten kommt, sind nun in bezug auf unbewußtes Material nicht ohne weiteres gegeben. Zwar mag sich der Arzt seines Wissensdefizits bewußt sein und Fragen zu stellen haben, der Patient kann aber die Antwort nicht geben, wenn ihm diese nicht bewußt ist. Dies gilt vor allem für unbewußte Kausalzusammenhänge - weshalb die Ärzte sich in B (20) auch besonders mit der Warum-Frage schwer tun.

Nun trifft aber auch zu, "... daß es die besondere Technik der Psychoanalyse ist, sich die Lösung ihrer Probleme von den Analysierten (in unserem Fall den Patienten, J. G.-J.) selbst sagen zu lassen" (Freud, 1917, S. 42); oder in Winnicotts Worten, "... daß der Patient und nur er die Antwort weiß" (Winnicott, 1973, S. 101). Denn zunächst hat nur der Patient selbst Zugang zu seinem Unbewußten und gleichzeitig auch wieder nicht, weil unbewußte Inhalte durch Widerstände verstellt sind. Die abgewehrten Konflikte sind aber potentiell bewußtseinsfähig, sie können aus Assoziationen und szenischen Daten erschlossen und neu erlebbar gemacht werden. Fragen sind demnach nur dann sinnvoll und 'zulässig', wenn sie nicht direkt auf das Abgewehrte zielen und dann zwangsläufig an der Abwehr des Patienten abprallen. Sie würden zu 'Antworten, weiter auch nichts' führen. Fragen, die jedoch die unbewußten Inhalte einkreisen helfen, so daß sich anhand von Antworten des Patienten allmählich das unbewußte Thema herauspräparieren läßt, sind durchaus nötig und kommen in Material aus Balint-Gruppen häufig vor.

Mit Hilfe der Beispiele ((18) - (20)) habe ich auf der Wort-, Satz- und Handlungsebene zu illustrieren versucht, welche wichtige Bedeutung der Sprache in der Balint-Arbeit zukommt, weil sie versteckte Informationen enthält. Die Ärzte haben darüber ein implizites oder gar explizites Wissen.

2 Die Brücke zwischen Psychoanalyse und Sprachwissenschaft

Die Annahme, daß Sprache - zunächst ganz unreflektiert - der gemeinsame Gegenstand sowohl von Psychoanalyse als auch von Linguistik sei, legt es nahe, diese beiden Wissenschaften in einen interdisziplinären Bezug zueinander zu setzen. Die Herstellung eines solchen Bezuges erweist sich aber als vielschichtig und kompliziert. Zur Explikation der in der Metapsychologie der Psychoanalyse und der Theorie der Behandlungstechnik enthaltenen immanenten Sprachtheorie liegen sowohl von philosophischer Seite aus (Habermas, 1975; Ricoeur, 1974) als auch von psychoanalytischer Seite aus (Lorenzer, 1970; Jappe, 1971) unterschiedliche Ansätze und Auffassungen vor. In den letzten Jahren wird zunehmend versucht, auch linguistische Zugangsweisen zur Erhellung des psychoanalytischen Sprachproblems hinzuzuziehen. Nun ist aber die Sprachwissenschaft - ich verwende Sprachwissenschaft und Linguistik synonym - ihrerseits in sich kein einheitliches Gebiet, sondern erweist sich zum einen von einem wissenschaftstheoretischen Standpunkt aus, zum anderen durch die Schwerpunktsetzung der von ihr zu untersuchenden Fragestellungen her als eine höchst heterogene Disziplin. Die verschiedenen Aspekte von Sprache bringen es mit sich, daß sich Teildisziplinen innerhalb der Linguistik herausgebildet haben, aus welchen sich Spezialisierungen auf den Ebenen der Morphonologie, der Syntax, Semantik und der Pragmatik ergaben, so daß differenzierte Theorien entstanden sind, deren Vermittlung und Bezug aufeinander nur noch schwer gelingt.

Dieser Eindruck mag dadurch zustande kommen, daß die verschiedenen Aspekte von Sprache bzw. sprachlichem Handeln auf unterschiedliche Weise repräsentiert sind. So erscheinen die herkömmlich linguistisch untersuchten Formen, z.B. die phonologisch/phonetischen, als relativ leicht aus dem sprachlichen Zusammenhang ablösbar, während dies für die pragmatische Ebene, auf der es um die Formen des sprachlichen Handelns geht, nicht gilt (vgl. Ehlich und Rehbein, 1979b, S. 243). Sobald man also Sprache bezüglich ihrer Aspekte aufteilt, - was einerseits eine legitime Differenzierung bedeutet -, bekommt man es andererseits mit so unterschiedlichen Phänomenen zu tun, daß Sprachwissenschaftler plötzlich sehr verschiedene (Teil-)Gegenstände zu untersuchen scheinen, für die nicht dieselben Zugangsweisen angemessen sind, je nachdem, welchem sprachlichen Aspekt sie sich widmen.

Nicht unabhängig hiervon kommt hinzu, daß die wichtigsten Anstöße innerhalb der Entwicklung der modernen Linguistik aus den USA kamen, wo nach dem Krieg Behaviourismus bzw. kritischer Rationalismus, um nicht zu sagen Positivismus, als Paradigmen vorherrschten. "Linguistics as a social science was dominated by the behaviourist and empiricist approaches which characterized all academic social sciences in America" (Litowitz und Litowitz, 1977, S. 423/424). Ich möchte hier nicht ausführlich auf wissenschaftstheoretische Kontroversen zwischen Psychoanalyse als d e r hermeneutischen Wissenschaft und ihren 'akademischen' Nachbardisziplinen eingehen, dies wurde von kompetenterer Seite aus geleistet (z.B. Ehlich und Rehbein, 1977; Klann, 1976; Loch, 1978; Lorenzer, 1973; Perrez, 1972; Thomä und Kächele, 1973; Werthmann, 1982). Aber es lassen sich wohl aus dem bisher Gesagten schon einige der Schwierigkeiten erahnen, vor denen der Forscher zunächst steht, wenn er psychoanalytisches Material mit linguistischen Methoden bearbeiten will.

Sich diesen Schwierigkeiten zu stellen, hatte sich als erste die 'study-group of linguistics' am New Yorker Psychoanalytischen Institut zur Aufgabe gemacht, der Atkin, Edelheit, Rosen u.a. angehörten. Im Rahmen des 26. Kongresses der Internationalen Psychoanalytischen Vereinigung in Rom 1969 wies Rosen (1972 auf deutsch veröffentlicht) auf einige Fragenkomplexe hin, die Beziehung von Sprache und Psychoanalyse betreffend, deren Klärung im Schnittpunkt von Psychoanalyse und Linguistik liegen könnte:

1. Sprechen ist regelgeleitetes Verhalten. Der Erwerb dieser Regeln geschieht im interaktiven Objektbezug und ist daher allgemein von Bedeutung für die Entwicklung psychischer Störungen insbesondere in der Über-Ich-Bildung.

2. Aus Erkenntnissen über die Beziehung zwischen Sprechen und Denken, einem alten psychologischen und linguistischen Problem (vgl. Piaget, 1972, Erstaufl. 1925 und Wygotski, 1971, Erstaufl. 1934) könnten sich erhellende Verbindungen herstellen lassen zu Freuds Konzept des Primär- und Sekundärprozesses.

3. Der Sprachrelativismus, die sogenannte Sapir-Whorf-Hypothese (Whorf, 1962) könnte für Psychoanalytiker wichtige Fragen beantworten z.B. in bezug auf kognitive Differenzen bei Sprechern verschiedener Sprachen. Wenn Sprache formale Qualitäten des Denkens determiniert, müßte auf diese in Analysen Rücksicht genommen werden.

Aktin (1972 auf deutsch veröffentlicht) befaßte sich vor allem mit Rosens zweitem Problembereich, indem er "Psychoanalytische Betrachtungen über Sprache und Denken" anstellte und darin Wege der interdisziplinären Befruchtung - leider wieder nur programmatisch -skizzierte.

Einen hilfreichen historischen Überblick über die gegenseitige Beeinflussung zwischen Psychoanalyse und Linguistik vor allem in USA geben Litowitz und Litowitz (1977). Sie beginnen bei Freud und vertreten die Ansicht, sein Sprachbewußtsein stehe ganz im Zeichen der damals vorherrschenden philologisch-etymologischen Ansätze der Sprachwissenschaft. Der sprachwissenschaftliche Einfluß seiner Zeit schlage sich vor allem in Freuds Konzept des Symbols nieder. Ausgehend vom "Freud-Jones-concept of symbols" (Litowitz und Litowitz, 1977, S. 422) zeichnen die Autoren die im Laufe der psychoanalytischen Weiterentwicklung dazu entstandenen veränderten Auffassungen nach, die sich alle von der strengen Meinung entfernt haben, Symbole seien Universalien mit ererbter, unerschütterlich konstanter Bedeutung.

Moderne Linguistik setzen die Autoren mit de Saussure an, welcher Anfang des Jahrhunderts seine Vorlesungen in allgemeiner Linguistik in Genf abhielt. Seine wichtigsten Beiträge werden kurz in vier Punkten zusammengefaßt:

1. Die Unterscheidung zwischen synchronischer und diachronischer (systematischer und historischer) Sprachbetrachtung;

2. die Unterscheidung zwischen 'langue' und 'parole' ('langue' als das Sprachsystem, der Sprachbesitz und 'parole' als die in einer konkreten Sprachsituation daraus aktualisierte Rede);

3. die Unterscheidung zwischen syntagmatischen (sequenzierenden, linearisierenden) und assoziativen, (d.h. wortschatzbezogenen) sprachlichen Beziehungen;

4. Betrachtungen zur Natur des Zeichens. De Saussures Anregungen gerade auf diesem Gebiet haben den Grundstein für eine ganz neue Disziplin gelegt, nämlich die Semiotik.

Im weiteren werden die Verdienste Chomskys - dem Begründer der generativen Transformationsgrammatik - hervorgehoben, ohne daß jedoch deutlich wird, welchen Nutzen die Psychoanalyse aus seiner Syntax-Theorie konkret ziehen könnte; ein Phänomen, auf das ich noch zu sprechen kommen werde, weil es eine wichtige Schwierigkeit betrifft, daß aus Ergebnissen der Grundlagenforschung nicht ohne weiteres leicht praktische Schlüsse gezogen werden können. Aber immerhin wird der Blick auf die Bedeutung der grammatischen Struktur - auf die syntagmatische Planung - von Äußerungen gelenkt. Diese enthält Informationen, die zunehmend auch von psychoanalytischer Sprachforschung berücksichtigt, d.h. herausgearbeitet werden sollten. Allerdings braucht dies meines Erachtens nicht zu bedeuten, daß damit die von Freud so hervorgehobenen assoziativen Beziehungen auf der Wortebene als sprachliche Überschätzung bewertet werden müssen, was von Litowitz und Litowitz getan wird.

Kritisches zur Auffassung von Freuds Konzept der Wortvorstellungen wird auch über eine weitere Gruppe linguistisch interessierter amerikanischer Psychoanalytiker um Balkanyi, Peller, Sharper u.a. berichtet: "In summary, Balkanyi confuses the distinction between langue and parole, misunderstands the distinction between syntagmatic and associative relations, and denies the nature of the linguistic sign as arbitrary" (Litowitz und Litowitz, 1977, S. 426). Ohne die Willkürlichkeit der Beziehung zwischen bedeutungsvollem Sprachelement und dem damit benannten Denotat bestreiten zu wollen, "... the semantic relationship is, in at least one important way, an arbitrary one" (Foss und Hakes, 1978, S. 9), - möchte ich doch auf Relativierungen hinweisen, die von linguistischer Seite aus Gauger (1976) gegeben hat, wenn er die Kreativität der Sprache hervorhebt, mit deren Hilfe es möglich ist, neue Elemente des Wirklichen augenblicklich zu benennen und gegebenenfalls dafür ein neues Wort zu produzieren, welches im allgemeinen vom Hörer sofort verstanden wird [5].

Aber auch in Deutschland gab es eine Zusammenarbeit zwischen Linguistik und Psychoanalyse, so daß in den letzten zehn Jahren einige interdisziplinäre empirische Ansätze entwickelt werden konnten. Als Pioniere auf diesem Gebiet sind vor allem Goeppert und Goeppert (1973; 1975; 1979; 1981) und die Ulmer Forschungsgruppe um Thomä und Kächele (z.B. Grünzig, Holzscheck und Kächele 1976; Kächele, Thomä und Schaumburg 1973; Kächele 1972; Kächele 1977) zu nennen. Während S. Goeppert (1974) seine Ansätze explizit als "pragmalinguistisch" bezeichnet und die Bedeutung des Kontextes der Redesituation, in der sich das Interaktionsgeschehen zwischen Arzt und Patient vollzieht, für die Sprachanalyse hervorhebt, bezeichnen Kächele u.a. ihre Ansätze "als von einem erfahrungswissenschaftlichen Rationalismus geleitet, ... der deswegen nicht in einem kruden Positivismus münden muß, wie dies hierzulande immer noch allzu schnell behauptet wird" (Kächele u.a., 1973, S. 200).

Von diesem Standpunkt aus ist es konsequent, wenn diese Forscher sich der computer-gestützten, d.h. maschinellen Inhaltsanalyse von Psychotherapieprotokollen zuwenden in Anlehnung an Gottschalk und Gleser (1969). Sie hat den Vorteil, daß enorm große Textmengen bearbeitet werden können. Meines Erachtens wiegt dies jedoch den großen Nachteil nicht auf, daß die Inhaltsanalyse nicht kontext-

---

5) Außer den genannten Autoren haben auch weitere, z.B. Aaronson und Rieber (1979), Forrester (1980), Smith (1978) und Spence (1979; 1982) das Verhältnis zwischen Sprachwissenschaft und Psychoanalyse im Auge.

bezogen geschehen kann. Auch halte ich den theoretischen Hintergrund des ganzen Ansatzes, "nämlich Sprachverhalten als A u ß e n k r i t e r i u m für Verlaufsuntersuchungen heranzuziehen" (Kächele u.a., 1973, S. 198, Hervorhebung von mir, J. G.-J.), für höchst problematisch. Denn Sprache ist zwar Medium des therapeutischen Prozesses, aber auch konstitutives Element desselben und damit selbst Teil des Geschehens und diesem nicht äußerlich genug, um als Außenkriterium dienen zu können. Genau an diesem Punkt fällt meiner Meinung nach der 'erfahrungswissenschaftliche Rationalismus' hinter die der Hermeneutik innewohnende Dialektik zurück, weil er die Selbstreflexivität von Sprache, mit der sich das sprechende Subjekt, indem es sich an den anderen richtet, gleichzeitig auch verstehend auf sich selbst zurückwendet, einem simplen Objektivitätsanspruch opfert. Es ist kein Zufall, daß formale Logik, maschinelle Textverarbeitung und künstliche Intelligenzforschung eng zusammenhängen, denn das sich auf sich selbst beziehende Subjekt muß - wenn es mit Hilfe eines Computers ersetzt bzw. erforscht werden soll - in binäre Entscheidungen aufgelöst werden. Welche Folgen dieses 'tertium non datur' als Anwendung des logischen Grundsatzes vom ausgeschlossenen Dritten hat, wurde von Heinrich (1981) auf eindrucksvolle Weise gezeigt.

Um dem Verständnis für die Entstehung von solch unterschiedlichen Auffassungen über die Kooperation von Linguistik und Psychoanalyse näher zu kommen, und um eigene Vorstellungen der Zusammenarbeit entwickeln zu können, halte ich es für ratsam, eine bisher gemachte Voraussetzung noch einmal neu zu hinterfragen nämlich die, ob der gemeinsame Gegenstand von Linguistik und Psychoanalyse die Sprache sei.

2.1 Haben Psychoanalyse und Sprachwissenschaft 'Sprache' als gemeinsamen Gegenstand?

Loch (1971) benennt als Gegenstand der Psychoanalyse das Unbewußte, welches sprachlich strukturiert aufzufinden ist, weil es uns nur mittels Sprache bekannt wird. Die sprachliche Vermittlung setzt aber Objektbeziehungen voraus. Auf diese legt Lorenzer seinen Schwerpunkt, wenn er schreibt: "Gegenstand der Psychoanalyse sind die einsozialisierten Interaktionsformen - bis hin zur Gesamtheit der Interaktionsstruktur des Subjekts" (Lorenzer, 1973, S. 99). Diese sprachlichen und nicht-sprachlichen Interaktionsformen als Gegenstand der Psychoanalyse zu bezeichnen, derer sich sowohl das Bewußtsein als auch das Unbewußte bedient, setzt einen metapsychologischen Standpunkt voraus, während Werthmann unter methodologischem Aspekt zu folgender Definition kommt: Wir können sagen, "... daß Sprache als Gegenstand der Psychoanalyse ganz wörtlich - um nicht zu sagen 'positivistisch' - aufgefaßt werden kann. Im konkreten Vollzug einer Psychoanalyse richtet sich die Aufmerksamkeit des Analytikers ausschließlich auf das, was der Patient sagt. ... Aber es interessiert ihn (den Analytiker, J. G.-J.) natürlich nicht die Sprache als Sprache, sondern deren Botschaft, die 'Rede' des Patienten" (Werthmann, 1975, S. 122). Damit werden genau die Begriffe eingeführt, - Sprache, Rede, Botschaft -, deren Verhältnis zueinander es hier zu problematisieren gilt. Denn die aus der Rede des Patienten zu erschließende Botschaft ist Teil der Sprache, die Arzt und Patient miteinander sprechen, das Gemeinte und die unbewußte Botschaft sind aber zugleich mehr als das Gesagte. Aus den zitierten Gegenstandsbestimmungen von Psychoanalyse geht hervor, daß Sprache einerseits 'nur' Medium des psychoanalytischen Prozesses ist, denn der 'eigentliche' Gegenstand liegt als Unbewußtes verschlossen in den je sozialen Beziehungsstrukturen, andererseits ist Sprache aber die Substanz des psychoanalytischen Geschehens, weil das Unbewußte nur als in Sprache geronnen sichtbar, und das heißt bewußt werden kann. Sobald aber Sprache auch konstitutiv für den psychoanalytischen Dialog zwischen Arzt und Patient ist, kann sie es nur als Sprach v e r w e n d u n g sein.

Hier aber ergibt sich eine erste Differenz in der Gegenstandsbestimmung von Psychoanalyse und Linguistik. Denn die wichtige Unterscheidung von de Saussure (1967, dtsche Erstaufl. 1931) zwischen der Sprache selbst (langue), dem Sprechen des einzelnen (parole) und der empirisch faßbaren Sprachäußerungen (language) (vgl. Schulz, 1972, S. 584), schuf die Voraussetzung für Schwerpunktsetzungen in der Erforschung von Sprache. Und die Sprachwissenschaft hat sich hauptsächlich auf die 'langue' als Untersuchungsobjekt konzentriert: "Gegenstand der Sprachwissenschaft oder Linguistik (...) sind entweder einzelne Sprachen - das Deutsche, das Französische, das Russische - oder aber d i e Sprache im Singular. Im letzteren Fall richtet sich das Interesse auf Sprache im allgemeinen; man möchte wissen, wie menschliche Sprachen als solche beschaffen sind oder sein könnten" (Gauger, 1976, S. 11). Oder in den Worten von Schulz: "Die Aufgabe, die sich die beiden heute maßgebenden Theorien, die strukturelle Sprachtheorie und die generative Grammatik stellen, ist es, ein S y s t e m zu entwerfen, das über die Reflexion auf eine bestimmte Sprache hinausgehend eine allgemeine Ordnung darstellt, durch die das Verständnis der verschiedenen Sprachen fundiert werden kann". (Schulz, 1972, S. 584, Hervorhebung im Original). Dies ist zunächst ein legitimer theoretischer Anspruch, solange er nicht zu absolut und ahistorisch verfolgt wird, und dann Gefahr läuft, "... die Sprache als solche für sich zu setzen und sie als mechanisch funktionierendes System zu konstituieren" (Schulz, 1972, S. 588).

Zumindest bezogen auf die linguistischen Theorien, die - im Gefolge der "Chomsky-Revolution" (Gauger, 1976, S. 189) - der Linguistik als Wissenschaft zu großem Aufschwung verholfen haben, scheint mir, ist dieser Gefahr nicht widerstanden worden. Chomsky (1969, S. 15) unterstellt jedem Sprecher/Hörer die Kompetenz, beliebig viele Sätze in einer Sprache zu bilden und zu verstehen und leitet daraus die Aufgabe für die Linguistik ab, dieses internalisierte Regelsystem, das für ihn eine "mentale Realität" ist, zu beschreiben: "Die Grammatik einer Sprache versteht sich als Beschreibung der immanenten Sprachkompetenz des idealen Sprecher/Hörers" (Chomsky, 1969, S. 15). Der Untersuchung des Sprachgebrauchs, der Performanz, widmet sich Chomsky nicht. Damit aber isoliert er das grammatische Regelsystem von den anderen sozialen Fähigkeiten, die zur Ausführung von Sprechhandlungen in Kommunikationssituationen notwendig sind. In seinen Kompetenzbegriff kann darum noch eine Semantik integriert werden, die Bedeutungen als aus - möglicherweise angeborenen - einfachsten Begriffen zusammengesetzt auffaßt, aber keine Pragmatik und keine Semantik, die auf einer Gebrauchstheorie basiert (vgl. Weber, 1977, S. 7/8). Von solch einem Standpunkt aus, was Sprache sei, kann den Psychoanalytiker tatsächlich Sprache als Sprache nicht interessieren, noch dazu, wenn diese einem i d e a l e n Sprecher/Hörer zugeschrieben wird.

Zwar läßt sich keine Sprache 'an sich' denken ohne sprechende Menschen, die sie benutzend entwickeln, und umgekehrt kann es keine Sprachverwendung geben ohne ein Sprachsystem, einen Sprachbesitz, auf den sprechend zurückgegriffen wird. Von diesem dialektischen Verhältnis aber, das dem Sprachproblem eigen ist, wurde lange Zeit in der Linguistik abstrahiert. Es besteht jedoch eine Beziehung zwischen der Art des Objektes und der spezifischen Ausprägung der wissenschaftlichen Haltung gegenüber diesem Objekt (vgl. Gauger, 1976, S. 13). Und die Tatsache, daß das Objekt der Sprachwissenschaft so einschränkend definiert wurde, ist meines Erachtens schon Teil der von ihren Vertretern als (nur) wissenschaftlich anerkannten Methoden, denen die Ausschaltung von Subjektivität gemeinsam ist. Diese Entwicklung war allerdings Ende der 70iger Jahre schon wieder rückläufig. Linguistische Lehrstühle der ehemaligen Philologien wurden wieder in literaturwissenschaftliche umgewandelt (vgl. Maas, 1979, S. 7).

Dabei halte ich es nach wie vor für interessant und legitim, daß Funktionieren von Sprache, so beiläufig, ja selbstverständlich es uns sein mag, zu erforschen (Lenga, 1980, S. 6), um die Verbindung bestimmter Laute mit einem Sinn zu beschreiben und zu erklären. Sobald aber ins Bewußtsein gerückt wird, daß der Laut auf Sinn verweist, kann der nach Ausdruck und Verständnis ringende, nicht-ideale Sprecher/Hörer, der dem Gesagten Sinn verleihen will, nicht mehr ausgeklammert werden. Spätestens dann rückt wieder ins Blickfeld, daß sich Sprache nicht nur in einer Struktur konstituiert, sondern auch Funktionen erfüllt und daß Sprechen von Motiven, Zielen und Umständen abhängig ist. Nur wenn man dies berücksichtigt, kommen alle Dimensionen des Verstehens, die Keller (1976) anführt, zum Tragen. Verstehen meint:

a) akustisches Verstehen, d.h. hören können;
b) die Bedeutung eines Wortes und damit eines Satzes kennen und
c) Intentionen erkennen, Konsequenzen durchschauen, den Zusammenhang finden etc. Das Problem von 'was meinst du damit' liegt im 'damit' (zu dieser 'Schichtung' von Verstehen vgl. Kap. 2.1.2).

In anderen Worten: Die Linguistik, die wie ein neuer Stern am Himmel der Wissenschaften von der Sprache aufgegangen war, büßte an Glanz ein in Konfrontation mit ihrer Anwendbarkeit, und d.h. mit wirklich in realen Situationen gesprochener Sprache.

Auch in dieser Arbeit soll es um Anwendungsmöglichkeiten von Linguistik gehen. Deshalb möchte ich im folgenden kurz auf diesen problematischen Punkt eingehen.

2.1.1 Probleme bei der Anwendung von Linguistik

Daß der empirische Gebrauch von linguistischen Methoden in bezug auf Texte aus Anwendungsgebieten von Sprache Widerstände hervorruft, direkt ins Material zu stoßen, ist eine häufig gemachte Erfahrung. Dittmann (1979, S. 2) konstatiert, daß das Verhältnis von programmatischen Arbeiten zu wirklich empirischen Untersuchungen mit linguistischen Mitteln 3:1 ist. Ein Grund hierfür liegt in der Diskrepanz zwischen linguistischen Methoden und empirischen Erfordernissen, der ich mich in diesem Kapitel widmen möchte. Sie wird von Hannapel und Melenk besonders scharf pointiert: "Man stelle sich eine Medizin vor, die sich nicht um Krankheiten kümmert, sondern in reiner Forschung reine Theorie betreibt, während in den Arztpraxen nach Art der Kräuterweiblein verfahren wird; so groß ungefähr erscheint uns der Abstand der Sprachwissenschaft von ihrer Anwendung im Alltag" (Hannapel und Melenk, 1979, S. 9/10).

Versucht man, Linguistik für ein zweckfreies Vorgehen zu

reservieren, indem man ihr die Aufgabe zuweist, wertfrei die Verteilung bestimmter sprachlicher Phänomene im Text aufzuzeichnen, d.h. beschränkt man die Linguistik auf die ganz formale Untersuchung der 'bloßen' Sprache, so muß sie sich auf ein Abstraktionsniveau begeben, auf dem sich die Frage 'wer spricht' gar nicht stellt (vgl. Ricoeur, 1977, S. 2). Damit aber erweisen sich die Ergebnisse, die an einem potentiellen Gegenstand 'Sprachsystem' gewonnen wurden und deshalb auch nur potentiell gelten können, als nicht scharf genug, um Aussagekraft über spezifische Sprechereignisse einer raum-zeitlichen Aktualität zu haben. Dieser Konflikt, der im problematischen Verhältnis von Theorie und Empirie liegt, kommt so lange nicht zum Tragen, so lange sich die Linguistik - wie Heringer zugespitzt sagt - als "eine akademische Wissenschaft mit einer selbstreproduzierenden Praxis" versteht, d.h. ihre Praxis darauf beschränkt, daß sie ihre eigene Theorie lehrt (Heringer, 1979, S. 275). Sobald sich aber die Linguistik anderen Anwendungsgebieten zuwendet und ihre Methodik solchen Bereichen nutzbar machen will, in denen Sprache eine besondere Rolle spielt, führt der eben benannte Konflikt zu folgenden Konsequenzen: Es entsteht eine systematische Lücke zwischen den Zielen und Fragestellungen des Linguisten und des Praktikers (Keseling, 1979 , S. 11). Die wertfreie Betrachtung sprachlicher Produkte geht an den Problemen des Praktikers vorbei, weil Sprecher eben nicht in erster Linie Sprecher sind, sondern vor allem mit dem Sprechen andere Ziele verfolgen. Dieses Theorie-Praxis-Problem ist schon 1972 von Hörmann sehr scharf gesehen und formuliert worden: "Der 'homo grammaticus' hört auf, 'homo' zu sein. ..." Und, ebenfalls bezogen auf die so einschlägige Theorie der generativen Transformationsgrammatik: "Es gibt in der Wissenschaftsgeschichte nur wenige Fälle, wo der Zweck einer Theorie so eindeutig ihrer Eleganz geopfert wird" (Hörmann, 1972, S. 315).

Wenn aber die Spezifik der Sprachverwendung, die es herauszuarbeiten gilt, gerade in der Spezifik der Produktionsbedingungen von Sprache liegt, dann muß man die innere Struktur der Situation in die Sprachbetrachtung miteinbeziehen und die Ziele und Zwecke mit berücksichtigen, die darin von einem Sprecher anhand von Sprache zu einer bestimmten Zeit und an einem bestimmten Ort verfolgt werden. Denkt man aber an diesem Ende des Problems konsequent weiter, so kommt man von der Skylla zur Charybdis, denn man müßte die ganze oder zumindest Ausschnitte der Lebenswelt mitanalysieren, wenn man Sprachanalyse sinnvoll betreiben wollte (vgl. Beck, 1980, S. 108). Anders gesagt, die Sprachwissenschaft würde die Grenzen zu ihren Nachbardisziplinen Psychologie, Psychoanalyse und Soziologie verlieren. Auf diese Gefahr, daß sich Linguistik zu viel Potenz anmaßt, weist Lenga (1980, S. 2) speziell in bezug auf linguistische Arbeiten an psychotherapeutischen Gesprächen hin, er zitiert: "Durch die Erforschung von Struktur und Prozeß therapeutischer Behandlung als einer verbalen Interaktion kann d i e L i n g u i s t i k einen Beitrag zur Verwissenschaftlichung bestehender Therapieverfahren unter verschiedenen Aspekten leisten: in bezug auf die Überprüfung von Qualität und Reichweite des therapeutischen Verfahrens ..., die Validierung diagnostischer Konzepte von seelischen Störungen, die Verbesserung von therapeutischen Trainingsprogrammen usw." (Flader und Wodak-Leodolter, 1979, S. V, Hervorhebung von mir, J. G.-J.). Dies klingt tatsächlich so, als könnte linguistische Forschung therapie-immanente Probleme lösen, als wäre Linguistik die übergeordnete Wissenschaft.

Meines Erachtens eröffnet sich dann ein Ausweg aus diesem Dilemma und damit ein sinnvoller Raum für sprachwissenschaftliche Untersuchungen an konkretem Material, wenn ein gemeinsames Feld abgesteckt werden kann, innerhalb dessen die Linguistik systematisch in Beziehung gesetzt wird zu den Wissenschaften, auf die sie angewandt werden soll. Dieses Inbeziehungsetzen erfordert aber als Voraussetzung eine Problematisierung von Kommunikation. Für den 'reinen' Sprachwissenschaftler war Kommunikation entweder als Faktum vorausgesetzt und damit nicht direkt Gegenstand seiner Disziplin oder aber im Nachrichtenmodell, bestehend aus abstraktem Sender, Empfänger und Code, wieder auf eine physikalistische Objektivität reduziert.

Kommunikation ist aber nur in einer Theorie des Diskurses zu beschreiben, welche im Gegensatz zur Theorie der Sprache ohne Sprecher dem Handlungscharakter von Sprache Rechnung trägt und auch Faktoren beinhaltet, die man nur als psychologische bezeichnen kann; so z.B. Glaube, Wunsch, Engagement usw. (Ricoeur, 1977, S. 5). Im Zentrum aber solcher Überlegungen steht die I n t e n t i o n des Sprechers. Das Intendierte ist das, was der Sprecher sagen will. Es ist gebunden an einen Inhalt, d.h. einen propositionalen Gehalt und einen illokutionären Akt, die beide zusammen in einer syntaktischen Form ausgedrückt sind. Das Intendierte ist gerichtet an einen Adressaten, einen Hörer, der zum Sprecher in eine Beziehung tritt, indem er sich bemüht (oder auch nicht), zu verstehen, was der Sprecher meint (Hörmann, 1977). Versucht man, intentionale Elemente mit zu berücksichtigen, so erhält man genau das Spannungsfeld, zwischen dem, w a s d e r S p r e c h e r t u t und dem, w a s d a b e i d i e S p r a c h e m a c h t , innerhalb dessen ich linguistische Forschung in bezug auf praktische Anwendungsgebiete für sinnvoll halte.

Ich beziehe mich wieder auf Ricoeur (1977), der sagt, daß eine Linguistik des Diskurses bis zu einem gewissen Grad durch die eindrucksvollen Fortschritte behindert wurde, die die Linguistik der 'langue' mitsamt den von ihr geschaffenen und verbreiteten Modellen gemacht hat. Die Linguistik des Diskurses konnte sich nur schwer von dem de Saussure'schen Begriff der 'parole' lösen, der nicht mehr als ein residueller Begriff ist. So kann man auch dieser 'Restkategorie' 'parole' nicht dadurch gerecht werden, daß man der Beschreibung der Sprache als 'langue' zusätzliche Regeln für gesprochene Sprache hinzufügt (obwohl es natürlich typische Merkmale der gesprochenen Sprache gibt).

Dieses Problem bringt Keseling zur Formulierung einer scharfen These: "Die moderne Linguistik kann die ihr neu zugeschriebenen Aufgaben zur Zeit noch nicht erfüllen, weil sie - von nur wenigen Ausnahmen abgesehen - als Grammatiktheorie konzipiert war und ihre Aufgabe darin sah, aus den konkreten und beobachtbaren Äußerungen segmentale Einheiten mit invarianten Merkmalen herauszuanalysieren und die Regeln zu formulieren, mit deren Hilfe diese Einheiten zu wohlgeformten und sinnhaften Gebilden kombiniert werden können" (Keseling, 1979, S. 15). Es wird sich zeigen, daß auch meine Textanalyse vom Kampf mit diesen Schwierigkeiten gezeichnet ist.

Ein möglicher Ausweg liegt in der Entwicklung einer D i s - k u r s t h e o r i e . Eine solche ist nicht zu trennen von einer Texttheorie. Sobald wir es mit Texten zu tun haben, also mehreren zusammenhängenden bzw. voneinander abhängigen Sätzen und Satzfrequenzen, zeigt sich, daß die Beziehungen zwischen Sätzen überwiegend s e m a n - t i s c h e r Art sind (van Dijk, 1980, S. 23), von der die syntaktischen Zusammenhänge teilweise abhängen. Danach führen Satzsequenzen, sofern weitere, noch zu nennende Bedingungen erfüllt sind, zu Bedeutungszusammenhängen. Es empfiehlt sich, statt von Satzbedeutungen von Propositionen zu sprechen. Propositionen können als semantische Einheiten eindeutig abgegrenzt werden, was beim Satz nicht der Fall ist. Sie bestehen aus einem Prädikat und einem oder mehreren Argumenten. Vom Aspekt der referentiellen Beziehung zwischen Sprache und 'Wirklichkeit' her, gilt für Propositionen, daß sie mit Sachverhalten [6] verbunden sind. Die Sachverhalte, über die gesprochen wird, die in den Propositionen ausgedrückt sind, können entweder in der aktuellen Wirklichkeit oder in alternativen Wirklichkeiten, d.h. anderen möglichen Welten, auch z.B. der der Phantasie, existieren.

Um aber aus der Abfolge mehrerer Propositionen im Text einen Bedeutungszusammenhang abzulesen, d.h. eine Relation zwischen den Sachverhalten zu bestimmen, bedarf es nicht nur semantischer Bedingungen, sondern auch eines spezifischen - pragmatischen - Wissens über die gerade gemeinte Welt, das in der Semantik nicht definiert ist. Denn für manche Sprecher können zwei Tatsachen miteinander verbunden sein, für andere wieder nicht, je nach den Kenntnissen und Erfahrungen des Sprechers (van Dijk, 1980, S. 28). Dennoch gibt es aber einige allgemeine konventionelle Prinzipien, auf denen die Interpretation von Bedeutungszusammenhängen beruht. Ein solches Prinzip ist z.B. das kausale, - die Beziehung der Verursachung. Es gilt für solche Sachverhalte, die aus Bereichen stammen, in denen Ursachen eine Rolle spielen. Ein entsprechendes Prinzip stellen begründungsstiftende Beziehungen dar, die wiederum auf einem Wissen über gültige Argumentationen beruhen, also logische Relationen betreffen (vgl. auch Hannapel und Melenk, 1979; Loch, 1976; von Wright, 1974).

---

6) 'Proposition' und 'Sachverhalt' sind in dieser Arbeit enger gefaßt als etwa bei Argelander (1982). Sachverhalte sind hier reduziert auf Verb-Argument-Strukturen, s. Kap. 3.2.1.

Was aber als logisch zusammengehörig angesehen werden kann, wird mitbestimmt vom thematischen Rahmen, innerhalb dessen sich die Argumentation bewegt. Die Frage nach Bedeutungszusammenhängen zwischen Propositionen, d.h. nach der Konnektivität eines Textes, stellt sich also - zumindest auch - auf einer semantischen Ebene (Bock und Engelkamp, 1978). Die Kriterien zur Beurteilung solcher Zusammenhänge sind teilweise an grammatische Mittel gebunden, z.B. lexikalischer Art wie Konjunktoren, teilweise sind sie pragmatischer Natur und daher abhängig von allgemeineren Kenntnissen über den sprachlichen und nichtsprachlichen Kontext und die 'Welt', auf die sich das Gesagte bezieht. Dies zu bedenken, ist in Situationen psychoanalytischen Sprachgebrauchs besonders wichtig. Denn anscheinend semantisch unzusammenhängende Propositionen haben häufig in einer komplizierten dritten Proposition ihre logische Verknüpfung, die Bestandteil des Wissens der Sprecher und Hörer ist. Handelt es sich bei einer solchen dritten Proposition um einen unbewußten Sachverhalt, so gilt es, diesen in der psychoanalytischen Arbeit aus dem Gesagten zu erschließen und explizit, d.h. auch emotional spürbar zu machen.

Textinterne Strukturen sind jedoch nur als ein Teil der kommunikativen Strukturen anzusehen, um die es letztendlich in sozialen Interaktionen geht. Um diesen theoretischen Exkurs abzuschließen, möchte ich noch kurz zwei Richtungen nennen, die meines Erachtens Wesentliches zu einer Theorie des Diskurses beitragen:

1. Verständnislenkung von Grice (1975), die er in "Logic and Conversation" formuliert hat. Da Sprecher und Hörer Sprache aufeinander bezogen benützen, bilden sich 'Maximen' heraus, nach denen der Sprecher antizipiert, wie der Hörer mit seinen Äußerungen umgeht bzw. der Hörer unterstellt dem Sprecher, von diesen Maximen Gebrauch gemacht

zu haben. Zu diesen Konversationsprinzipien gehört z.B., daß beide Gesprächspartner kooperieren, daß der Sprecher nichts Unverständliches sagt, nichts Unverantwortliches, nichts Unwahres, nichts Selbstverständliches etc. Diese Unterstellungen bewirken beim Hörer dann, daß seine Bemühungen, das Gesagte zu verstehen, nicht vorzeitig abbrechen. Versteht er den Sprecher zunächst nicht, denkt aber, dieser wird schon nichts Unverständliches gesagt haben, so wird er weiter nach einem Kontext und einer Intention des Sprechers suchen, mit deren Hilfe die Äußerung doch Sinn macht.

2. Diese interaktiven Regelungen stehen in engem Zusammenhang mit den Aspekten von Sprache, die sich als "Bestandteil des Handelns, ... eine Form des menschlichen Verkehrs" (Ehlich und Rehbein, 1972a, zit. nach Keseling, 1979, S. 31) beschreiben lassen. Will man Sprechen als ziel- und zweckbestimmte planvolle Tätigkeit in seinen gesellschaftlichen Bezügen untersuchen, so kommt es darauf an, die zugrundliegenden Handlungsmuster ausfindig zu machen und den Stellenwert der speziell sprachlichen Handlungsmuster relativ zu den nicht-sprachlichen Handlungen zu bestimmen (Keseling, 1979, S. 31). Die häufig gebrauchte Unterscheidung sprachlicher Aspekte in Syntax, Semantik und Pragmatik läßt sich nun kurz so skizzieren: Die Syntax spezifiziert die Regeln, nach denen Äußerungen wohlgeformt sind, die Semantik gibt Bedingungen an, nach welchen Äußerungen in inhaltlicher und referentieller Hinsicht als interpretierbar gelten können, und die Pragmatik behandelt Bedingungen, nach welchen Äußerungen akzeptierbar, passend und angemessen sind, in Abhängigkeit vom Kontext, in dem sie gebraucht werden (van Dijk, 1980, S. 69). Art der Formulierung, Interpretierbarkeit und Angemessenheit sprachlicher Äußerungen müssen aufeinander bezogen betrachtet werden.

Es darf an dieser Stelle nicht übersehen werden, daß die genannten diskurstheoretischen Anforderungen an eine angewandte Linguistik plötzlich in einem neuen Licht erscheinen lassen, was unter anderem Namen schon lange Tradition hat; z.B. in der Rhetorik, der Stilistik, der philologischen Interpretationslehre und teilweise der theologischen Exegese. Dennoch sind die von sprachwissenschaftlicher Seite aus entwickelten Modelle und die verwendeten Konzepte auch neu. Folgende Graphik von Gülich und Raible (1977, S. 25) soll illustrieren, in welcher Weise sprachliche und nicht-sprachliche Wirklichkeit in einem Kommunikationsmodell, welches ein Textmodell impliziert, aufeinander bezogen werden kann:

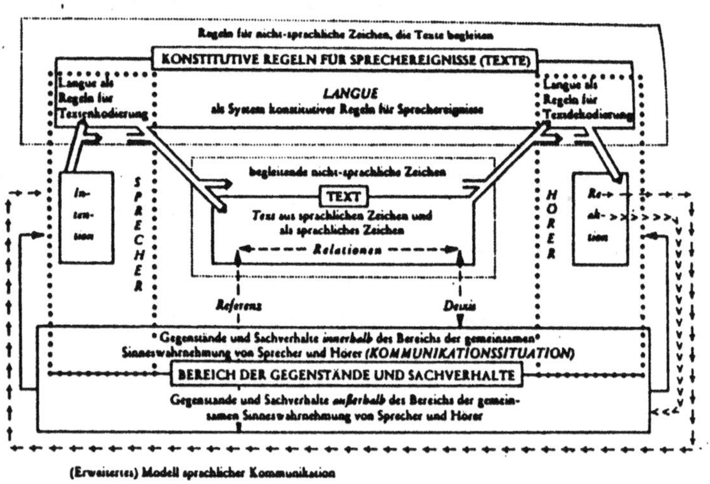

(Erweitertes) Modell sprachlicher Kommunikation

Auch wenn sich der Leser nicht die Mühe macht, sich tief in dieses Modell einzuarbeiten, springt ihm doch sofort ins Auge, welch geringen Anteil der Text als das hör-/lesbare Sprechereignis beim Kommunizieren hat.

Die Frage, was aus diesen Überlegungen konkret für eine sprachwissenschaftliche Untersuchung von Texten aus einer Balint-Gruppe folgt, sei zunächst allgemein beantwortet: Ich halte es für notwendig, einen gemeinsamen Raum zu schaffen, innerhalb dessen eine Beziehung zwischen Linguistik und Balint-Gruppen-Arbeit hergestellt werden kann. Dies kann anhand gemeinsamer Textbetrachtungen geschehen, die dazu führen, daß sowohl der Analytiker bestimmte linguistische Methoden und ihre Reichweite kennenlernt, als auch der Linguist ein Wissen darüber erwirbt, was in der Balint-Gruppen-Arbeit inhaltlich für relevant erachtet wird - wenn er sich nicht gar selbst einer Analyse unterzieht.

Nur wenn ein Forscher den nicht realisierbaren Anspruch hätte, Sprache als unabhängiges Außenkriterium zur Beurteilung etwa des psychoanalytischen Geschehens oder des Lernprozesses eines Arztes in einer Balint-Gruppe zu benützen, müßte er bei einem solchen Vorgehen die Gefahr von Zirkelschlüssen fürchten. Wenn es aber darum geht, Texte von verschiedenen Seiten her auszuleuchten, um sie bezüglich ihrer psychoanalytischen Relevanz so tief wie möglich auszuschöpfen, dann führt ein solches gemeinsames Vorgehen zu einem Mehr an Erkenntnis in einem hermeneutischen Zirkel.

2.1.2 Sprache - Rede - Botschaft. Zusammenfassung und Spezifikation

Die Frage, welches die Beziehungen zwischen Sprachwissenschaft und Psychoanalyse sind bzw. sein könnten, hat zurückgeführt zur Gegenstandsbestimmung der beiden Wissenschaften. Dabei hat sich gezeigt, daß es für eine interdisziplinäre Kooperation von Bedeutung ist, das Verhältnis von Sprache, Rede und Botschaft näher zu bestimmen. Arzt/Analytiker und Patient bedienen sich der Sprache, um in ihrer Rede Botschaften zu übermitteln.

Werthmanns (1978) Ansicht, daß in der Psychoanalyse nicht die Sprache als Sprache interessiere, sondern deren Botschaft, die 'Rede' des Patienten, ist insofern zuzustimmen, als die beiden Gesprächspartner natürlich eine gemeinsame Sprache k ö n n e n , was heißt, daß sie über Handlungsmuster verfügen, die die Sprache L ausmachen. Und eine Sprache L benützen, heißt, nach diesen Mustern handeln! Aber - so Keller: "Zum Beherrschen eines Handlungsmusters gehört nicht, daß man beim Vollzug der Handlung die Regel(n) vor Augen hat, sie gleichsam in einem bewußten Akt des Befolgens befolgt. Wenn wir reden, sagen wir uns nicht innerlich die Regeln auf, die wir befolgen" (Keller, 1974, S. 15). Man kann also eine sprachliche Regel kennen, ohne den Satz darüber zu wissen. Auch Ryle hebt auf die Differenzierung von Können und Wissen ab, indem er zeigt, daß 'knowing how' nicht dasselbe ist wie 'knowing that'. Er kommt zu dem Schluß, daß Können eine Art praktischen Wissens sei und: "Erfolgreiche Praxis geht ihrer eigenen Theorie voraus" (Ryle, 1969, S. 33).

Nun kann es aber von wissenschaftlichem Interesse sein, Kenntnis darüber zu erwerben, wie dieses praktische Können funktioniert. So läßt sich in Variation von Ricouer (1977) sagen, den Psychoanalytiker interessiert primär und vor allem, was der Sprecher tut, während es die Aufgabe der Sprachwissenschaft sein kann zu untersuchen, was dabei die Sprache macht. Denn wenn die Sprache für den psychoanalytischen Prozeß von so fundamentaler Bedeutung ist, dann muß sich das, was geschieht, zumindest a u c h in der Sprache zeigen lassen. Es soll hier nicht vernachlässigt werden, daß sich viel von dem interaktiven Geschehen, das aus psychoanalytischer Sicht relevant ist, aufgrund von non-verbaler Information vermittelt, aber das Nicht-Gesagte ist abhängig vom Gesagten und kann nur entlang der verbalen Kommunikation interpretiert werden.

Die Rede zwischen Arzt und Patient ergibt einen Text. Wenn dieser einer psychoanalytischen Betrachtung unterzogen wird, so deshalb, weil die unbewußte Botschaft ans Licht gehoben werden soll, die er enthält und verbirgt. Die linguistische Textbetrachtung, wie ich sie betreiben möchte, versucht, in der als Text vorliegenden Rede zwischen Arzt und Patient den je spezifischen Beitrag der Sprache an dieser Botschaft zu bestimmen.

Auf welche Weise aber kann die verborgene Botschaft der Rede oder gar der Sprache selbst abgerungen werden?

Daß Psychoanalyse eine bestimmte Art von Textinterpretation sei, wird von vielen Psychoanalytikern hervorgehoben. "Der Analytiker befindet sich - absichtlich - in derselben Lage wie der Textinterpret, der sich ausschließlich darauf konzentriert, die Konsistenz bzw. Inkonsistenz eines Textes aufzunehmen, um das Gedankensystem des Schreibers zu entziffern" (Lorenzer, 1976, S. 107; vgl. auch Lorenzer, 1983). Der psychoanalytische Text unterscheidet sich von anderen Texten nur durch die Art, wie er interpretiert wird (vgl. Werthmann, 1975, S. 123). Der psychoanalytische Text wird so interpretiert, als ob in ihm ein zweiter Text enthalten sei und so, daß dieser zweite Text in Erscheinung tritt, ähnlich wie beim Dechiffrieren eines Geheimcodes. Die klassischen Bezeichnungen für diesen zweiten Text lauten "das Unbewußte" oder "die unbewußte Phantasie" (Werthmann, 1975, S. 123; vgl. auch Argelander,

1979a; 1981). An dieser Stelle verknüpft Werthmann die in Kapitel 2 gegebenen verschiedenen Gegenstandsdefinitionen der Psychoanalyse. Er zeigt, daß es eine Frage des Standpunktes ist, welche der beiden Seiten des psychoanalytischen Textes man in den Vordergrund rückt: die Sprache oder das Unbewußte.

Auch Loch (1981b) hebt als das Besondere des psychoanalytischen Umgangs mit Sprache die Art der Interpretation der Rede hervor. Dabei ist ihm wichtig zu betonen, daß die psychoanalytische Übersetzung als Textauslegung etwas anderes ausdrückt, womöglich etwas Gegensätzliches zum Ausgangstext. Denn erfolgreiches Sprechen bezüglich therapeutischer Absichten heißt, einen Beitrag zu einer Verhaltensänderung leisten, zu der z.B. das Rückgängigmachen einer Verdichtung oder einer Verschiebung bzw. das Auflösen einer symbolischen Verkleidung gehört. "Eine derartige Auslegung, eine solche Übersetzung einer Rede, des Textes des Patienten, die den manifesten Sinn verwirft und einen latenten Sinn öffentlich macht, ist paradigmatisch für das, was im therapeutischen Dialog, im therapeutischen Verstehen und Übersetzen geschieht" (Loch, 1981b, S. 985f).

Diese psychoanalytische Interpretation wurde soeben als etwas Besonderes, nicht Alltagssprachliches bezeichnet, und das ist sie auch, sonst bedürfte es keiner Metapsychologie der Psychoanalyse, noch einer Theorie der Behandlungs-, d.h. Übersetzungstechnik, noch speziell ausgebildeter Therapeuten, die sie praktizieren, Gleichzeitig ist die psychoanalytische Übersetzung aber doch etwas Alltagssprachliches, weil sie alltagssprachlich formuliert ist, direkt an der Rede des Patienten anknüpft und von diesem verstanden werden muß bzw. kann. Es scheint also verschiedene Tiefen bzw. Ebenen des Verstehens zu geben, die miteinander in Beziehung stehen. Der Arzt, der eine Deutung gibt, befindet sich offensichtlich auf einer anderen Ebene des Verständnisses als sein Patient und will dem Patienten etwas von dieser ihm nicht bekannten, unbewußten Ebene vermitteln. Wichtig dabei ist: "... die neue 'semantische Bedeutungsebene', die durch die Übersetzung ja zunächst nur behauptet wird, ist dann und nur dann eine wahre, trifft nur dann die faktische Realität, wenn sie ... durch das Erleben des Patienten, und übrigens auch des Arztes, im hic et nunc ratifiziert wird" (Loch, 1981b, S. 986).

Das Problem der Zuordnung von sprachlicher Bedeutung und Sinn ist auch in der Sprachwissenschaft von zentralem Interesse. Schlieben-Lange hat es folgendermaßen formuliert: "Es geht um folgendes: Wir können zwei Ebenen der sprachlichen Bedeutung unterscheiden, eine primäre Ebene, wo sprachliche Bedeutung sich zusammensetzt aus dem Inhalt der verschiedenen lexikalischen Elemente, den Inhalten der grammatischen Elemente, der Satzbedeutung, der Intonation. Das ist die Ebene der primären sprachlichen Bedeutung. Dann gibt es auch eine zweite Bedeutungsebene, nämlich die Ebene der Textbedeutung, des Sinns, der illokutiven Funktion. ... Man hat einerseits eine sprachliche Äußerung mit einer bestimmten wörtlichen Bedeutung, andererseits weiß man, daß diese Äußerung auf einer zweiten Ebene etwas bedeutet, einen bestimmten Sinn hat, z.B. den Sinn hat, ein Versprechen zu sein ..." (Schlieben-Lange, 1979, S. 423); oder - und dies füge ich hinzu - den Sinn hat, einen unbewußten Vorwurf oder ein unbewußtes Schuldgefühl zu vermitteln. Auf den Status dieser unbewußten Sinn-Ebene werde ich später noch eingehen, zunächst seien noch einmal die Verbindungen der verschiedenen Verstehensebenen dargelegt, zu deren Verständnis Wunderlichs "Skizze zu einer integrierten Theorie der grammatischen und pragmatischen Bedeutung" (Wunderlich, 1978, S. 51) hilfreich ist.

Wunderlich unterscheidet als Grundbegriffe strikt den Äußerungsakt vom Sprechakt. Unter einem Äußerungsakt versteht er lediglich die physische Aktivität einer Person, bei der sie phonische oder graphische Ereignisse produziert. Ein Sprechakt hingegen ist "die Interpretation einer solchen Aktivität relativ zu einem bestimmten Sprachsystem, einem bestimmten Handlungssystem und zur sozialen Situation, in die Äußerer und Wahrnehmer eingeschlossen sind" (Wunderlich, 1978, S. 51). Ein Äußerer produziert in seinem Sprachsystem in einem Äußerungsakt im raum-zeitlichen Kontext das Ereignis 'e'.

Die Interpretationsebenen gliedert Wunderlich (1978, S. 65ff) folgendermaßen:

1. Die Form-Funktion (Ebene und Syntax)

   Jede Form einer Sprache ist eine Sequenz von Wörtern (lexikalischen Einheiten), die nach bestimmten syntaktischen Regeln in einer Satz- bzw. propositionalen Konstruktion geordnet sind.

2. Die Bedeutungsfunktion (Ebene der Semantik)

   Zwischen den Elementen einer Proposition als einer syntaktischen Struktur gelten bestimmte Verträglichkeitsbedingungen, die in einer Bedeutungstheorie festgelegt sein müssen.

   a) Propositionale Gehalte, Inhalte von Äußerungen

   b) Positionstypen (Typen propositionaler Einstellungen)

      Die Interaktanten können zu propositionalen Gehalten bestimmte Einstellungen einnehmen, d.h. ihnen Funktionen zuschreiben, indem sie sie bewerten. Positionen können durch verschiedene Arten von Funktoren ausgedrückt werden,

z.B. epistemische: wissen, denken zweifeln etc.
motivationale Funktoren: wünschen, möchten etc.
parative Funktoren: können, bereit sein

Positionen können außerdem durch modale Partikel (ja, doch), Modalwörter (eigentlich z.B.) und durch Intonation ausgedrückt werden.

c) Illokutive Typen (Sprechakttypen)

Illokutive Typen betreffen Funktionen von Äußerungen zum Zwecke der Realisierung eines Sprechaktes wie z.B. einer Aufforderung, einer Bitte, eines Vorwurfes etc. Sie werden ausgedrückt durch grammatische Modi, explizit performative Formeln, Intonation und Partikel im Satz, wobei diese Mittel häufig zusammenwirken mit anderen Elementen der Äußerung.

Wunderlich unterscheidet acht Illokutionstypen (1978, S. 77):

Direktiv (z.B. Aufforderungen, Bitten, Instruktionen etc.)
Commissiv (Versprechungen, Drohungen etc.)
Erotetisch (Fragen)
Repräsentativ (Behauptungen, Erklärungen etc.)
Satisfaktiv (Entschuldigungen, Danksagungen etc.)
Retraktiv (Korrektur einer Behauptung, Erlaubnisse etc.)
Deklaration (Ernennungen, Eröffnungen einer Sitzung etc.)
Vokativ (Aufrufe, Anreden)

Das Gelingen von illokutionären Akten ist gebunden an Interaktionsbedingungen. Manche Sprechakte sind initiativ z.B. Fragen, andere immer reaktiv, z.B. die vom Satisfaktiv-Typ.

3. Die Sinn-Funktion (Ebene der institutionellen Pragmatik)

Auf der pragmatischen Ebene unterscheidet Wunderlich

zwischen der Abhängigkeit von Handlungssystemen institutioneller Art und der Abhängigkeit von der sozialen Situation der Äußerung.

Die Sinn-Funktion ordnet jeder Bedeutung eine Menge einzelner Interaktionsbedingungen und eine Menge einzelner, mit dem Sprechakt assoziierter Einstellungen des Sprechers zu, wobei die semantisch gegebenen Sprechakte nun pragmatisch interpretiert werden, d.h. auf den Handlungskontext bezogen. Auf dieser Ebene werden bestimmte Intentionen des Sprechers sichtbar, welche anhand von pragmatischen Regeln interpretiert werden.

Die Interpretation auf dieser Ebene geschieht relativ zu den in einem Handlungssystem herrschenden Konventionen, Erwartungen und Normen.

4. Die Sinn'-Funktion (Ebene der situationellen Pragmatik)

   Auf dieser Ebene spricht Wunderlich von Interpretationsbedingungen, die sich durch die ständig sich ändernde soziale Interaktionssituation ergeben und vom augenblicklichen Relevanzsystem der Interaktanten abhängen. Spezifische Formen von komplexer Intention, von andeutenden Äußerungen etc. verlangen besondere Prozeduren der Interpretation, die sich auf gemeinsame Erfahrungen und besondere Prämissen der Situation stützen.

5. Diese letzte Ebene der Interpretation ist nicht konventionell geregelt. Jeder Teilnehmer einer Interaktionssituation macht sich ein eigenes Bild von der Situation und bewertet die einzelnen Sprechereignisse relativ zu seiner Motivationsstruktur und zu seiner Wahrnehmung. D.h. es ist unerläßlich, über den jeweiligen pragmatischen Sinn hinaus auch den individuellen Standpunkt der Interaktanten zu berücksichtigen.

Anhand dieses Modells läßt sich der Versuch unternehmen, einzuordnen, auf welchen Ebenen die Spezifik der psychoanalytischen Interpretation abweichende bzw. neue Bedingungen etabliert und berücksichtigt. Es wäre zu überlegen, ob das Unbewußte einer dritten, tertiären Bedeutungsebene (im Sinne von Schlieben-Lange) bzw. einer Sinn"-Funktionsebene, einer Ebene der unbewußten Pragmatik (im Sinne Wunderlichs) zugeordnet werden sollte, welche sozusagen einen "Tiefen-Sinn" (Loch 1981b), S. 988) erschließbar macht.

So hilfreich solche Einteilungen zur Klärung des Problems auch sein mögen, es darf nicht übersehen werden, daß es sich bei solchen Hierarchisierungen nicht einfach um Abstraktionsstufen handelt. Denn die unbewußte Motivation, die man in einer hierarchischen Gliederung als letzte (z.B. tertiäre Sinn-Ebene) erschließt, ist logisch und für den einzelnen historisch-biographisch p r i m ä r (vgl. auch Keller, 1977 und Harras, 1977). Denn letztendlich ist es die unbewußte Absicht, die die Auswahl der semantischen und syntaktischen Mittel bestimmt, während die Rekonstruktion dieser unbewußten Absicht umgekehrt verläuft.

Ich halte es nicht für notwendig, für das Unbewußte eine weitere, tiefere Sinn-Ebene zu reservieren, da es sich - als das ursprünglich Primäre - auf allen Ebenen manifestieren (bzw. verbergen) kann. Meines Erachtens sind es die Ebenen 3, 4 und 5 (im Modell von Wunderlich), auf denen z.B. durch das Setting bestimmte institutionelle Konditionen geschaffen werden,die durch die Grundregel noch verstärkt werden. Die Wirkungen des dynamisch Unbewußten einer Persönlichkeit, zu der auch eine je spezifische Abwehrstruktur gehört, machen sich vor allem auf den Ebenen 4 und 5 bemerkbar. So kann ein Psychoanalytiker etwa als besondere Prämisse der 'Situation' auf Ebene 4 bei der

Interpretation in einem bestimmten Fall berücksichtigen, daß der Patient eine Tendenz zur projektiven Abwehr hat, was für die pragmatische Interpretation z.B. eines Vorwurfes des Patienten enorm wichtig ist. Versteht der Arzt den Vorwurf als Abwehr von Aggressivität des Patienten, so wird er natürlich ganz anders darauf reagieren, als wenn er den sprachlichen Angriff für berechtigt und der Realität angemessen hält. Diese Ebene ist nicht unabhängig von der 5., weil unbewußte Motive aus frühkindlichen Traumatisierungssituationen am Zustandekommen bestimmter Verschlüsselungen als Gründe in Frage kommen. Für das Herausarbeiten der psychoanalytischen Interpretationsregeln, welche - als Teil einer wissenschaftlichen Methode - auch institutionell lehrbar und angebbar sein müssen, ist natürlich die Ausnützung von Übertragung und Widerstand, sozusagen als Verstehenshorizont im hic et nunc von entscheidender Bedeutung. Und nicht nur zum Verständnis des Nicht-Sprachlichen, auch des Sprachlichen ist Empathie eine nicht zu vernachlässigende Bedingung.

Die Ausgangsfrage, 'wie kommt die Botschaft in die Sprache?', bzw. 'welche Botschaft enthält die Rede eines Sprechers?', läßt sich nun auch umgekehrt stellen: Wie läßt das Unbewußte den Sprecher die Sprache benützen? Aber im Augenblick des Aussprechens bzw. Niederschreibens erweist sich 'benützen' schon wieder als das falsche Wort, denn es läuft Gefahr als etwas Mechanisches aufgefaßt zu werden und seine Dynamik zu verlieren. Nicht gemeint ist ein 'benützen' der Sprache, so wie man einen Werkzeugkasten benützt, obwohl Sprache durchaus Werkzeugcharakter besitzt. Denn nach Wygotski ist der Sinn eines Wortes "eine komplizierte, bewegliche Erscheinung, die sich in gewissem Maße dem jeweiligen Bewußtsein entsprechend und für dasselbe Bewußtsein je nach den Umständen verändert. In dieser Hinsicht ist der Sinn eines Wortes unerschöpflich " (Wygotski, S. 344).

Von der anderen Seite her aufgerollt, geht es auch darum, herauszufinden, wie sich die Sprache dem Unbewußten zur Verfügung stellt, aber auch wieder nicht als reines Abbild, auch wenn Sprache Abbildcharakter hat. Die zu beachtende Dynamik möchte ich mit Wygotski veranschaulichen: "Jeder Gedanke strebt danach, eine Sache mit der anderen zu verbinden, er entwickelt sich und stellt eine Beziehung zwischen einem Sachverhalt und einem anderen her, mit einem Wort, er übt eine Funktion aus, leistet Arbeit, löst eine Aufgabe. Dieser Ablauf des Gedankens fällt nicht direkt mit der Entwicklung der Sprache zusammen. Beide Prozesse lassen eine Einheit, aber keine Identität erkennen" (Wygotski, 1971, S. 350 f). Wygotski nennt den Prozeß der Umwandlung des Denkens in Worte - das was ich mit Benützen der Sprache meine - die 'Materialisierung', und Objektivierung der Gedanken, während er im umgekehrten Fall von einer 'Verdampfung' der Sprache im Denken spricht.

Ich möchte diesen Abschnitt über die Dynamik der Sprache mit einem weiteren Zitat von Wygotski beenden: "Der sprachliche Aufbau ist keine einfache Widerspiegelung des Gedankenaufbaus. Die Sprache ist nicht Ausdruck eines fertigen Gedankens. Wenn sich das Denken in Sprechen verwandelt, strukturiert es sich um und verändert sich. Das Denken wird im Wort nicht ausgedrückt, sondern erfolgt im Wort" (Wygotski, 1971, S. 303).

2.2 Diskursbezogene Ansätze in der Zusammenarbeit von Linguistik, Psychoanalyse und Medizin. Ein Überblick

In den letzten Jahren wurden etliche Versuche unternommen, den genannten Schwierigkeiten von angewandter Linguistik zu begegnen und auch der aufgezeigten Komplexität von Sprachverwendung gerecht zu werden. Der psychoanalytische Diskurs wurde nach Goeppert und Goeppert (1973; 1975; S. Goeppert, 1975) auch von anderen Forschern theoretisch und empirisch zum Untersuchungsgegenstand gemacht. Ohne mich hier im einzelnen auf die Unterschiede und Einflüsse der diversen Konzepte wie Konversationsanalyse (z.B. Kallmeyer und Schütze, 1976), Gesprächsanalyse (z.B. Wegner, 1977), Diskursanalyse (z.B. Cicourel, 1977; Clarke, 1977); Ethnomethodologie (z.B.Gumperz und Hymes, 1972), symbolischer Interaktionismus (z.B. Stryker, 1977) etc, einzulassen, die die Beschäftigung mit Diskursen hervorgebracht hat, möchte ich auf einige Arbeiten und Autoren kurz eingehen, die die Kommunikation im psychoanalytischen Prozeß oder anderen Arzt-Patient-Verhältnissen in den Mittelpunkt ihres Interesses gerückt haben, und denen ich Anregung verdanke.

Neben den grundsätzlichen Gedanken, die sich Trömel-Plötz (1974) schon früh über den Nutzen der Linguistik für die Psychoanalyse gemacht hat und dem Überblick von Flader (1978) über den Stand der Zusammenarbeit, halte ich Klanns (1977) Arbeit deshalb für besonders bemerkenswert, weil sie einmal umgekehrt und in differenzierter Weise das Interesse, das die Sprachwissenschaft an der Psychoanalyse haben könnte, herausarbeitet. Sie plädiert dafür (wie Gauger, 1977 auch), eine pragmatisch begründete Sprachwissenschaft möge sich an die Psychoanalyse wenden, um von ihr zu profitieren bezüglich bestimmter Grundeinsichten über Struktur und Funktionsweise der menschlichen Kommunikation, wie sie sich anhand psychoanalytischer Therapie und Theorie herausgebildet haben. Sie betont, daß durch die psychoanalytische Praxis gezeigt wird, wie aktuales Handeln und Sprechhandeln stets nach Mustern (Regeln) organisiert ist, "... die im Prozeß der psycho-sozialen Entwicklung der Subjekte intersubjektiv erzeugt wurden und die in einem s o z i a l e n und nicht nur logischen Sinne konstitutive Regeln des Handelns und des Sprachhandelns sind" (Klann, 1977, S. 164, Hervorhebung im Original).

Diese Erkenntnis wurde später noch differenzierter von Ehlich und Rehbein (1979b) herausgearbeitet. Die Tatsache, "daß Psychoanalyse implizite Momente des Alltagsdialogs methodisiert hat" (Horn, Beier, Kraft-Krumm, 1984, S. 26) hat inzwischen auch in soziologischen Verfahren ihren Niederschlag gefunden.

Großen Einfluß auf die empirisch linguistische Therapie-Forschung hatte zweifellos das Buch "Therapeutic Discourse" von Labov und Fanshel (1977, vgl. dazu auch Klann 1978). Als Material legen die Autoren ihrer Micro-Analyse des verbalen Interaktionsprozesses 15 Minuten einer therapeutischen Sitzung zwischen einer anorektischen Patientin und ihrer Therapeutin zugrunde. Nachdem die Autoren ein komplexes Modell der Struktur und Sequenzierung von Diskursen vorgelegt haben, erproben sie dieses an ihrem Transkript, welches ergänzt wird durch erläuternde Kommentare der Therapeutin, die diese den Forschern nach erneutem Vorspiel der Tonbänder gab. Dieses Play-back-Verfahren mag als Vorläufer dessen angesehen werden, was Thomä, Kächele und Meyer (1982) in ihrem "Liegungsrückblicken" [7] beabsichtigen, nämlich Aufschlüsse über die internen mentalen Informationsverarbeitungsprozesse zu erhalten, die auf seiten des Therapeuten verbalen Interventionen vorausgehen.

---

7) 'Liegungsrückblick' ist ein Begriff, den Meyer (1982) in einem Vortrag, auf der 5. Ulmer Werkstatt gebrauchte, weil 'Rückblick auf die Sitzung' der Tatsache nicht Rechnung trägt, daß der Patient in der Analyse liegt.

Tatsächlich liegt der Schwerpunkt der Analyse und Beschreibung von Labov und Fanshel auf der kognitiven Strukturierung des Verstehensprozesses zwischen Patientin und Therapeutin. Die Autoren betonen, daß die meisten Patientenäußerungen mehr als nur eine Sprechhandlung repräsentieren, ein Ergebnis, das mit der psychoanalytischen Auffassung der Mehrfachdeterminiertheit des Psychischen in guter Übereinstimmung steht; so wie auch ein weiteres Ergebnis, daß Therapiegesprächen eine Abfolgelogik zugrunde liegt, die nicht direkt der sprachlichen Oberfläche zu entnehmen ist, sondern als latenter (in der Psychoanalyse unbewußter) Sinnzusammenhang imponiert.

Die direkten Auswirkungen der Arbeit von Labov und Fanshel auf andere Untersuchungen sind im einzelnen natürlich nicht auszumachen, manches rekonstruierende Vorgehen mag durch sie angeregt worden sein, z.B. (Fladers (1979) "Techniken der Verstehenssteuerung im psychoanalytischen Diskurs" oder die Arbeit von Quasthoff (1979) "Gemeinsames Erzählen als Form und Mittel im sozialen Konflikt oder Ein Ehepaar erzählt eine Geschichte", um nur einige Titel zu nennen. Für weiteren Aufschluß zu detaillierteren Problemstellungen über Sprache und Psychotherapie sei auf die Sammelbände verwiesen, herausgegeben von Auwärter und Kirsch (1977); Flader und Wodak-Leodolter (1979); Ehlich (1980) und Flader, Grodzicki und Schröter (1982).

Das Sprachverhalten in einer therapeutischen Gruppe hat Wodak-Leodolter (1979a; 1979b; Wodak 1981) ausführlich hinsichtlich schicht- und geschlechtsspezifischer Unterschiede erforscht. Sie unterscheidet drei Ebenen der Gruppeninteraktion: die reale Interaktion, die Übertragungsebene sowie die tiefenpsychologische Ebene und untersucht diese auf einer psychologisch/psychotherapeutischen, einer soziologischen und einer linguistischen Dimension. Auf einer konkret linguistischen Ebene macht sie schließlich Indikatoren für das dynamische Geschehen in der Gruppe fest. Zu den linguistischen Indikatoren zählt sie explizite und indirekte Sprechhandlungen, sie differenziert nach thematischen Schwerpunkten in den Texten und berücksichtigt lexikalische Mittel. Anhand vieler anschaulicher Beispiele aus ihrem Material illustriert sie ihre Befunde.

Auch Wodak beschränkt sich auf die Untersuchung der Problemdarstellungen ('GPD's, Gruppentherapeutische Problemdarstellungen) als abgeschlossene Diskurseinheiten, die sie aus dem Gesamtdiskurs des Gruppenprozesses isoliert. Dieser Diskurstyp 'GPD' ist als Texteinheit vergleichbar der monologischen Falleinbringung eines Arztes in der Balint-Gruppe, herausgeschnitten aus dem Gesamt einer ganzen über mehrere Sitzungen hinweg verlaufenden Fallbearbeitung, auf welche ich meine empirische Arbeit konzentrieren werde. Dabei verkompliziert sich die Falleinbringung in der Balint-Gruppe jedoch um eine Metaebene; nicht die direkte Problemdarstellung des Patienten liegt vor, sondern die Brechung dieser durch die ärztliche Wiedergabe.

In ihrem Buch "Das Wort in der Gruppe" legt Ruth Wodak (1981) die Ergebnisse ihrer quantitativen computergestützten Datenanalyse dar. Sie findet signifikante Unterschiede sowohl hinsichtlich Geschlecht als auch Schicht. Beispielsweise reden Frauen mehr als Männer und behandeln andere Themen als diese. Typische Frauenthemen sind 'Kinder', 'Eltern' und 'Beziehungsprobleme'. Im Bereich der tiefenpsychologischen Ebene richtet sich die Autorin nach Definitionen verschiedener Abwehrmechanismen. Sie kommt zu folgendem Resultat: "Mittelschicht-Männer tendieren eindeutig mehr zur Rationalisierung, Unterschicht-Männer zur Regression, Frauen eher zur Wendung gegen die eigene

Person, Männer zur Projektion" (Wodak, 1981, S. 203). Es sei dahingestellt, ob diese durch Vergleich von Probandengruppen zustande gekommenen recht groben Aussagen für den Psychoanalytiker aussagekräftig sein können.

Die Struktur des Gesprächs zwischen Arzt und Patient im Krankenhaus hat Bliesener (1980; 1982) untersucht. Schon die Titel seiner Arbeiten "Erzählen unerwünscht. Erzählversuche von Patienten bei der Visite" (1980) und "Die Visite - ein verhinderter Dialog" (1982) enthalten sein Hauptergebnis: Patienten müssen sich bei der Visite oft den Platz für eigene Redebedürfnisse ertrotzen. Der Autor zeigt auf, welche typischen Gesprächskonflikte zwischen Arzt und Patient bei der Visite auftreten. Die Visite zerfällt in verschiedene Abschnitte, in denen entweder nur das Personal untereinander redet, ohne daß der Patient beteiligt ist, oder in denen der Patient gegen den Widerstand des Personals versucht, zu Wort zu kommen. Darüber hinaus gibt es Abschnitte, in denen der Patient vom Personal hinzugezogen wird. Der Patient muß die Erfahrung machen, daß es anscheinend im Interesse seiner Behandlung ist, wenn er sich in die kommunikativen Restriktionen, die in der Klinik herrschen, fügt. Denn fast immer bietet sich dasselbe Bild, das aufgrund des asymmetrischen Verhältnisses zwischen Arzt und Patient und der Zeitnot des Arztes zustande kommt: "Der Arzt spricht verschiedene Sachverhalte bloß punktuell an, der Patient strebt danach, sie zusammenhängend zu entfalten" (Bliesener, 1982, S. 145). Anhand eines Textausschnittes analysiert der Autor die Gesprächsorganisation des Dialogs zwischen Arzt und Patient bezüglich der Sprecherwechsel und der Themenentwicklung. Blieseners Ergebnisse, welche er ausführlich in seinem oben zitierten Buch (1982) darstellt, beziehen sich auf den Konflikt für den Patienten, daß sich Behandlung und Besprechen auszuschließen scheinen (vgl. auch Herrmann, 1984).

Auch seien an dieser Stelle die schon etwas älteren Arbeiten von von Ferber (1971; 1975a; 1975b) erwähnt. Sie nennt ihre Methode zur Untersuchung des Arzt-Patient-Verhältnisses sprachsoziologisch. Ihr empirischer Befund, daß Krankheiten, bei denen der Patient ein meßbares organisches Korrelat seiner Krankheit vorzeigen kann, mit viel weniger Worten behandelt werden als Krankheiten ohne Korrelat, könnte als Anregung dienen, zu untersuchen, ob sich dies in den Texten aus der Balint-Gruppe bestätigen läßt. Weiterhin interessant ist von Ferbers Ergebnis, daß Klinikärzte ihre Diagnosen auf Arbeitsunfähigkeitserklärungen und Vorladungspapieren für den Vertrauensarzt viel wissenschaftlicher, d.h. ätiologisch/biologisch begründen als praktische Ärzte, deren Diagnosen umgangssprachlicher, d.h. den Diagnosen der Patienten über sich selbst ähnlicher formuliert sind (vgl. von Ferber, 1975a, S. 93). Klinikärzte haben dagegen bei Erkrankungen, die organisch schwer nachweisbar sind, schwach entwickelte Ausdrucksmöglichkeiten: die Fachsprache, ihr Soziolekt, greift hier nicht.

Ebenfalls mit der Kommunikation zwischen Arzt und Patient setzt sich Els Oksaar (1979) auseinander. Sie hebt sehr auf die Schwierigkeiten ab, die entstehen, wenn Fachleute mit Laien kommunizieren, und die Kommunikation vor allem rein verbal bedingt ist; z.B. wenn der Patient die Fachtermini des Arztes nicht versteht. Gerade in der Medizin hat sich eine sehr spezielle, inhaltlich am Wortschatz festgemachte Fachsprache herausgebildet, die sich bis in die Fachdisziplinen hinein auffächert. Auf sie weist Bausinger hin: "Die Spezialisierung geht so weit, daß keinesfalls jeder Arzt die Diagnose und die therapeutischen Vorschläge anderer Ärzte wirklich zu beurteilen vermag. Zu dieser - horizontalen - Sparteneinteilung kommt die mindestens teilweise unvermeidliche - vertikale - Hierarchie in der ärztlichen Praxis" (Bausinger, 1978, S. 74). Daß aber Arzt und Patient bzw. Arzt und Hilfspersonal nicht immer dieselbe Sprache sprechen, beruht nicht nur - dies betont Oksaar mit Recht - auf den fachsprachlichen Lexemen, die sich als Kommunikationsbarriere auswirken, sondern, so fährt sie fort - "Die Problematik liegt hier wohl auch im wesentlichen in der Frage der kommunikativen Adäquatheit - erstens, w a s soll der Arzt dem Patienten in verschiedenen Situationen sagen, zweitens w i e soll er das sagen. Andererseits gelten das W a s und W i e auch dem Patienten, ...".". (Oksaar, 1979, S. 14, Hervorhebung im Original).

Das Was und das Wie der Kommunikation zwischen Arzt und Patient aber trifft genau die Fragestellung, die zu untersuchen ich mir zur Aufgabe gemacht habe. Die Relevanz des Was und Wie wurde ja auch schon in Kapitel 1.3.2.2 angedeutet. Doch ich möchte zunächst noch einen Augenblick bei den soeben angeführten Arbeiten bleiben. Versucht man, sie einzuordnen in das in Kapitel 2.1.2 angeführte Integrationsmodell grammatischer und pragmatischer Bedeutung von Wunderlich, so setzen sie alle auf einem relativ hohen Niveau der Sprachebenen an. Auch Wunderlich betont in seiner differenzierten Darstellung: "Zahlreiche linguistische Arbeiten befassen sich exklusiv mit rein syntaktischen und semantischen Phänomenen, die nur von dem spezifischen Sprachsystem L abhängen, und mit der Untersuchung dieses Systems L, ... Derartige Arbeiten werden hier (im auf S. 126 ff zitierten Modell, J. G.-J.) in gewisser Weise vorausgesetzt" (Wunderlich, 1978, S. 65). Und genau diese Voraussetzung wird auch bei den von mir angeführten Arbeiten gemacht. Der Schwerpunkt dieser Studien liegt (mit Ausnahme der Arbeit von Els Oksaar), eingeordnet in Wunderlichs Skizze, auf den Ebenen 2b, 3, 4 und 5, während die Form-Funktions-Ebene der syntaktischen

Realisierung in den Hintergrund des Interesses rückt angesichts der Aufgabe, die sich diese Autoren gestellt haben, die Bedingungen explizit zu machen, unter denen Botschaften rekonstruierbar sind.

Mein empirischer Ansatz soll in keinem Widerspruch zu diesen Arbeiten stehen. Im Fokus der Aufmerksamkeit steht auch bei mir die Frage: Wie wird die Sprache von einem Sprecher/einem Arzt in der Balint-Gruppe dazu benutzt, um in der Rede Botschaften - vor allem unbewußte Botschaften - zu vermitteln? In Kapitel 5 werde ich mich allerdings dem Anteil der syntaktischen Realisierung expliziter zuwenden, als dies von den bisher zitierten Autoren getan wurde.

Doch das Arzt-Patient-Verhältnis stellt sich in der Balint-Gruppe nicht so direkt dar, wie im psychoanalytischen Setting, im Krankenhaus oder in der Arztpraxis. In der Balint-Gruppe ist der Dialog zwischen Arzt und Patient um eine Metaebene gebrochen.

2.2.1 Linguistische Balint-Gruppen-Forschung

Das besondere Verhältnis zwischen Psychoanalyse und Sprache sowie der sprachwissenschaftliche Zugang, den ich im Vorangegangenen zu skizzieren versucht habe, muß nun noch einmal in Beziehung gesetzt werden zur besonderen Sprachverwendung in der Balint-Gruppe. Die besonderen Bedingungen, unter denen in der Balint-Gruppe Psychoanalyse angewandt wird, führen auch zu einer Relativierung der Bedingungen, unter denen psychoanalytisch mit Sprache umgegangen wird.

Für das psychoanalytische Bündnis zwischen Arzt und Patient gilt die Zweierbeziehung als obligatorisch, an welche wichtige Merkmale der 'psychoanalytischen Sprachverwendung' geknüpft sind - "das Gespräch, in dem die psychoanalytische Behandlung besteht, verträgt keinen Zuhörer" (Freud, 1917, S. 10). Auch das Zweierbündnis der 'realen' Arzt-Patient-Beziehung, wie es in der Praxis besteht, hat insofern weder in den Gruppenteilnehmern noch im Forscher einen Zuhörer , als es in der Balint-Gruppe ausschließlich um das geht, was der Arzt über sein Verhältnis zum Patienten in der Gruppe als einer Supervisionsgruppe erzählt.

Als Kommunikationssituation erweist sich damit die Balint-Gruppe als eine spezielle 'Redekonstellation', wie man mit Steger u.a. (1974) sagen könnte. Denn die Interaktion zwischen Arzt und Patient vermittelt sich immer schon bzw. nur auf einer Metaebene. Daß es für unsere Zwecke ausreichend ist, sich auf die erinnerte und spontan erzählte Begegnung zwischen Arzt und Patient zu beschränken, hat Argelander empirisch nachgewiesen, "... so daß wir davon ausgehen können, der Protokollant transportiere die unbewußte Thematik mit unverminderter Aktualität" (Argelander, 1984, S. 390), denn: "Im Gedächtnisprotokoll werden die erinnerten Daten unter dem Einfluß einer unbewußten Thematik organisiert" (Argelander, 1984, S. 396). Die komplexe Situation der Balint-Gruppen-Gespräche ergibt sich also durch die Verknüpfung, durch ein In-Beziehung-setzen von zweierlei Schauplätzen des Geschehens: Die Situation zwischen Arzt und Patient in der Praxis wird durch das Referat des behandelnden Arztes versprachlicht in die Balint-Gruppe getragen und dort zur Diskussion gestellt. Die Ergebnisse der Fallbesprechungen in der Gruppe, die immer nur post-festum-Feststellungen sein können, sollen selbstverständlich ihre Wirkungen auf die Zweierbeziehung zwischen Arzt und Patient in der Praxis haben; der Arzt nimmt sozusagen die Schlüsse, die er aus der Diskussion ziehen konnte, mit zurück in die Praxis. Diese beiden Ebenen der 'Praxis-Realität zwischen Arzt und Patient' und der 'Balint-Gruppen-Realität' werden in der Literatur nicht immer gut differenziert, es ist aber wichtig, diese Unterscheidung zu machen, weil die Bezugnahme der beiden Ebenen aufeinander Einfluß auf die sprachliche Struktur der Texte und die Wahl bestimmter sprachlicher Mittel hat.

Auch muß an dieser Stelle wieder ins Gedächtnis gerufen werden, daß die Arbeit mit Übertragung und Widerstand in der ärztlichen Praxis, in welcher die sogenannte hand-anlegende Medizin breiten Raum einnimmt, keineswegs denselben Stellenwert haben kann wie in der ausschließlich psychoanalytisch definierten Beziehung zwischen Arzt und Patient insofern, als der Hausarzt der Behandlung zwar die Übertragungsbeziehung nutzbar machen soll, ohne jedoch direkt eine Übertragungsneurose zu fördern, für deren Entfaltung er nämlich nicht den Rahmen hat. Die durch das psychoanalytische Setting, die Stundenfrequenz und die Grundregel bedingten Restriktionen und spezifischen Erweiterungen des Umgangs mit Sprache unterliegen sowohl in der Arzt-Praxis als auch in der Balint-Gruppe Modifikationen. So hat der in der Balint-Gruppe geschulte Arzt z.B. keine freien Assoziationen des Patienten und auch nur selten Träume als Material zu Verfügung. Seine Aufgabe ist auch nicht, Regressionen zu fördern, sondern lediglich vorhandene Regressionen zu erkennen und gegebenenfalls aufzulösen. Die Unterschiede im Umgang mit Sprache in Psychoanalyse und Balint-Gruppe möchte ich kurz in folgenden Punkten zusammenfassen:

1. Der Balint-Arzt (ich verwende diese Kurzform für den

an einer Balint-Gruppe teilnehmenden Arzt) macht sich - wie der Analytiker auch - die Übertragungsbeziehung nutzbar, ohne jedoch eine Übertragungsneurose zu fördern. Und auch ihm kommt es auf die unbewußte Botschaft, die ihm der Patient vermittelt, an.

2. Das dem Balint-Arzt zur Verfügung stehende Material stammt aus dem Alltag seiner ärztlichen Praxis und wird nicht durch ein spezielles psychoanalytisches Arrangement der Begegnung zwischen Arzt und Patient hervorgebracht. Aber auch dieses 'alltägliche' Material wird einer psychoanalytischen Sicht unterworfen.

3. Diese Betrachtungsweise bringt es mit sich, daß auch der Balint-Arzt eine sogenannte therapeutische Ich-Spaltung vornimmt. Durch die psychoanalytische Distanzierung von der sonst oft unreflektiert direkten Beziehung zum Patienten gewinnt er einen Interpretationsspielraum - wie der Analytiker auch -, welcher neue Handlungsmöglichkeiten eröffnet. Dadurch ist zu erwarten, daß die im Alltag üblichen sprachlichen Interaktionsmuster zumindest teilweise verändert werden.

Die Arbeiten, die speziell auf dem Gebiet der Textverarbeitung aus Balint-Gruppen geleistet wurden, beschäftigen sich mit linguistischen Fragestellungen im engeren und weiteren Sinn. Mir sind drei Projekte bekannt, die etwa gleichzeitig mit dem unseren, Texte aus einer Balint-Gruppe - allerdings alle aus einer nicht 'klassischen' - untersucht haben.

Die Kasseler Arbeitsgruppe hatte sich zur Aufgabe gemacht, aus kommunikationswissenschaftlicher Sicht, Bedeutungszuschreibungen im Diskurs einer Balint-Gruppe zu rekonstruieren. Ihre Gruppe enthielt eine weitere Metaebene, weil sie nicht aus Ärzten, sondern aus Supervisoren bestand. Giesecke und

Rappe (1981; 1982) legen als Interpretationsfolie den typischen, erwartbaren Ablauf einer Balint-Gruppe zugrunde, die 'Normalform'. In ihrem Konzept der 'Normalformanalyse' interpretieren sie systematisch die Abweichungen von den vorher erarbeiteten Normalformerwartungen (vgl. auch Giesecke 1979).

Das Ulmer Projekt (im Rahmen des SFB 129) wurde von Waltraud Naujoks (1982) vorgestellt. Ihren Forschungen liegt eine Balint-Gruppe mit Krankenschwestern zugrunde, die auf einer psychosomatischen Station arbeiten. Teilweise wird das Textmaterial entlang inhaltlicher Kriterien analysiert, z.B. werden affektorientierte Äußerungen verglichen mit handlungsorientierten, teilweise wird eine computergestützte Auswertung der Texte vorgenommen, z.B. wird als Maß für die Entwicklung der Beziehungskonstellation zwischen Schwester, Kolleginnen und Patienten die Häufigkeit der verwendeten Personal- und Possessivpronomina gewählt.

Die Frankfurter Forschungsgruppe (Kutter 1981b) hat Textmaterial aus einer Balint-Gruppe im Rahmen der klinischen Psychologie-Ausbildung untersucht. Diese Arbeit hat Kutter und Roth (1981) zu grundsätzlicheren Überlegungen über die Lehrbarkeit der psychoanalytischen Methode in Selbsterfahrungs- und Supervisionsgruppen geführt. Aus diesem Projekt stammen die hilfreichen Differenzierungen zur Dimensionierung psychotherapeutischer Kompetenz (Hardt u.a., 1981; Inowlocki, 1981).

Die These meiner eigenen empirischen Untersuchung, daß sich die Arzt-Patient-Beziehung in den Formen der Sprachverwendung eines Arztes niederschlägt, fußt zum einen auf den Beobachtungen Balints (1965, S. 15), daß das W i e der Arzt-Patient-Beziehung entscheidender für die Behandlung sein kann als das W a s einer ärztlichen Handlung. Zum anderen stütze ich mich dabei auf Spence (1979) und Liberman (1981), zwei Analytiker, die der formalen Seite des Mediums Sprache großes Gewicht beimessen. So hebt Spence hervor, " ... clinical listening makes use of well-known linguistic phenomena", ohne daß sich Sprecher und Hörer jedoch - in den meisten Fällen - Rechenschaft darüber ablegen: "Subjects were apparently attending to the deep structure and ignoring small differences in surface structure" (Spence, 1979, S. 472). Auch Liberman meint, daß Unwissenheit und Leiden ins Bewußtsein gehoben werden "by means of the instrumental use of the rules and patterns of spoken syntax that lead to linguistic creativity as a tool to gain access to the unknown" (Liberman, 1981, S. 2). Dies wird empirisch von sprachwissenschaftlicher Seite bei Lenga (1981) und Keseling (1979) bestätigt.

Doch wie gezeigt, werden alle Aspekte und Ebenen von Sprache (auch) durch sprachliche Formen realisiert, von der akustischen Lautkonfiguration über die syntaktische Struktur bis hin zu den sprachlichen Handlungsmustern, so daß sich sofort die Frage anschließt, in w e l c h e n sprachlichen Formen könnte sich das Arzt-Patient-Verhältnis dokumentieren? Anders gesagt, welche sprachlichen Merkmale könnten sich als Kriterien für interpretierende Aussagen über die ärztliche Beziehung zum Patienten erweisen?

Ich habe auch zu zeigen versucht, daß sprachliche Formen nicht zu trennen sind von den Funktionen, die Sprache in einem bestimmten kommunikativen Kontext innehat. Die Funktionen schränken die Wahlmöglichkeiten für Formen ein und umgekehrt, ohne daß es aber eine Eins-zu-Eins-Zuordnung gibt. Und die Funktionen von Sprache sind wiederum nicht zu trennen von den mit ihr verfolgten Zielen und Zwecken.

So muß das Konzept der Balint-Gruppe selbst den Hintergrund liefern für die Auswahl von als relevant erachteten sprachlichen Formen.

Grundsätzlich sehe ich zwei Möglichkeiten des Vorgehens:

1. Man beschränkt sich auf e i n sprachliches Phänomen, welches man systematisch durch alle Texte eines ausgewählten Corpus hindurch auffindet und in seiner Häufigkeitsverteilung (Distribution), Funktionsweise, Sprecherabhängigkeit etc. untersucht. Redder (1984) hat beispielsweise die Rolle der Modalverben beim sprachlichen Handeln in der Schule anhand von Texten aus Unterrichtsstunden ausführlich untersucht. Dieser Methode bedienen sich auch Ruoff (1973) und seine Mitarbeiter z.B. (Eisenmann, 1973; Graf, 1977; Gersbach, 1982) am Institut 'Sprache in Südwestdeutschland' in Tübingen. Dies ist meines Erachtens ein genuin linguistisches Vorgehen, mit welchem vor allem ein linguistisches Interesse verfolgt wird, denn man weiß am Ende etwas über die besonderen Verwendungsweisen dieses einen sprachlichen Merkmals in bestimmten Texten.

2. Will man jedoch anhand der Sprachverwendung etwas über eine indirekt im Text mitenthaltene Interaktion erfahren - die Arzt-Patient-Beziehung in meinem Fall -, verfolgt man also primär ein psychologisches Interesse, so ändert sich die Perspektive der Untersuchung. Und es erweist sich als günstiger, man nähert sich der Sprache "geradewegs, ... indem man untersucht, was es da alles so gibt" (Cresswell, 1979, S. 1). Diese Äußerung aber enthält die ganze problematische Vielfalt, ja Unmöglichkeit einer empirischen Untersuchung, nähme man das 'alles' wörtlich. Der Untersuchungsgegenstand muß erheblich eingeschränkt werden, um überhaupt bearbeitbar zu sein.

Die anvisierte Aufgabenstellung einer Textanalyse erweist sich als vielschichtig. Und obwohl es wünschenswert wäre, dieser Komplexität ganz gerecht zu werden, erlaubt dies weder der Stand der Grundlagenforschung in angewandter Linguistik, noch die Fülle und Heterogenität des Materials. So muß mein empirischer Anspruch vergleichsweise zu den bisher angestellten theoretischen Überlegungen sehr bescheiden bleiben. Mit diesen Gedanken möchte ich den ersten Teil dieser Arbeit abschließen und mich im folgenden der zweiten Aufgabe zuwenden: den konkreten Vorüberlegungen zu einer Materialanalyse und deren Durchführung.

II. 3 Vorüberlegungen zur Materialanalyse

"Die außerordentliche Verschlungenheit aller in Betracht kommenden Momente läßt uns nur einen Weg zur Darstellung frei. Wir müssen bald den einen, bald den anderen Gesichtspunkt herausgreifen und ihn durch das Material hindurch verfolgen, solange seine Anwendung etwas zu leisten scheint. Jede einzelne dieser Bearbeitungen wird an sich unvollständig sein und dort Unklarheiten nicht vermeiden können, wo sie an das noch nicht Bearbeitete anrührt; wir dürfen aber hoffen, daß sich aus der endlichen Zusammensetzung ein gutes Verständnis ergibt" (Freud, 1915a, S. 261).

3.1 Zur Methode

Die Aufgabe, die ich mir gestellt habe, eine linguistische Detailanalyse an sechs ausgewählten Texten vorzunehmen, ergibt für den empirischen Teil eine Gliederung in vier Abschnitte, die durch die Materialdarstellung und die Untersuchung selbst, die sich auf drei Ebenen bewegen wird, bedingt sind. Auch in diesem Teil der Arbeit liegt mir daran, den Weg vom Ganzen zum Ausschnitt nachzuzeichnen.

Deshalb werde ich im folgenden zunächst das Gesamtmaterial, das dieser Arbeit zugrunde liegt, vorstellen. Sein Umfang macht die Auswahl eines definierten, feststehenden Textcorpus nötig, deren Begründung sodann dargelegt wird. Ich werde mich nur auf Texte e i n e s Arztes beschränken, um die Variabilität individueller Besonderheiten der Sprachverwendung zu begrenzen. Aber auch dann noch ist es unmöglich, die gesamte Rede dieses Arztes zu verarbeiten, wiederum kann nur ein kleiner Ausschnitt seiner Beiträge von mir untersucht werden, nämlich jeweils die monologische Darstellung von s e c h s F a l l e i n b r i n -

g u n g e n , sechs neuen Geschichten über Arzt-Patient-Verhältnisse, welche der ausgewählte Arzt in der Gruppe zur Diskussion stellt.

Ich gehe von der These aus, daß das unbewußte Problem des Patienten sich an die Sprache des Arztes heftet. Die sechs Falleinbringungen über bisher noch nicht vorgestellte Patienten werden also als sechs je verschiedene Arzt-Patient-Konstellationen im Medium der Sprache betrachtet. Da alle Falleinbringungen aus den ersten zwei Jahren des Bestehens der Gruppe stammen, also aus der Anfangsphase, kann weder eine explizite Prozeß- noch Effizienzforschung betrieben werden. Mögliche Auffälligkeiten und Unterschiede in der Sprachverwendung des Arztes können zwar vor den Zielen von Balint-Arbeit interpretiert werden, definitive Aussagen über den Lernprozeß sind aber anhand solcher Ergebnisse nicht zu machen, da systematische Fortschritte nach Balint (1968) und Loch (1979) erst nach drei bis fünf Jahren zu erwarten sind. Wohl aber können Anhaltspunkte benannt werden für einen ersten Niederschlag des Balint-Gruppen-Trainings auf die Art des Arztes, mit Patienten umzugehen und über sie zu sprechen. Auch halte ich die Methode für geeignet, Aussagen über den Lernprozeß zu machen, sofern geeignetes Material über mehrere Jahre vorliegt. Dann allerdings wäre es sinnvoller, auch die Diskussionen der Fälle hinzuzuziehen, denn die Bewegungen beim Lernen, Identifikationen mit dem Patienten oder dem Arzt, Abwehren etc. und Argumentationsstil der einzelnen Ärzte lassen sich besser im lebendigen Umgang mit Sprache in der Diskussion erfassen.

Die vorliegende Arbeit jedoch beschränkt sich auf sechs monologische Ersteinbringungen eines ausgewählten Arztes und hat zum Ziel, aus der Sprachverwendung dieses Arztes seine Beziehung zum jeweiligen Patienten mit Hilfe linguistischer Methoden heraus zu präparieren.

Die folgenden drei Abschnitte betreffen dann die Untersuchung selbst. Es geht dabei um die Beantwortung der Fragen: wie kommt das Arzt-Patient-Verhältnis, das sich in der Praxis konstituiert hat, vermittels Sprache in die Balint-Gruppe, und wie findet im Sprachgebrauch des Arztes das Arzt-Patient-Verhältnis in quantitativer und in qualitativer Hinsicht seinen Niederschlag? Damit bewegt sich die Untersuchung auf drei Ebenen.

1. In Kapitel 4 befasse ich mich mit der Textstruktur eines Fallberichtes als Ganzer. Denn die spezifische Zielsetzung der Balint-Gruppen-Arbeit verlangt vom Arzt, aus dem Gesamt seiner Wahrnehmungen, Erinnerungen, seines Wissens etc. zusammen mit seinem Einfühlungsvermögen und seinen Abwehren eine Auswahl zu treffen von seines Erachtens relevanten Begebenheiten und Eindrükken aus der Praxis. Die gesamte professionelle Erfahrung des Arztes mit seinem Patienten wird sozusagen zum Horizont, vor dem die Selektion dessen, was thematisiert werden soll, geschieht (Schütz, 1971). Es läßt sich eine relativ abstrakte, für alle Falleinbringungen in Balint-Gruppen zutreffende Textstruktur aufspüren. Sie wird bestimmt zum einen von der Art der Informationen, die in eine ärztliche Praxis getragen werden, zum anderen von der kognitiven und emotionalen Verarbeitung dieses Materials zu einem Text für die Gruppe und schließlich von den Notwendigkeiten, die das Regelsystem der Sprache mit sich bringt, damit sich ein Sprecher verständlich machen kann. Diese Makro-Struktur einer Falleinbringung wird dann von Fall zu Fall inhaltlich gefüllt. Aber auch beim Herausarbeiten dieser generellen Struktur habe ich mich ausschließlich auf die sechs ausgewählten Texte als Material bezogen.

Dieser im ersten Untersuchungsabschnitt als Thema in den Vordergrund gerückte Aspekt wird sodann im nächsten

Kapitel wieder zum Horizont, dient aber weiterhin als wichtiger Hindergrund für das folgende.

2. Auf der nächsten Ebene der Untersuchung kommen in Kapitel 5 die einzelnen Äußerungen in den Blick und werden unter dem Gesichtspunkt ihrer Formulierung betrachtet. Es geht auf dieser Ebene um die Frage, wie wird das Arzt-Patient-Verhältnis im Text durch die vom Arzt getroffenen grammatischen, organisatorischen und rhetorischen Entscheidungen determiniert (vgl. Fillmore, 1977, S. 195). Der Schwerpunkt liegt hier auf einer quantitativen Text-Analyse, dieser ist allerdings eine sorgfältige qualitative Aufbereitung des Materials vorangegangen.

Ich möchte noch einmal betonen, daß ich kein genuin linguistisches Interesse verfolge in dem Sinn, daß ich primär Aussagen über die Sprache selbst machen will. Mir kommt es vielmehr darauf an zu zeigen, wie sich ein primär psychologisches Phänomen - das Arzt-Patient-Verhältnis - i n der Sprache manifestiert. Die linguistische Untersuchung ist gewissermaßen Mittel zu einem nicht-linguistischen Zweck. Dies bedeutet, daß ich von einem Spannungsfeld zwischen psychologischer Textstruktur und deren sprachlicher Realisierung ausgehe, welches durch die Inkongruenz zwischen der semantischen und der lautlichen Seite der Sprache, zwischen psychologischer und grammatischer Bedeutung entsteht. Zu Beginn des fünften Kapitels werde ich anhand von Beispielen erläutern, was darunter im einzelnen zu verstehen ist.

Nach Wygotsky (1971, S. 306) verbergen sich überall in der Phonetik, der Morphologie, der Lexik und Semantik hinter den formalen Kategorien psychologische. Manchmal decken sie sich, häufig jedoch sind sie diskrepant. Wieder bedarf es also einer Fokussierung. Das Arzt-Patient-Verhältnis als hier im Zentrum stehendes psychologisches Phänomen läßt sich untersuchen hinsichtlich der für die Balint-Arbeit relevanten Polaritäten Subjekt-Objekt (d.h. Ich, Arzt vs. Patient oder andere) und Aktiv-Passiv (vgl. Loch, 1976, S. 247). Alle Äußerungen der Texte werden vor der Frage sortiert 'auf wen/oder was wird Bezug genommen, und mit Hilfe welcher sprachlicher Mittel geschieht dies?'. Die Textbearbeitung bezüglich der Formulierungen behandelt jede einzelne Äußerung in ihrem Spannungsverhältnis zwischen psychologischem und grammatischem Subjekt. Dieses kommt auch den von Hardt u.a. (1981) aufgestellten Dimensionen psychotherapeutischer Kompetenz 'Engagement-Degagement, Identifikation - Distanz und Intimität - Generalisierung' am nächsten.

Im zweiten Teil dieses Kapitels wird dann noch aus den so zugeordneten Texten die dialogische Struktur des Gespräches zwischen Arzt und Patient herausgeschnitten, welches in Form von expliziten Bezugnahmen auf Gesprochenes dem Text zu entnehmen ist. Die analoge Frage lautet dann, 'wen läßt der Arzt im Text zu Wort kommen, und in welcher sprachlichen Form erscheint seine eigene Rede bzw. die des Patienten?'. Als wie dominant erweist sich der Arzt im Gespräch mit seinem Patienten - in seinem Fallbericht - bzw. als wie aktiv oder passiv erscheint der Patient? Diese und andere Fragen können anhand der Interpretation des Interaktionsprofils beantwortet werden, welches ich aus den Häufigkeitsverteilungen der einzelnen sprachlichen Merkmale für jedes Arzt-Patient-Verhältnis zusammengestellt habe.

Auf dieser Untersuchungsebene wird jede Äußerung als

gleichwertige analytische Einheit behandelt, weil die Form einer Sachverhaltsdarstellung, d.h. die A b - b i l d funktion von Sprache in einem nicht-statischen Sinn im Vordergrund steht. Die untersuchten sprachlichen Merkmale sollen Aufschluß sozusagen über die Zutaten geben, aus denen jeder Text hinsichtlich Subjekt/ Objekt und Aktiv/Passiv-Struktur besteht. Im Gesamt der Textformulierung, welche sich aus den Formulierungen der einzelnen Äußerungen zusammensetzt, schlägt sich die Dynamik der jeweiligen Arzt-Patient-Verhältnisse nieder. Gleichzeitig ist Sprache aber auch das Werkzeug für diese Abbildung.

3. Während die Textbearbeitung in Kapitel 5 nur in der qualitativen Aufbereitung des Materials kontextbezogen ist, weil es um die formale Bestimmung der einzelnen Sachverhalte geht, so nimmt die Untersuchung auf der dritten Ebene in Kapitel 6 den Kontext und damit das Diskursive des Textes wieder voll auf. Es geht hier in einer qualitativen Analyse um den W e r k z e u g - charakter von Sprache im engeren Sinn. Die mittels der Sachverhaltsdarstellung konstituierten Bedeutungszusammenhänge und Sinnstrukturen stehen im Zentrum der Textanalyse. Mir geht es dabei vor allem um den latenten Sinn und um die im Text vermittelte unbewußte Dynamik zwischen Arzt und Patient. Die Interpretation geht auf dieser Ebene zwar immer noch von der sprachlichen Oberfläche aus, bleibt aber nicht bei der Bestimmung dessen stehen, was sich interaktiv und formal-sprachlich zwischen Arzt und Patient abbildet, sondern fragt, was sich sprachlich - h a n d e l n d zwischen Arzt und Patient in der Wiedergabe durch den Arzt abspielt. Die Rekonstruktion von kommunikativem Sinn kann die Intentionalität von Sprache nicht außer acht lassen. Die Methode dieses Kapitels wird also eine hermeneutische sein.

Da ein Balint-Arzt nicht wie der Psychotherapeut ausschließlich mit Worten behandelt, gehe ich von den Handlungsabläufen insgesamt aus, die die Falldarstellung konstituieren und die Interaktion und Kommunikation zwischen Arzt und Patient bestimmen. Es läßt sich dann aber auch untersuchen, wie der Arzt Sprache ganz konkret, d.h. hier ganz symbolisch als Instrument seines ärztlichen Handelns benützt. Seine sprachlichen Handlungen als Behandlungsversuche aufzufassen bedeutet, vor allem die dialogischen Anteile zwischen Arzt und Patient, wie sie sich aus den Redewiedergaben ergeben, zu betrachten.

Die Methode dieses Kapitels, die ich textimmanente Diskursanalyse genannt habe, orientiert sich an der linguistischen Pragmatik, an der objektiven Hermeneutik und an anderen in der Sozialwissenschaft praktizierten Verfahren der Textauslegung. Sie wird zu Beginn des sechsten Kapitels ausführlich dargestellt.

Selbstverständlich hängen diese drei Ebenen voneinander ab und bedingen sich gegenseitig. So wird die Gesamttextstruktur natürlich auch durch die Formulierungen der einzelnen Propositionen konstituiert und zwar sowohl durch deren Inhalte, als auch deren Formen, als auch deren Verbindungen untereinander. Und auf jeder der Ebenen lassen sich Strukturen auffinden, die jedoch auf unterschiedlichem Abstraktionsniveau liegen je nach Interpretationstiefe.

Mein Anspruch ist es, weitest mögliche Integration dessen zu erreichen, was meines Erachtens bei der Sprachverwendung in einer Balint-Gruppe relevant ist. Und im Nachzeichnen dessen, was in einer Balint-Gruppe mit Sprache geschieht, stößt man auf diese Komplexität, der ich in den letzten drei Kapiteln dieser Arbeit begegnen möchte.

Psychodiagnostische und psychotherapeutische Kompetenz müssen für den Balint-Arzt als k o m m u n i k a t i v e Kompetenz im weitesten Sinne ihre Verknüpfung und ihre Wirkung finden. Der Verarbeitungsprozeß der Information, die der vortragende Arzt aus seinem Wissen auswählt und den die Kollegen nachvollziehen und beantworten, läßt sich als Problemlösungsprozeß auffassen. Und um auf das unbewußte Problem des Patienten in der Sprachverwendung des Arztes zu stoßen, bedarf es eines Zusammentragens verschiedener Merkmale von Sprache, die auf verschiedenen Ebenen liegen. Einmal bedient sich das unbewußte Problem vielleicht einer Bedeutungsvariation eines Wortes oder einer merkwürdigen Formulierung, ein andermal gelangt es über einen bestimmten Sprechakt ins Bewußtsein der Kollegen. Ich glaube, das, was hier mühsam aneinandergereiht aus den Texten gefiltert und dann wieder zu einem neuen Mosaik zusammengesetzt werden soll, ist ein Prozeß, der sich auch in jedem Arzt abspielt - nur wesentlich schneller und unwillkürlicher.

Der empirische Teil dieser Arbeit stellt einen Versuch dar, die Vielschichtigkeit der Sprachverwendung in einer Balint-Gruppe zumindest andeutungsweise zu erfassen, um Antworten zu geben auf die komplexe Frage, was sagt ein Arzt wie, was tut er damit und was erreicht er damit?

3.2 Das Gesamtmaterial

Dieser Arbeit liegen Tonbandprotokolle von 150 Sitzungen einer Balint-Gruppe zugrunde, die über einen Zeitraum von vier Jahren aufgenommen wurden. Die Gruppe nahm im Januar

1977 mit zehn Teilnehmern, Internisten und praktischen Ärzten, ihre Arbeit auf. Im Laufe der berücksichtigten vier Jahre sind vier Ärzte ausgeschieden und drei hinzugekommen. In meiner Übersicht über das Gesamtmaterial werde ich deshalb nur die sechs Ärzte - sechs Männer - berücksichtigen, die die ganze Zeit über teilgenommen haben.

Von den 150 Tonbändern (der 150 Sitzungen zu je 90 min) habe ich 125 selbst kontinuierlich abgehört und katalogisiert, später übernahm diese Arbeit die Sekretärin, ich hörte nur noch ausgewählte Bänder.

Die Verteilung der Sitzungen auf die vier Jahre ist folgende:

1. Jahr	1977	1. - 38. Sitzung;	38 Sitzungen
2. Jahr	1978	39. - 76. Sitzung;	38 Sitzungen
3. Jahr	1979	77. - 112. Sitzung;	36 Sitzungen
4. Jahr	1980	113. - 150. Sitzung;	38 Sitzungen

Da es bei den Aufnahmen der ersten zehn Sitzungen technische Komplikationen gab - auch wurde versäumt, die fehlenden Teilnehmer zu registrieren - werden diese Daten in den folgenden Übersichten nicht berücksichtigt, so daß bei der Aufschlüsselung des gesamten Materials von 140 Sitzungen bzw. Tonbandprotokollen ausgegangen wird.

Eine besondere Schwierigkeit ergab sich beim Abhören der Bänder zunächst dadurch, daß das Forscher-Team die Teilnehmer der Gruppe nicht kannte - vom Leiter abgesehen -, so daß kein Arzt identifizierbar war, weder durch seinen Namen noch durch seine Stimme. Es ist aber erstaunlich, welche akustischen Diskriminierungen dann doch im Laufe der Zeit möglich sind. Nach wiederholtem Abhören der Bänder lernt man schließlich alle Ärzte kennen, man lauscht ihnen sogar die Namen ab, mit denen sie sich untereinander ab und zu ansprechen und ordnet diese allmählich den Stimmen zu. Nachträglich bzw. in einem spiralenartigen Verfahren konnten alle Redebeiträge mit den jeweiligen Sprechern verknüpft werden.

Über die vier Jahre hinweg wurden alle eingebrachten Fälle registriert, indem sie für jeden Teilnehmer mit Datum versehen, durchnummeriert und durch einige inhaltliche Stichpunkte kenntlich gemacht, in einer Aufstellung festgehalten wurden. Dadurch ließ sich auch die Zahl der Nachträge zu den jeweiligen Fällen bestimmen. Manche Patienten wurden nur einmal vorgestellt, andere im Verlauf ihrer Behandlung über Jahre von der Gruppe begleitet. Der am häufigsten diskutierte Fall hat 26 Nachträge und beschäftigte die Gruppe während der ganzen vier Jahre.

Wie häufig ein Arzt Patienten vorstellt, ist individuell verschieden. Tabelle 1 soll veranschaulichen, wie sich das eingebrachte Material auf die Ärzte verteilt. In Tabelle 2 sind die Fehlzeiten der einzelnen Ärzte aufgeschlüsselt. Aktivität beim Vorstellen und Fehlzeiten sollen zusammen ein äußeres Maß für das Engagement eines jeden Arztes in der Gruppe abgeben.

Tabelle 1

Aktivitäten der einzelnen Ärzte. Zahl der Einbringungen: Fälle, Nachträge und Einzelfälle

	Einbringungen insgesamt Fälle, Nachträge und Einzelfälle	Mehrfach eingebrachte Fälle	Nachträge dazu insgesamt	Einzelfälle ohne Nachträge	Max. Zahl der Nachträge zu einem Fall
Dr. D	86	25	50	11	26
Dr. H	62	27	22	13	06
Dr. Ki	57	21	23	13	12
Dr. K	56	21	24	11	11
Dr. S	75	31	30	14	05
Dr. W	25	10	11	04	04

Tabelle 2

Fehlzeiten der einzelnen Ärzte

	1. Jahr 1977 28 (10) Sitz.	2. Jahr 1978 38 Sitz.	3. Jahr 1979 36 Sitz.	4. Jahr 1980 38 Sitz.	gesamt 140 (10) Sitz.
Dr. D	01	05	09	11	26
Dr. H	02	08	11	11	32
Dr. Ki	01	08	05	02	16
Dr. K	06	15	09	14	44
Dr. S	02	06	02	05	15
Dr. W	04	14	15	14	47

3.2.1 Zur Verschriftlichung der Tonbandprotokolle

Nun läßt sich aber mit den Tonbändern direkt keine Textanalyse betreiben, denn Texte liegen noch nicht vor. Die Tonbandprotokolle müssen also in einem ersten Arbeitsschritt in eine schriftliche Fassung gebracht werden. Dabei soll den Eigenschaften gesprochener Sprache soweit wie möglich Rechnung getragen werden. Eine Verschriftlichung ist immer mit erheblichen Problemen verbunden, welche in der linguistischen Literatur mehrfach diskutiert wurden (Berens u.a., 1976; Ehlich und Switalla 1976; Dittmann, 1979). Denn nicht genug, daß das Tonband dem Hörer schon alle extralinguistischen Informationen (Mimik, Gestik etc.) vorenthält, die Übertragung des Gesagten auf Papier erfordert weitere Einschränkungen. Neben technischen Schwierigkeiten betrifft die inhaltlich weitreichendste Entscheidung den Verzicht auf die Auswertung akustischer Qualitäten der Stimme und des Sprechens, die bereits eine große Menge an Informationen über den Sprecher und die zu vermittelnde Botschaft enthalten (Laver, 1968; Heidolph u.a. 1981; Lenga und Schönle, 1981).

Zwar haben Ehlich und Rehbein (1976; 1979c; 1981) nützliche Vorschläge gemacht, wie man von ihnen so genannte 'halbinterpretative Arbeitstranskriptionen' herstellen kann. Sie stellen ein Notationssystem vor, mit Hilfe dessen auch intonatorische Merkmale der gesprochenen Sprache und gegebenenfalls gleichzeitiges Sprechen verschiedener Sprecher registriert werden kann. Aber erstens lagen uns diese Arbeiten zu Beginn unseres Projektes noch nicht vor, und mit uneinheitlichen Transkripten läßt sich nicht arbeiten, und zweitens ist dies Verfahren noch viel aufwendiger als eine übliche Verschriftung ohnehin schon, so daß wir aus pragmatischen Gründen auf eine systematische

Einbeziehung von paralinguistischen Phänomenen verzichtet haben. Nur an eindeutigen und für das Verständnis notwendigen Stellen sind z.B. Fragezeichen oder Anführungszeichen verwendet worden, die Zeichen also, die auch schon in der Schriftsprache dazu da sind, um bestimmte Phänomene der gesprochenen Sprache abzubilden. Ungefüllte Pausen sind nur registriert, wenn sie von mehreren Hörern als auffallend lang wahrgenommen wurden.

Wie schon gesagt, untergliedern wir die Texte nicht in einzelne syntaktische Einheiten, was in vielen Fällen mit einer subjektiven Ergänzung zu grammatisch vollständigen Sätzen verbunden wäre, die der Hörer ergänzt, während dies der Sprecher gerade nicht getan hat, sondern wir orientieren uns an Sachverhalten, die sprachlich realisiert werden. Dadurch lassen sich die formalen Eigentümlichkeiten des Sprechers im Umgang mit dem Fall angemessen darstellen.

Im Zentrum unserer Einheitenbildung stehen Sachverhalte. Diese lassen sich als Propositionen auffassen, die sprachlich durch eine Prädikat-Argument-Struktur wiedergegeben werden (vgl. Bock und Engelkamp, 1978, S. 308; Heidolph u.a., 1981, S. 61). Dem Prädikat, realisiert als Verb- oder adjektivische Konstruktion, kommt hierbei eine zentrale Rolle zu, weil es eine Beziehung zwischen verschiedenen Argumenten herstellt, die sich als Gegenstandsbezug zwischen Prädikat und Substantiv bzw. Pronomen oder Eigennamen ausdrückt. Wir betrachten eine solche Prädikat-Argument-Struktur als eine Äußerungseinheit (Gutwinski-Jeggle, Lenga, Loch, 1985).[8]

Jedes Prädikat erfordert eine bestimmte Anzahl von Argumenten, um zusammen mit diesen als Einheit verstanden werden zu können. Neben den zum Verständnis obligatorischen

Argumenten gibt es fakultative Ergänzungen, die die Proposition spezifizieren und die ihr in gewissem Umfang hinzugefügt werden können. In dem Beispiel

> "Daß er hinterher von dem Seniorchef besonders belobigt worden sei mit Worten" (H 5/1, 30. Sitzung)

besteht die Proposition in der Prädikat-Argument-Struktur

> 'belobigen (Seniorchef, er)'

und bei

> 'mit Worten'

handelt es sich um eine fakultative Ergänzung. Wir grenzen danach Äußerungen gegeneinander ab,

1. wenn eine gegebene Prädikat-Argument-Struktur vollständig ist, z.B.:

   "ich red jetzt also auch von ihr"

   'reden, (ich, sie)' (Dr. H, 05/0; (014))

2. wenn die Position eines obligatorischen Arguments mit einem anderen oder mehreren anderen Lexemen gefüllt wird, z.B.:

---

8) (S. 160) Diese enge Definition von Äußerungseinheiten stammt aus der Zeit, als wir im Projekt methodisch noch daran glaubten, computer-gestützt arbeiten zu können. Ihr liegt eine enge Auffassung von Linguistik zugrunde, wie sie von Diskurstheoretikern später kritisiert wurde (vgl. Keseling 1979, S. 116 dieser Arbeit). Obwohl diese Einteilung in Äußerungen den Nachteil hat, die Abhängigkeit von Sätzen unberücksichtigt zu lasen, habe ich sie beibehalten, denn in Kapitel 8 spielt das keine Rolle und in Kapitel 9 habe ich sowieso die Einzeläußerungen wieder zu größeren Einheiten zusammengefaßt.

a) "er ist also Techniker/
und Kaufmann/"

'sein (er; Techniker)'
'sein (er; Kaufmann)' (Dr. H, 05/0; (026)/(027))

b) "mindestens meint er das sicher/
und seine Frau auch/"

'meinen (er, das)'
'meinen (seine Frau, das)' (Dr. H, 05/0; (009)/(010))

3. wenn das Prädikat selber wiederholt oder aber ersetzt wird, z.B.:

a) "ich find/
ich find da nix/"

'finden (ich; ...)'
'finden (ich; nix)' (Dr. H, 05/0; (156)/(157))

b) "es kommt ein Mitarbeiter in sein Büro/
und erzählt/"

'kommen (Mitarbeiter)'
'erzählen (Mitarbeiter)' (Dr. H, 05/0; (108)/(109))

In dieser Aufteilung stehen vollständige und unvollständige Propositionen gleichwertig nebeneinander, so daß Besonderheiten der gesprochenen Sprache faßbar werden. Zu ihnen zählen üblicherweise Anakoluthe (Satzabbrüche im Sinne unvollständiger Satzbaupläne), Wiederholungen, Parenthesen (syntaktisch unabhängige Einschübe) oder Ellipsen (verkürzte Ausdrücke, die nicht die volle Konstituentenstruktur enthalten). Ellipsen, Parenthesen und Anakoluthe (kurz EPA genannt) sind typische Merkmale gesprochener Sprache (Betten, 1976a), die dadurch zustandekommen,daß der Sprecher im Augenblick der Situation, in der er sich befindet, Signale, die er von seinen Zuhörern oder aus sich selbst heraus wahrnimmt, in die Abfolge seiner Äußerung einzuarbeiten versucht.

Die Hoffnung, das gesamte Material verschriften zu können, mußten wir bald aufgeben, nachdem uns der ungeheure Zeitaufwand klar geworden war, den diese Arbeit erforderlich macht. Für eine vollständige Sitzung von 90 min schreibt eine Sekretärin zwei bis drei Wochen, hinzu kommt das wiederholte Abhören der Bänder durch verschiedene Hörer, um Korrekturen im Text anzubringen und zunächst unverständliche Stellen eventuell doch noch heraus zu buchstabieren. Die zuerst kontinuierlich geschriebenen Texte müssen dann noch einmal in eine Fassung gemäß der beschriebenen Äußerungseinheiten gebracht werden, und diese wird wiederum umgeschrieben, nachdem Textgliederungsmerkmale berücksichtigt wurden.

Wenn aber nicht das gesamte Material verschriftet werden kann, dann wäre es wünschenswert, nach bestimmten Kriterien systematisch ausgewählte Gespräche zu verschriften. Dies war jedoch auch nicht möglich, weil sich solche Kriterien allenfalls nachträglich - und nur eben anhand der Texte - erarbeiten lassen. Hinzu kamen äußere, personelle Schwierigkeiten, so daß sich schließlich folgendes Verhältnis zwischen Tonbandaufnahmen und verschrifteten Texten ergab:

<u>Gesamtmaterial</u>:

Zahl aller Einbringungen von allen Ärzten (nicht nur der in Tabelle 1 berücksichtigten sechs Ärzte), die auf Band vorliegen: B (Band)
Zahl der davon verschrifteten Einbringungen: T (Text)

1. Jahr 1977 (10. Sitz.)	2. Jahr 1978	3. Jahr 1979	4. Jahr 1980
B: 105	122	121	119
T: 066	064	024	002

Gesamtzahl der Einbringungen: 467
Verschriftete Einbringungen : 136

Bedenkt man, daß die ersten 10 Sitzungen nicht berücksichtigt sind, kann man die Gesamtzahl der Einbringungen auf 500 schätzen, von denen etwa ein Viertel verschriftet ist. Im ersten und zweiten Jahr sind etwa die Hälfte der Einbringungen verschriftet, im dritten nur noch ca. ein Sechstel, im letzten Jahr mit weniger als 2% fast nichts mehr.

3.2.2 Das ausgewählte Textcorpus

Die Beschränkung auf Textmaterial von nur e i n e m Arzt halte ich in dieser Arbeit für notwendig, weil in einer Art pilot-study zunächst das 'linguistische Umfeld' solcher Texte überhaupt abgesteckt werden muß und am Material nur erste Anhaltspunkte für den Niederschlag der Arzt-Patient-Beziehung im Text erarbeitet und in ihrer empirischen Tauglichkeit untersucht werden können. Das Herauspräparieren bestimmter sprachlicher Merkmale aus jedem Text, wie dies vor allem in Kapitel 5 beabsichtigt ist, mag sich im intraindividuellen Vergleich schon als schwierig genug herausstellen und sollte nicht noch zusätzlich belastet werden durch die große interindividuelle Variationsbreite sprachformaler Eigenarten und stilistischer Phänomene bei der Darstellung eines Falles. Unterschiede zwischen den Ärzten könnten dann untersucht werden, wenn sich die hier an einem Arzt erarbeitete und ausprobierte Methode für die Spiegelung des Arzt-Patient-Verhältnisses als aussagekräftig und brauchbar erweisen würde.

Darüber hinaus manifestiert sich in jedem Fall, den ein Arzt vorstellt, eine spezifische Beziehungskonstellation zwischen ihm und dem Patienten, d.h. es zeigt sich eine je eigene Interaktionsstruktur, sei's, daß der Arzt gerade mit diesem Patienten aus persönlichen Gründen besondere Schwierigkeiten hat, sei's, daß er sich bezüglich eines bestimmten Krankheitsbildes generell unsicher fühlt oder etwa mit chronisch Kranken nicht die nötige Geduld besitzt etc. Beim Vergleich von Texten, auch wenn sie von einem einzigen Arzt stammen, sind immer noch genug verschiedene Einflüsse wirksam.

Wissend, daß es bei einem so komplizierten, nicht linear verlaufenden Lernprozeß keinen 'Vorher-Nachher'-Vergleich geben kann, bin ich bei der Auswahl der Texte doch der Chronologie folgend vorgegangen, weil die Zeit - wenn auch nicht der einzige - so doch ein wichtiger Faktor beim Erwerb der psychoanalytischen Dimension für die ärztliche Praxis ist. Die ausgewählten Fälle lassen sich als Momentaufnahmen verstehen, herausgeschnitten aus verschiedenen Stellen des Trainings-Prozesses. Damit läßt sich sowohl das jeweils im einzelnen Fall gespiegelte Arzt-Patient-Verhältnis betrachten, als auch eine mögliche Linie von Veränderung in den Blick nehmen.

Bei der Auswahl des Arztes habe ich mich von folgenden Überlegungen und Kriterien leiten lassen:

1. Die schon erwähnte, von Hardt u.a. (1981) entwickelte Dimensionierung psychotherapeutischer Kompetenz legt nahe, daß eine mittlere Ausprägung zwischen Engagement und Degagement, Identifikation und Distanzierung, Intimität und Generalisierung als eine günstige Voraussetzung für empathisches Handeln betrachtet wird. Dies brachte mir die einfache (von vielen Details abstrahierende) Beziehung aus der pädagogischen Psychologie in Erinnerung, daß maximale - bzw. weniger linear - optimale Leistung bei mittlerer Motivation erreicht wird. Also legte ich bei der Aufschlüsselung des Gesamtmaterials bezüglich der Aktivitäten der einzelnen zum 'harten Kern' der Gruppe gehörenden sechs Ärzte eine Rangreihe an und fand, daß Dr. H sowohl was die Menge seiner Einbringung anbelangte, als auch was seine Fehlzeiten betraf, einen mittleren Platz einnahm, was ich als mittleres Engagement interpretierte. Auch erschien es mir sinnvoll, mich mit einem Arzt zu beschäftigen, der keine Extremposition in der Gruppe einnahm.

2. Neben diesen sehr formalen Kriterien der Auswahl überzeugte mich vollends bei der Wahl von Dr. H die Antwort auf die wie nebenbei gestellte Frage an die Kollegen und Hilfskräfte, die die Texte gehört oder geschrieben hatten, zu welchem der Ärzte sie selbst in Behandlung gehen würden. Von drei Befragten nannten zwei spontan Dr. H aus ganz intuitiven Gründen.

Nach diesem Auswahlverfahren widmete ich mich ausschließlich dem Fallmaterial, das von Dr. H eingebracht worden war. Tabelle 3 bietet eine Übersicht über die Verteilung seiner Beiträge in den vier berücksichtigten Jahren und über die davon verschrifteten Ersteinbringungen.

Tabelle 3

Die Verteilung der Einbringungen von Dr. H in den vier Jahren

	1. Jahr 1977	2. Jahr 1978	3. Jahr 1979	4. Jahr 1980
Gesamtzahl der Einbringungen	15	19	15	13
Neue Fälle	06	09	06	06
Nachträge	09	10	09	07
verschriftete Ersteinbringungen	03	06	02	00

Das Material von Dr. H schlüsselt sich also folgendermaßen auf:

insgesamt in den 4 Jahren 27 neue Fälle,
11 verschriftet
13 Fälle ohne Nachträge

insgesamt in den 4 Jahren 35 Nachträge

insgesamt in den 4 Jahren 62 Einbringungen
25 verschriftet

Ich entschied mich von den elf verschrifteten Ersteinbringungen für sechs. Tabelle 4 enthält das endgültige Corpus, das dem empirischen Teil dieser Arbeit zugrunde liegt. Von den Daten her handelt es sich um Fallmaterial aus knapp zwei Jahren (03.03.1977 bis 08.02.1979), es stammt also aus der Anfangsphase der Mitarbeit von Dr. H in der Gruppe. Die Bezeichnung der Fälle habe ich aus unserer Materialsignierung übernommen, Fall 05/0 bedeutet Ersteinbringung, die Bezeichnung 05/1 hieße, es handelt sich um den ersten Nachtrag zu Fall 05.

Tabelle 4

Corpus Dr. H

Fall 01/0	08. Sitzung	03.03.77
Fall 04/0	25. Sitzung	08.09.77
Fall 05/0	29. Sitzung	06.10.77
Fall 09/0	48. Sitzung	16.03.78
Fall 13/0	72. Sitzung	23.11.78
Fall 16/0	81. Sitzung	08.02.79

Bei der Auswahl dieser sechs Fälle versuchte ich, die verschiedenen Patientengruppen und Situationen abzubilden, mit denen sich ein Arzt in seiner Praxis konfrontiert sieht, welche von Luban-Plozza (1974, S. 15, bezugnehmend auf Loch, 1971, S. 148) beschrieben wurden. (Die Fall-Nummer steht bei der Zuordnung in Klammern)

1. Momentansituationen des Patienten, in der sich die psychosomatische Affektion noch im Anfangsstadium befindet und unbewußte Konfliktfaktoren besonders aktiv sind (09/0)

2. Psychosoziale Krisenzeiten des Patienten, in denen unbewußte Konfliktfaktoren aktiviert werden (01/0; 05/0; 13/0)
3. Chronifizierte Fälle (16/0)
4. Betreuung von sterbenden Kranken (04/0).

Sicher wäre es auch eine Möglichkeit gewesen, die Entwicklung eines einzigen Falles entlang seiner sprachlichen Darstellung zu verfolgen über die Zeitspanne hinweg, in der er die Gruppe beschäftigt. Aus äußeren Gründen - nicht alle Nachträge waren verschriftet - habe ich mich für Ersteinbringungen entschieden, obwohl die von mir ausgewählten Fälle außer Fall 09/0 Fortsetzungen haben. Zu Fall 01/0 und 05/0 gibt es je fünf Nachträge, zu Fall 13/0 zwei, zu Fall 04/0 und 16/0 je einen.

Ersteinbringungen haben den Vorteil, daß der Arzt dabei in der Lage ist, ein erstes Bild seines Problems mit dem Patienten bzw. dessen Problem in seinen Augen in Sprache zu fassen, ohne daß er, noch ein anderer Teilnehmer, noch ein Forscher, sich an andere als die explizierten Informationen und deren Wirkungen auf den Hörer/Leser halten kann. Dies schafft für alle Beteiligten eine gleichberechtigte Situation, alle müssen sich sozusagen auf Neuland einlassen. Im Gegensatz dazu enthalten die beiden anderen in der Balint-Gruppe möglichen Diskurstypen 'Nachtrag' und 'Diskussionsbemerkung' ein immanentes Bezugsfeld, bestehend aus vorangegangenen Informationen, welches schwer in die Untersuchung mit einzubeziehen ist. Es hängt vom Relevanzsystem und dem Gedächtnis des einzelnen Arztes ab, welche Ausschnitte des früher Gesagten er seinem neuen Beitrag zugrunde legt. Im Gegensatz zu diesen beiden Diskurseinheiten ist die Ersteinbringung ein relativ vollständiger sprachlicher Beitrag, seiner Form nach - zumindest für die Zeit des Vortrags - eine abgeschlossene Erzählung.

3.2.3 Zur formalen Gliederung der Texte

Der besseren Übersichtlichkeit und Lesbarkeit wegen habe ich die Texte - nachdem sie in die definierten propositionalen Äußerungseinheiten zerlegt worden waren - wieder zu größeren Textabschnitten zusammengefaßt. [9] Zwar muß Sprache linear hintereinander produziert und rezipiert werden, so daß sich "... Wort um Wort und Zeile um Zeile wie ein dünner Faden vor dem lesenden Auge abspult" (Bisanz, 1976, S. 196), doch innerhalb dieser linearen Abfolge stellt sich für den Sprecher die Aufgabe "... wie man die Flut des zeitlich Simultanen und räumlich Ubiquitären in das dünne Rinnsal eines einzigen linear verlaufenden syntaktischen Fadens einschleust" (Bisanz, 1976, S. 201). Denn die Inhalte des Zu-Erzählenden müssen im Nacheinander geordnet und miteinander logisch verknüpft werden, so daß der Text kohärent wird. Diese innere Struktur des Textes läßt sich als Menge von Teiltexten und Segmenten rekonstruieren oder intuitiv nachvollziehen.

Ich stimme mit Quasthoff (1980) überein, daß die Versuche von Gülich und Raible (1975) und Gülich (1976), rein formal anhand der Textoberfläche sichere, textinterne Gliederungsmerkmale für Teiltexte heraus zu arbeiten, als gescheitert gelten können. Auf die funktionalen Anteile der narrativen Struktur unserer Texte wird deshalb im nächsten Kapitel ausführlich eingegangen. Um die Texte aber in eine erste lesbare und handhabbare Form zu bringen, erweisen sich die beiden Hauptkriterien von Gülich und Raible,

---

9) Die Texte sind in Kapitel 6 im Wortlauf wiedergegeben; dem Inhaltsverzeichnis sind die Seitenzahlen der jeweiligen Texte zu entnehmen.

nämlich bestimmte Zeitbestimmungen und An- bzw. Abwesenheit bestimmter Personen, als brauchbare Erzählsignale und Leitlinien im Sequenzierungsprozeß.

Manche Texte bilden eine Sequenz von Arztbesuchen des Patienten ziemlich chronologisch ab, z.B. Fall 01/0. Dort wird zunächst das hintereinander schaltende 'und dann' (051) benützt, welches innerhalb des Abschnittes in mehrere kleinschrittige Iterationen 'dann'; 'dann ...' ((081), (082), (083), (084)) zerfällt. Die nächsten Abschnitte beginnen mit der wiederholenden Zeitraffung 'pausenlos' (065) bzw. 'und dann ... mit der Zeit' (092). Im weiteren Verlauf der Erzählung werden die Zeitangaben präziser: 'im vergangenen Herbst' (095), 'nach dem Urlaub', (106), "(133) und dann war also Weihnachten" bis hin zum bevorstehenden 'Ostern' (179). Text 01/0 zerfällt nach dieser Einteilung in acht Abschnitte, die durch Absätze kenntlich gemacht und links im Text mit römischen Zahlen versehen durchnummeriert sind.

Obwohl die temporäre Abfolge immer wichtige Gliederungshinweise gibt und auch wesentlich zum Textverständnis beiträgt, geschieht die Gliederung nicht immer so ausschließlich entlang der temporären Abfolge des Geschehens wie in Fall 01/0. Je nachdem, ob der Arzt mehr einen Behandlungsverlauf darstellt oder Material aus einem einzigen Praxisbesuch fokussiert, ergeben sich auch von den einzelnen angesprochenen Themen her, inhaltlich abzugrenzende Sequenzen und Episoden.

Es kann außerdem sein, daß der Arzt während des Sprechens die Anordnung des Materials verändert. In Fall 05/0 etwa macht er einen Einschub, in dem er seinen persönlichen Eindruck vom Patienten schildert ((021)-(050)) und eine weitere Zäsur, in der er in geraffter Form etwas zur Vorgeschichte mitteilt und zeitlich zurückgreift 'vor Jahren' (051). Erst in Äußerung (054) nimmt der Arzt das, was 'vor einem halben Jahr' war und in (020) nicht zur Sprache kam, wieder auf. Der Arzt verwendet selbst ab und zu explizite Strukturierungsmittel für die einzelnen Textsegmente. Die Bemerkung " (102) das ist das eine" bedeutet als Rückverweis den Abschluß einer Aussage und gleichzeitig als Vorwärtsverweis die Erwartung auf ein zweites, drittes etc., so daß die Aufmerksamkeit des Zuhörers eingeschaltet bleibt. Das Senken der Stimme kann ebenfalls einen Abschnitt abschließen.

Diese Erläuterungen mögen genügen, um das Zustandekommen des optischen Bildes der Texte zu erklären. Welche Art von Informationen allerdings aus der Praxis "durch den Trichter des Alphabets" (Bisanz, 1976, S. 201) in die Balint-Gruppe geschleust werden, wie dies geschieht und welche Funktionen der Text für die Zuhörer erfüllen muß, das ist Thema des nächsten Kapitels.

4 Text und Kontext. Zur Makro-Struktur von Falleinbringungen

Da mein Ansatz zur Analyse von Texten ein pragmatischer ist, in dem der dynamischen Entwicklung Rechnung getragen werden soll, finde ich Fillmores Argument überzeugend, daß es nützlich sei, Texte nach den allgemeinen pragmatischen Bedingungen ihrer Erzeugung zu klassifizieren (vgl. Fillmore, 1978, S. 202). Denn die Umstände der Textproduktion sind entscheidend an der Wahl der linguistischen Mittel beteiligt. So ist es wichtig, ob sich die Personen, die miteinander sprechen, sehen können, ob es sich um face-to-face-communication handelt, denn dadurch wird ein beträchtlicher Hintergrund an gemeinsamer Information geliefert bezüglich Gestik und Mimik etc., der manche Explikation erspart. Die bloße Frage 'möchtest du lieber das oder das' setzt eine Situation voraus, in der der Fragende auf zwei verschiedene Gegenstände zeigt, die der Angesprochene auch sieht. Befinden sich die beiden Gegenstände nicht im gemeinsamen Wahrnehmungsraum der Gesprächspartner, handelt es sich z.B. um eine Unterhaltung per Telefon, so muß der Frager explizieren, was er meint, er muß die Zeigegeste sprachlich ersetzen und die zur Auswahl stehenden Dinge benennen.

Eine Äußerung verstehen, so wurde in Kapitel 2.1 argumentiert, heißt, ihr einen Sinn verleihen. Der Sinn ist aber abhängig von der Situation, in der gesprochen wird, bzw. auf die sich das Gesprochene bezieht. Äußerungen werden relativ zur Situation verstanden, und die Zuhörer können nötige Ergänzungen aus der Situation heraus vornehmen (Wunderlich, 1982). Eine Äußerung ist dann sinnvoll, wenn sich ein Kontext finden läßt, mit dem das Gesagte vereinbar ist. Tatsächlich ist der berühmte grammatisch richtige, aber semantisch unsinnige Satz 'farblose grüne Ideen schlafen wütend' (Hörmann, 1972) nur für denjenigen Linguisten sinnlos, der den Kontext nicht mit berücksichtigt bzw. der sich keinen Kontext vorstellen kann, in dem er gültig wäre. Stellt man sich vor, der Satz sei von einem Schizophrenen geäußert worden, so mag er einen Sinn ergeben und für den Patienten eine seinem Befinden entsprechend angemessene Äußerung sein, wenngleich ihr Sinn dem Hörer zunächst verborgen sein kann.

Textverständnis und -interpretation beruhen also demnach darauf "... jene Kompetenz zu charakterisieren, die zuverlässige Kenner einer Sprache dazu befähigt, die Angemessenheit gegebener Äußerungen in gegebenen Kontexten zu beurteilen." (Fillmore, 1977, S. 201). Fillmore hält es für die wichtigste Aufgabe des Textlinguisten, "... auf der Grundlage des linguistischen Materials, das in der zu prüfenden Rede enthalten ist, die Menge der Welten zu charakterisieren, in denen die Rede eine Rolle spielen könnte, und zugleich die Menge der möglichen Welten, die mit dem Mitteilungsgehalt der Rede kompatibel sind" (Fillmore, 1977, S. 198). Mehrdeutigkeit von Äußerungen bedeutet damit, daß das Gesagte bezogen auf verschiedene Kontexte einen je anderen Sinn machen kann. Den Prozeß der Charakterisierung solcher Welten, mit denen bestimmte Äußerungen vereinbar sind, nennt Fillmore K o n t e x t u a l i s i e r u n g . Er unterscheidet zwischen äußerer und innerer Kontextualisierung. Denn sowohl die äußere Situation der Produktionsbedingungen bestimmen einen Text, als auch die innere Erfahrung, die geistige Welt, die Phantasie des Verfassers bzw. des Interpreten. Eine gemeinsame geistige Welt kann genauso einen Verständigungshintergrund bieten, der es den Gesprächspartnern erlaubt, sich über Andeutungen wenig explizit zu verständigen, wie eine gemeinsame äußere Situation, in der etwa Gesten sprachliche Explikation überflüssig machen. Dieser innere Kontext spielt im psychoanalytischen Verstehen eine hervorragende Rolle, denn der innere psychodynamisch relevante Kontext des Gesagten kann dem Patienten selbst unbewußt sein, so daß es zur Aufgabe des Therapeuten bzw. Arztes in der Balint-Gruppe wird, diesen unbewußten Zusammenhang z.B. aus einer frühkindlichen Welt, als das eigentliche thematische Feld (vgl. Argelander, 1979, S. 37) ins Licht des Bewußtseins zu heben.

Da aber äußere Bedingungen und Erfahrungswelt zusammenhängen, bedeutet verstehen immer, sich beide Kontexte zu vergegenwärtigen bzw. eine Äußerung in verschiedenen Kontexten zu 'variieren' (Argelander, 1979); und umgekehrt bedeutet sich verständlich machen, den Hintergrund des Gesagten sprachlich so zu vermitteln, daß der Hörer den Sinn des Gesagten, d.h. den Kontext, in dem die Äußerung Sinn macht, rekonstruieren bzw. konstruieren kann. Für die Arbeit in Balint-Gruppen ist es von essentieller Bedeutung, wie das Geschehen zwischen Arzt und Patient vom vortragenden Arzt in Sprache übersetzt wird, d.h. wie der Sprach- und Vorstellungsraum beschaffen ist, den der Berichtende zusammen m i t und i n seinen Zuhörern aufbaut, so daß solche Zusammenhänge rekonstruiert werden können, die zu neuen Sinngefügen führen. Ich möchte mich deshalb nun der Aufgabe zuwenden, die Umstände und Situationen darzustellen, die in der Sprache eines Fallberichtes enthalten bzw. aus dem Fallvortrag rekonstruierbar sind. Denn: "Die Sprache ist der Ort, über den sich 'Bedeutungen' darstellen. Von dem aus, was der Mensch sagt, läßt sich das Netz der Bedeutungsgebung entfalten" (Schelling, 1978, S. 111).

Auch wenn jeder in der Balint-Gruppe zur Diskussion gestellte Fall als Einzelfall ein Spezifikum an Problematik enthält, läßt sich wegen der gemeinsamen und spezifischen Produktionsbedingungen eine allgemeine Struktur der Falleinbringung auffinden, die so beschaffen ist, daß sie der Einmaligkeit eines jeden Falles Raum genug läßt.

4.1 Ein Fall wird vorgetragen, berichtet, dargestellt - erzählt

Bisher habe ich bewußt häufig den abstrakten Begriff der Fall e i n b r i n g u n g benützt, da sich erst jetzt Gelegenheit bietet, auf Differenzierungen in den Bezeichnungen Fallvortrag, Fallbericht oder -darstellung einzugehen. Nicht gebräuchlich und auch nicht zutreffend ist der Terminus Fall e r z ä h l u n g . Wenn man von der Tätigkeit des Berichtens oder Erzählens absieht, und nur das Produkt dieser Tätigkeit betrachtet, eben einen Bericht oder eine Erzählung, so handelt es sich bei Fallvorträgen tatsächlich nicht um Erzählungen im engeren Sinn einer definierten Textgattung, wie z.B. die der literarischen Erzählung. Geht man dagegen von der Tätigkeit des Berichtens und Erzählens in spontanen Situationen aus, so läßt sich daraus sagen, daß eine Fallgeschichte oder ein Fall erzählt wird. Ehlich (1983) hat sich ausführlich mit der Semantik von 'erzählen' im Deutschen beschäftigt und konnte die Diskrepanz, daß etwas Erzähltes nicht identisch mit einer Erzählung sein muß, erklären, indem er fand, daß es eine allgemeine Bezeichnung 'erzählen' gibt, welche ein ganzes Wortfeld umfaßt, zu dem 'vortragen', 'berichten', 'schildern', 'beschreiben', 'darstellen', 'wiedergeben' etc. gehören, und eine spezifische Form der sprachlichen Handlung des Erzählens, deren Produkt dann die Erzählung im engeren Sinn ist.

Es gibt viele Erzählsituationen im Alltag, in denen 'berichten' und 'erzählen' synonym zu gebrauchen sind, wenn man beachtet, daß nicht alles, was erzählt wird, eine Erzählung und nicht alles, was berichtet wird, ein Bericht ist. Von den Produktionsbedingungen her gesehen, enthält ein Fallvortrag in der Balint-Gruppe nach linguistischen Kriterien viele erzählerischen Elemente, die ich im folgenden herausarbeiten möchte. Ich beziehe mich bei diesen Überlegungen vor allem auf einen hervorragenden Aufsatz von Ludwig und Wolff (1978).

4.1.1 Das Geschehen und die Geschichte

Im Erzählen wird ein Bezug zu einer vergangenen Wirklichkeit hergestellt, zu einem Geschehen, das die Zuhörer nicht selbst miterlebt haben, an dem der Erzähler aber beteiligt war und an dem er nun seine Zuhörer via Sprache teilhaben läßt. "Ein konstitutives Merkmal für jede Erzählung ist, daß in ihr eine Abfolge von bestimmten stattgefundenen Einzelereignissen thematisiert wird" (Wunderlich, 1979, S. 301). Dieses und auch das zweite Kriterium: "Der Sprecher ist identisch mit einem der Aktanten, ... die in die erzählte Geschichte verwickelt sind" (Quasthoff, 1980, S. 27) sind bei Falleinbringungen erfüllt. "Erzählen ist d i e standardisierte Form alltäglicher Weitergabe von Geschehen, besonders aber von Erleben" (Ehlich, 1983, S. 137, Hervorhebung im Original).

Erzählen und Berichten sind auf die Mitmenschen gerichtete Tätigkeiten, also Erfahrungsrekapitulation für andere (Ludwig und Wolff, 1978) mit der Funktion, die anderen,

- im Fall der Balint-Gruppe - die Kollegen teilhaben zu lassen an den Erfahrungen mit einem Patienten. Der Fallbericht enthält für den Arzt eine implizite oder explizite Fragestellung, einen Aspekt von 'erzählenswert'. Zweck des Erzählens in der Balint-Gruppe ist es, den Kollegen die zurückliegende Interaktion mit dem Patienten so weit zu vermitteln, daß gemeinsam neue Interpretationen des Geschehens erarbeitet werden können, die für zukünftige Begegnungen mit dem Patienten hilfreich sein könnten. Insofern werden beim Erzählen neue Horizonte erschlossen, die Welt derer, denen erzählt wird, erweitert sich, und es kommt zu einem produktiven Austausch zwischen Erzähler und Zuhörern.

Die mündlich konstituierte Diskurseinheit Fallbericht - vorhanden als Text - referiert also auf eine zeitlich zurückliegende Ereigniskette. Diesen Referenten nennt Quasthoff (1980, S. 27) die 'Geschichte', sie umfaßt die subjektive Verarbeitung und Aneignung des Geschehens. Quasthoffs Unterscheidung "zwischen Geschehen und Geschichte, zwischen dem objektiv dokumentierbaren Vorgang und dem subjektiven Erleben dieses Vorganges also, ..." (Quasthoff, 1980, S. 114) kann ich nicht ganz zustimmen, denn die Geschichte, auch die kognitive Geschichte als noch nicht erzählter Gedächtnisinhalt, ist immer das Resultat einer geistigen Tätigkeit. Und insofern das 'objektive' Geschehen wahrgenommen und verarbeitet wird, verliert es seine Objektivität bzw. diese wird irrelevant.

Es läßt sich also unterscheiden zwischen dem Geschehen, der Geschichte und der Erzählung oder dem Bericht darüber, die Frage nach Objektivität versus Subjektivität läßt sich so aber nicht stellen, denn die geistige Aneignung des Geschehens, nicht zuletzt beim Erzählen, zwingt zu perspektivischer Wahrnehmung, zu Verarbeitung und damit zu Veränderung. Ludwig und Wolff zitieren dazu Benjamin (1977, S. 393): "Die Erzählung (...) legt es nicht darauf an, das pure an sich der Sache zu überliefern wie eine Information oder ein Rapport. Sie senkt die Sache in das Leben des Berichtenden, um sie wieder aus ihm hervorzuholen. So haftet an der Erzählung die Spur des Erzählenden wie die Spur der Töpferhand an der Tonschale" (Ludwig und Wolff, 1978, S. 16) - und im Falle eines Fallberichts in der Balint-Gruppe - dies ist die These dieser Arbeit - haftet das Unglück des Patienten an der Erzählung des Arztes. "Beim Erzählen kommt damit der Verbalisierung selbst eine besondere Handlungsqualität zu, und zwar eine Handlungsqualität, die in einer spezifischen prozessualen Verknüpfung von mentalem Prozeß und Äußern besteht. Im Erzählen wird der Vorfall sozusagen noch einmal 'nachgestellt', und zwar nicht nur propositional, sondern auch illokutiv" (Rehbein, 1980, S. 84, Hervorhebungen im Original).

Ein Fallbericht kann demnach als Resultat eines vielschichtigen Informationsverarbeitungsprozesses verstanden werden, als sprachliche Form, in die der Arzt im Augenblick seines spontanen Berichtes seine Erinnerungsinhalte, sein Wissen und seine Erfahrungen bringt.

Von dem Gesamt aus Sprecher, Hörer, individuellem und gemeinsamen Wissen, Gesprächssituation und Rede in der Balint-Gruppe ist der hörbare Teil des Gesprochenen nur ein geringer Ausschnitt. Um so mehr wird sich der vortragende Arzt bemühen, aus der Fülle seines Wissens auszuwählen und die Komplexität des Materials angemessen zu reduzieren. Dabei ist er sowohl Autor der Geschichte als auch Darsteller aller darin vorkommenden Rollen - und manchmal noch sein eigener Kritiker. Er liefert der Gruppe, die während seines überwiegend monologischen Vortrages zuhört, das Material und gleichzeitig seine Sicht des Materials. Die Falleinbringung ist als eine Art Führung durch das gesamte Material zu verstehen, das der Arzt kennt, ja als Vorführung dessen, was ihm an Beziehungsmustern aus dem Leben des Patienten bekannt ist und was sich zwischen ihm und dem Patienten abgespielt hat. Monologisch ist sie insofern, als zumindest in unserer Gruppe dem Vortragenden die Sprecherrolle eine Zeitlang ohne weiteres zugestanden wird, meist solange, bis er selbst ein Schlußsignal setzt. Inhaltliche Zwischenfragen sind eher selten, sie werden üblicherweise bis zur allgemeinen Diskussion aufgespart. Als Mitteilung an die Kollegen, die explizit angesprochen werden, hat die Falleinbringung aber durchaus dialogischen Charakter, sie hat Adressaten, im Gegensatz zum Monolog im engeren Sinn, der als selbstreflexive Rede als 'ich rede mit mir selbst' definiert ist (Fillmore, 1977, S. 203). So ist die Falleinbringung als initialer, ausführlicher Sprecherbeitrag des vortragenden Arztes zu sehen, in dem Berichten als erzählerisches Darstellungsmittel gewählt wird (Reiss, 1978, S. 64).

4.2 Deskriptive Aspekte der Textstruktur

4.2.1 Die kognitive und emotionale Aufgabe der Verbalisierung

Die Hauptaufgabe für den Arzt besteht darin, via Sprache die Sprechstunde in die Balint-Gruppe zu transportieren. In der Praxis überschneidet sich ein Teil der Patientenrealität mit einem Teil der 'Arztwelt'. Die Übertragung dieses Ausschnittes in die Gruppe kann folgendermaßen veranschaulicht werden:

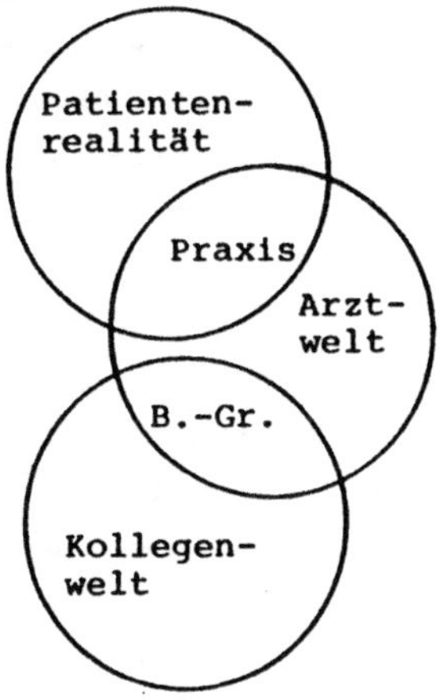

Die Beziehungen zwischen diesen Diskurs-Welten und ihre Überschneidungen entstehen, indem der Patient sich und Ausschnitte seiner Lebensgeschichte zum Arzt in die Praxis bringt und diesen für die Zeit der gemeinsamen Begegnung daran teilhaben läßt. Der Arzt, so zum Partner des Patienten geworden, ist aktiv mitbeteiligt an der Gestaltung dieser (szenischen) Begegnung. Er wiederum bildet sich einen Eindruck darüber und bringt diesen zusammen mit seiner Fragestellung an die Kollegen in die Balint-Gruppe, die nun ihrerseits Partizipanten dieser Geschichte zwischen Arzt und Patient werden. Doch wie geraten die Gedächtnisinhalte des Arztes zu einer Geschichte?

Jeder vortragende Arzt weiß mehr, als er in seinem Bericht sagen kann. Sein Text als Material ist immer schon eine Material v e r a r b e i t u n g . Erzähltext und Realität hängen voneinander ab; indem der Arzt auf eine vergangene Realität referiert, schafft er eine neue Realität. Je nach seinen bewußten und unbewußten Wahrnehmungsmöglichkeiten und je nach seiner Einschätzung der Gesamtsituation, selegiert der Arzt aus dem Strom der Geschehnisse und nimmt Gewichtungen vor. Aus der Fülle von Material schneidet er sprechend Teile heraus und setzt sie zusammen.

Vergleichbar den filmischen Schnitt- und Überblendungsmethoden - den sogenannten Montagetechniken -, kann der Arzt zeitlich und räumlich dissoziierte Vorgänge zusammenfügen, Realität fragmentieren und Simultaneität suggerieren, obwohl er an die lineare Syntax gebunden ist (Bisanz, 1976, S. 211). Gleichzeitig bedeutet Sprechen Externalisieren, und das heißt sukzessive 'Demontage' von Gedächtnisinhalten und Wissen. "Sprache, will sie Realität (oder Fiktion) in ihrer Gesamtheit abtragen, muß sie sich des Prinzips der Demontage bedienen. Um des Ganzen habhaft zu werden und es als solches auch anderorts zu vermitteln, muß sie das zu Vermittelnde zuvor erst in seine originären Bestandteile zerlegen, um es danach in der Vorstellung des Rezipienten in seiner Totalität wieder entstehen zu lassen. Doch der Rezipient kann, da ihm das Ganze immer stückweise durchnummeriert und dazu noch auf einem recht schmalen syntaktischen Förderband geliefert wird, unmittelbar nur einzelne demontierte Partikel wahrnehmen" (Bisanz, 1976, S. 202). Das Gedächtnis der Zuhörer erlaubt aber wiederum, daß die nacheinander gehörten Details wieder zu einem Gesamtbild zusammengefügt werden können. Denn beim Erzählen ist die Reproduktion der Geschichte an die Konstitution eines gemeinsamen Vorstellungsraumes gebunden, und zwar an einen vorwiegend szenischen Vorstellungsraum (vgl. Rehbein, 1980, S. 85).

Die Schwierigkeit konstituiert sich also darin, "... wie man die Flut des zeitlich Simultanen und räumlich Ubiquitären in das dünne Rinnsal eines einzigen linear verlaufenden Fadens einschleust" (Bisanz, 1976, S. 201). Ich habe betont, daß ein satz-grammatisches Modell für eine Strukturbeschreibung unserer Texte zu kurz greift. Zwar ist ein Nacheinander Wort für Wort und Satz für Satz für das Sprechen unabdingbar, und dabei sind auch Wortwahl und Besonderheiten in den Formulierungen von Bedeutung, der Textzusammenhang aber wird über größere Einheiten hergestellt, über Satzsequenzen, die durch Satzkonnektoren miteinander verbunden sind. Zu ihnen zählt vor allem die Aufrechterhaltung der pronominalen Referenz, aber auch die Nachvollziehbarkeit bzw. Folgerichtigkeit eines Themas und die Zeitentwicklung. Plötzliche Änderungen des Themas haben nichts Besonderes an sich, wenn sie als Ausdruck gerade stattfindender Erfahrungen des Sprechers begriffen werden können (Fillmore, 1977, S. 197) oder wenn ein vordergründiger Bruch in der thematischen Struktur einen unbewußten Zusammenhang nahelegt.

Die Aufgaben beim Verbalisieren sind nach dem bisher Gesagten sehr verschieden. Es kann nicht einfach darum gehen, ein gespeichertes Erinnerungswissen über die zu erzählenden Ereignisse in Worte zu fassen - "the final verbal output is far from being uniquely determined by the initial nonverbal input from memory" (Chafe, 1977, S. 41); und dies aus mindestens zwei Gründen: zum einen ist der 'nonverbal input' nichts Statisches, keine jederzeit gleich reproduzierbare 'Photographie' des Geschehens im Kopf des Arztes, jeder Arzt trägt potentiell verschiedene 'Geschichten' über die Begegnungen zwischen ihm und seinem Patienten in sich. Zum anderen - und dies steht in Wechselwirkung mit ersterem - trägt die augenblickliche Sprechsituation, wie z.B. die Einschätzung der Erwartungen der

Hörer, die eigene momentane Stimmung etc. mit zur Gestaltung des vergangenen Geschehens bei der Übersetzung ins Hier und Jetzt bei.

Dies wußte schon Freud, sonst hätte er nicht die Technik entwickelt, die er manchmal anwandte, sich denselben Traum ein zweitesmal erzählen zu lassen - wohlwissend, daß es sich um 'denselben' Traum handelte. Denn das einmal erlebte Traumgeschehen kann in vielen Geschichten reaktiviert und erzählt werden. Freud erhoffte sich, in den Unterschieden der sprachlichen Darstellung, d.h. den Unterschieden der Auswahl aus den Gedächtnisinhalten, einen Spalt zu finden, der Licht ins Unbewußte fallen ließ.

Reaktivierung und Umsetzung von Gedächtnisinhalten beruhen also auf Interpretationen,die nicht zuletzt abhängig sind von den Schwingungen des Unbewußten in der augenblicklichen Situation. Der Arzt muß aus der Fülle der Verbalisierungsmöglichkeiten Auswahlen treffen. Und - so fährt Chafe fort: "The creative choices a speaker must make in the course of verbalization involve precisely this kind of interpretation" (Chafe, 1977, S. 41f).

Die Wahlmöglichkeiten liegen auf drei Ebenen, die jedoch nicht in drei Durchläufen bewältigt werden können, sondern gleichzeitig vonstatten gehen. Die Gedächtnisinhalte, die der Arzt erzählen möchte - Kraft u.a. (1978) sprechen von der 'kognitiven Geschichte' - werden nonverbal gespeichert und erst im Externalisierungsprozeß in Propositionen gefaßt.

1. Erinnerungen können zunächst in größeren Einheiten, sogenannten 'chunks' abgerufen werden. Sie betreffen die erste Ebene der Auswahl, nämlich die Schematisierung. Chunks entsprechen den einzelnen Episoden und

den Segmenten im Text, rekonstruiert und kenntlich gemacht durch die Absätze, deren Zustandekommen in Kapitel 3.2.3 beschrieben wurde.

2. Die nächste Ebene betrifft die bei Chafe (1977) 'framing' genannten Verfahren, auf der folgende Fragen beantwortet werden: Wie werden die handelnden Personen in Beziehung zueinander gesetzt? Welche Rollen werden ihnen zugeschrieben? Dies ist die Ebene, auf der die Darstellung der Aktanten als aktiv oder passiv vorgenommen wird und die Sprecherperspektive von Bedeutung ist. Daß die Sprecherperspektive Aufschluß über unbewußte Beziehungsverhältnisse geben kann, wird in Kapitel 5 noch ausführlich zu zeigen sein. In Beispiel (19) war dies ebenfalls schon deutlich geworden, ich zitiere:

"B (19) ... und da kam ein Satz/ und der hieß/ 'ähm mein Vater ist neulich g'storben/ und bei dem war des auch so'/ und was mich da dran gewundert hat/ war net äh/ daß es bei ihr so war/ wie bei ihrem Vater/ sondern daß es bei ihrem Vater so war/ wie bei ihr/ ..."

3. Dieses Beispiel, in dem die Perspektive durch die Wahl des grammatischen Subjektes erreicht wird, leitet über zur nächsten Ebene des Linearisierungsprozesses, auf der die lexikalischen und syntaktischen Kategorien gewählt werden müssen, mit deren Hilfe die Sätze sozusagen in den Rahmen gehängt werden können: Liegt mir näher zu sagen 'ein bißchen unglücklich' oder 'nicht sehr unglücklich'; spreche ich lieber von 'der Katze' oder 'dem Viech' etc.

Dr. H entscheidet sich in Fall 04/0 sehr bewußt für die Kategorie 'gutartig' statt 'bösartig', obwohl er in der Negativwendung letztendlich von 'bösartig' sprechen will bzw. muß:

B (21) "(045)aber ich hatt ihr gesacht/(046)also was da raus gemacht worden ist/(047)wär/(048)gutartig wär das nicht gewesen/.../(052)ah ich wollt auch net grad sagen/(053)des war bösartig/(054)ich hab's also so rum gesacht/(055)gutartig war's net" (Dr. H, 04/0).

Die Schwierigkeiten, die bei der Auswahl angemessener sprachlicher Kategorien, beim Codieren also entstehen, sind abhängig von der Art der Erfahrung, die es in Worte zu fassen gilt. Um die Einzigartigkeit bestimmter Beziehungen und Erfahrungen auszudrücken, die auch Unbewußtes verbergen und enthüllen sollen, reicht die diskursive, 'sachbezogene' Sprache oft nicht aus, häufig gerät der Sprecher in eine bildhafte Sprache, er verbalisiert mit szenischen Mitteln, um zu gewährleisten, daß die zahlreichen emotionalen Facetten und Konnotationen dessen, was er vermitteln und erreichen möchte, bei seinem Gegenüber auch ankommen. Dies steht von der Hörerseite her gesehen in guter Übereinstimmung mit Lorenzers Überlegungen zum szenischen Verstehen: "Die Interpretation darf sich nicht in der logischen Ordnung der 'Wortvorstellung' verlieren, sie muß sich durch Sprachzusammenhänge hindurch immerfort darauf ausrichten, wofür die Erzählfiguren stehen: auf Erinnerungsspuren, d.h. auf Szenen"(Lorenzer, 1983, S. 110). Die Interpretation muß sich auf das Verhältnis zwischen den an der Interaktion beteiligten Akteuren richten. "Auch hier: sie muß szenisch vorgehen. ... Sonst geriete das psychoanalytische Verstehen in den Sog der Sprachordnung und das heißt des Bewußtseins, es verlöre sein Ziel, das Aufspüren unbewußter szenischer Arrangements, aus dem Auge" (Lorenzer, 1983, S. 111). Deshalb liefert Lorenzers Feststellung, daß in psychoanalytischen Situationen "... die 'Natur des Gegenstandes' ... die Ausrichtung aufs Erzählerisch/Szenische immer schon gefordert (hat)" (Lorenzer, 1983, S. 111) ein weiteres Argument für die Untersuchung der E r z ä h l struktur.

Ich möchte an dieser Stelle, an der es um die Frage geht, 'wie kommt die Praxis in die Balint-Gruppe?' einige Überlegungen von Karl Bühler (1978, Erstaufl. 1934) darstellen zu den Möglichkeiten, mit Hilfe von Sprache auf Vergangenes Nicht-Sprachliches bzw. im Hier und Jetzt Stattfindendes zu verweisen. Seine Gedanken bilden eine weitere wichtige Grundlage zum Verständnis der verschiedenen Bezugsebenen, die in der Struktur von Falldarstellungen abgebildet werden.

4.2.2 Orientierung im Text. Das Zeigfeld der Sprache. Exkurs zu Karl Bühler

Bühler, der den Situationsbezug in die linguistische Theoriebildung eingebracht hat und den Sprecher als Subjekt der Sprechhandlung ebenso einbezog wie den Hörer als Adressaten, entwickelte sein Sprachkonzept (als Organon-Modell bekannt) am Begriff des Zeichens (vgl. auch Ehlich, 1979, S. 109ff). Das Zeichen ist nach Bühler "S y m b o l kraft seiner Zuordnung zu Gegenständen und Sachverhalten, S y m p t o m (Anzeichen, Indicium) kraft seiner Abhängigkeit vom Sender, dessen Innerlichkeit es ausdrückt, und S i g n a l kraft seines Appells an den Hörer, dessen äußeres oder inneres Verhalten es steuert wie andere Verkehrszeichen" (Bühler, 1978, S. 28, Hervorhebung im Original).

Ausgehend von der Zeichennatur der Sprache kommt Bühler zu einer weiteren wichtigen Unterscheidung, nämlich zwischen dem 'Zeigfeld der Sprache' und dem 'Symbolfeld der Sprache'. Demnach gibt es 'Zeigwörter', Symbole mit Signalfunktion - zu ihnen gehört alles Sprachlich-Deiktische, d.h. alles Hinweisend-Verweisende - und 'Nennwörter', Symbole im engeren Sinn, die ihre Bedeutungspräzision im synsemantischen Umfeld erfahren. Zeigwörter fungieren im Zeigfeld wie Wegweiser. Den Mittelpunkt des Zeigfeldes nennt Bühler die Origo des Zeigfeldes. An ihr sind drei Zeigwörter lokalisiert: 'hier', 'jetzt' und 'ich'. "Von dieser Origo ausgehend, steuert der Sprecher den Partner beim Sprechereignis. Die Origo ist dabei der Orientierungspunkt" (Ehlich, 1979, S. 114, Hervorhebung im Original).

ICH ist ursprünglich ein Zeigwort mit reflexiver Geste, ein Individualsignal

HIER ist ein Positionssignal

JETZT ist das Signal des Augenblicks

"Was 'hier' und 'dort' ist, wechselt mit der Position des Sprechers genau so, wie das 'ich' und 'du' mit dem Umschlag der Sender- und Empfängerrolle von einem auf den anderen Sprechpartner überspringt" (Bühler, 1978, S. 80). Das Zeigfeld ist das Kernstück, die bevorzugte Technik der anschaulichen Sprache.

Bühler unterscheidet dreierlei Modi des Zeigens, die drei Referenzsystemen entsprechen:

1. Demonstration ad oculos
2. Deixis am Phantasma
3. Verweis innerhalb der Rede, anaphorische Deixis

Zu 1. Bei der Demonstration ad oculos, dem "Zeigen am Anwesenden" (Bühler, 1978, S. 125) wird auf einen gemeinsamen Wahrnehmungsraum Bezug genommen, in dem Zeigobjekte, Sender und Empfänger der Zeiganweisungen beisammen sind. Dadurch kann das Gesagte direkt durch die Wahrnehmung ergänzt bzw. durch Gestik und Mimik in seiner Mehrdeutigkeit reduziert werden.

Der in der Balint-Gruppe vortragende Arzt beispielsweise macht auf seine Kollegen einen bestimmten Eindruck, der sinnlich wahrgenommen wird, und der die Rede für die Anwesenden ergänzt. Der Arzt wird e r l e b t .

Zu 2. Deixis am Phantasma, das "Führen und Geführtwerden am Abwesenden" (Bühler, 1978, S. 125) umfaßt das Wesen der Sprache im Kern, nämlich gerade auf Nicht-Hier, Nicht-Jetzt und auf abwesende Personen referieren zu können. Indem der Sprecher auf Abwesendes und Vergangenes verweist, bezieht er sich auf seine Erfahrungen und seine subjektive Vorstellungswelt; er versucht, den Hörer mittels Sprache daran teilhaben zu lassen. Der Hörer kann der 'Führung' des Sprechers nur mit seinem 'inneren', 'geistigen' Ohr bzw. Auge folgen und mittels seiner Phantasie die sprachlich geschilderten Situationen nachvollziehen. Der Hörer vergleicht das Besondere und Unbekannte der Erzählung in seinem Phantasieraum mit eigenen, ähnlichen Erfahrungen.

Durch Deixis am Phantasma wird eine manchmal sehr lebhafte "'Versetzung' bei durchaus gewahrtem Beisichbleiben" (Bühler, 1978, S. 134) erreicht. "Gleichnishaft gesagt, ist es entweder so, daß Mohammed zu dem Berg geht oder der Berg zu Mohammed kommt. ... Oft kommt das Vorgestellte, besonders wenn es sich um bewegliche Dinge wie Menschen handelt, zu uns, das heißt in die angegebene Wahrnehmungsordnung hinein und kann dort, wenn nicht gerade 'gesehen', so doch lokalisiert werden" (Bühler, 1978, S. 134). Hoch interessant ist auch die Sinnlichkeit, die Bühlers Sprachtheorie enthält, wenn er die Origo der Sehrichtungen, das anschauliche Hier, in Verbindung mit dem Körpertastbild 'wandern' läßt. Daß "jeder Versetzte das präsente Körpertastbild 'mitnimmt', bildlich gesprochen" (Bühler, 1978, S. 137), ist sicherlich ein wichtiger

Grund dafür, daß Sprache empathisch/sinnlich erlebt werden kann, so daß Verbalisierung sogar nicht zugängliche Affekte wiedererlebbar machen kann.

Bühlers Ausführungen speziell zur Deixis am Phantasma machen besonders deutlich, wie sich das allgemeine Sprachsystem, mit dem wir uns aufgrund seiner Allgemeingültigkeit verständigen können, verschränkt mit den eigenen Erfahrungen, d.h. mit individuellen Bedeutungsnuancen. Um die Orientierungshilfen des Sprechers, die er uns beim Führen am Abwesenden gibt, gebrauchen zu können, müssen wir auf Orientierungen in uns zurückgreifen. Wir können mit den sprachlichen Bildern, die er uns zeigt, nur dann etwas anfangen, wenn wir eine eigene Version davon in uns nachmalen, oder in Sprache gesagt, wenn wir uns auf das Gehörte einen Reim machen können.[10)]

Wie der Berg also zu Mohammed kommen kann, so kann eine bestimmte Episode aus der Praxis eines Arztes zu den Kollegen in die Balint-Gruppe kommen. Das von einem Arzt geschilderte konkrete Problem aus der Vergangenheit wird deshalb sprachlich vermittelbar und wieder aktuell, weil es jeder Hörer in der momentanen Gesprächssituation für sich aktualisiert. Daß durch solche Vermittlungen Mehrdeutigkeiten zustandekommen, liegt auf der Hand und wird in der Balint-Gruppe geradezu ausgenützt. Denn die Unstimmigkeiten, Diskrepanzen und Lücken sind es, die Gegenstand der Diskussion werden und neue Perspektiven eröffnen.

---

10) Flader und Grodzicki (1982, S. 162f) weisen darauf hin, daß beim psychoanalytischen Deuten zunächst auf etwas bisher noch nicht (so) Gesehenes hin-gedeutet wird. Das Deuten als sprachliches Zeigen könnte in Verbindung gebracht mit Deixis am Phantasma ein neues Licht auf den in der Psychoanalyse umstrittenen Punkt werfen, ob Deutungen als Konstruktionen oder als Rekonstruktionen wirken.

Zu 3. Im Bereich der anaphorischen Deixis geht es um das Verweisen innerhalb der Rede.[11] Die Funktion des Gedächtnisses erlaubt ja nicht nur, Sprache zu verstehen, sondern auch, sich Gesprochenes zu merken. Einmal eingeführte Namen können durch Pronomina ersetzt werden, zeitliche Relationen können bei eindeutigem Bezugspunkt kurz mit 'danach' oder 'davor' ausgedrückt werden etc. Neben dem anaphorischen Rückbezug gibt es natürlich auch kataphorische Ankündigungen von noch zu Sagendem wie "(062) und das war nämlich so gestern abend" (Dr. H, 13/0) oder 'folgendes' oder 'darauf komme ich gleich noch zurück'. Letzterer Verweis ist allerdings komplizierter, weil er neben dem kataphorischen Zukunftsmoment gleichzeitig ein rückverweisendes Signal enthält vom 'merk dir das, wir brauchen es gleich wieder'. Das Wirksamwerden aller drei Seiten von Deixis macht die Dynamik eines Textes aus.

Gerade in Fallberichten kann die Abfolge von Ereignissen von Belang sein, sowohl in bezug auf das thematische Hintereinander, als auch den Umgang mit der Zeit. Da der Arzt spontan erzählt, ist seine Darstellung nie genau chronologisch, vielmehr fällt ihm bei der Schilderung eines bestimmten Details vielleicht plötzlich ein Ereignis aus einer anderen Zeit ein. Um bei solchen Gelegenheiten den Hörer nicht zu verwirren, bedient sich der Arzt anaphorischer und kataphorischer Mittel.

---

11) Ehlich (1976) hat in Differenzierung Bühlers dem deiktischen Verfahren, mit welchem der Sprecher die Aufmerksamkeit seiner Zuhörer auf bestimmte (konkrete und abstrakte) Gegenstände lenkt, das anaphorische Verfahren gegenübergestellt, bei dem der Sprecher eine vorgängige Fokussierung beibehält. Anapher wird bei Ehlich also weniger textimmanent verstanden als bei Bühler (vgl. Wunderlich, 1982, S. 39).

4.2.3 Die deiktisch/referentiellen Bezugsebenen des Textes

Nun handelt es sich bei einem Fallbericht insofern nicht um eine einfache Erzählung, als der Falldarstellung nicht nur ein einzelnes Geschehen, ein erlebtes Ereignis zugrundeliegt, an dem der Arzt teilgenommen hat, sondern mehrere verschiedene Geschichten. Der Patient kommt mit seiner Lebensgeschichte in die Praxis. Teils auf Nachfragen des Arztes, teils von sich aus, erzählt er dem Arzt Ausschnitte aus seinem Leben. Seine Krankheit ist verwoben mit seiner Lebensgeschichte. Es kann sein, daß Ereignisse aus dem Bereich der zwischenmenschlichen Beziehungen des Patienten direkt ursächlich mit zur Krankheit beigetragen haben wie bei psychosomatischen Krankheiten im engeren Sinn, in jedem Fall aber wirkt die Krankheit zurück auf das Leben des Patienten und beeinflußt dieses. In seiner Begegnung mit dem Patienten ist der Arzt also sowohl auf selbst Erlebtes mit dem Patienten als auch auf Erzähltes von ihm angewiesen. Sein Wissen über den Patienten kann sich in mehreren Konsultationen ergänzt und zusammengefügt haben, es kann sich aber auch nur auf eine einzige Begegnung mit dem Patienten beziehen. Auf jeden Fall aber muß der Arzt seine Kollegen sowohl an seiner direkten Erfahrung mit dem Patienten teilhaben lassen,als auch an den vom Patienten erzählten Fakten und Episoden aus dessen Leben, die dann zu Geschichten aus zweiter Hand werden.

Diese Verhältnisse haben mich zu einer Einteilung der Texte bewogen, die ich im folgenden darstellen und begründen möchte. Meines Erachtens tragen die beschriebenen Linearisierungsaufgaben und der Exkurs zu den von Bühler herausgearbeiteten Zeigfunktionen der Sprache wesentlich zum Verständnis meiner Unterscheidung in drei verschiedene Bezugssysteme bei, auf die jeder Arzt in seinem Bericht referiert. Es sind dies:

1. Die Situation des Hier und Jetzt, in der sich der Arzt mit seinen Kollegen befindet, die Gruppensituation. Sie ist die erste "Ebene der Kommunikation" (vgl. Gülich, 1976, S. 229).

2. Die Situation der Praxis, in der sich der Arzt einmal oder mehrere Male mit seinem Patienten befunden hat. Sie ist die zweite Kommunikationsebene.

3. Situation aus der Patientenwelt, die der Arzt nicht aus eigener Anschauung kennt, die aber für seinen Patienten so bedeutsam waren, daß er dem Arzt in der Sprechstunde davon berichtet hat. Diese Lebensbereiche sind für den Arzt eine Region des 'außen', an denen ihn der Patient durch Deixis am Phantasma teilhaben läßt, und auf die er innerhalb der Praxis unter Umständen während der Konsultationen durch Deutungen indirekt Einfluß nehmen kann. Berichtet er in der Gruppe davon, so ergibt sich für die Zuhörer sozusagen eine Deixis am Phantasma zweiter Ordnung. Aber um die richtigen Deutungen finden zu können, braucht der Vortragende das Hier und Jetzt der Gruppe.

Ich habe alle Äußerungen aller Texte diesen Ebenen, die ich zunächst exemplarisch vorstellen möchte, zugeordnet, weil mir die Frage interessant erschien: auf welchem Schauplatz liegt das Hauptproblem des Patienten? Liegt es im Bereich der Praxis und betrifft direkt die Arzt-Patient-Beziehung, oder liegt es in der Außenwelt, d.h. im Lebensbereich des Patienten, zu dem der Arzt nur am Rande gehört? Die Antwort auf diese Frage hat mit der Art der Übertragungsbeziehung zwischen Arzt und Patient zu tun; in welcher Hinsicht, wird sich aber erst direkt anhand der einzelnen Texte zeigen lassen.

Daß sich bei der Zuordnung Uneindeutigkeiten und Schwierigkeiten ergeben müssen, ist offensichtlich, denn die

Ebenen sind zwar voneinander zu unterscheiden, nicht aber zu trennen. Dennoch ist eine solche Differenzierung nützlich, um der Komplexität der Texte gerecht zu werden. Selbstverständlich aber findet d i e g a n z e Rede im 'Hier und Jetzt' der Gruppensitzung statt, und a l l e s ist aus der Perspektive des Arztes gesagt. Aber der Arzt nimmt beim Sprechen verschiedene Rollen ein, die sich durch die Orte des Geschehens ergeben, von denen er spricht und an denen er in unterschiedlicher Weise engagiert ist. Für den Arzt herrschen von seinem Standpunkt aus in den verschiedenen 'Diskurs-Welten' (auf die hier als Kommunikationsebenen Bezug genommen wird) verschiedene Wahrnehmungsbedingungen, Rollenverteilungen, Erwartungen und Handlungsmöglichkeiten, die deutlicher werden, wenn ich die Zuordnungskriterien zu den einzelnen Ebenen selbst näher erklärt habe.

Ich beginne mit Ebene 2. Die Praxis ist der Ort, an dem sich der Arzt in seiner Berufsrolle befindet, Hier steht er mit dem Patienten in direktem Kontakt, hier stellt sich die Übertragungsbeziehung her. Der Arzt (be)- handelt, d.h. er untersucht, überweist, schreibt krank etc., und er spricht bzw. hört zu, wenn ihm der Patient von sich erzählt. Hier spielen sich sozusagen die 'Szenen' ab, in denen der Arzt als Fachautorität und Partner des Patienten 'Akteur' ist. Beide Kommunikationspartner befinden sich in einem gemeinsamen Wahrnehmungsraum, hören und sehen sich gegenseitig. Immer wenn sich der Arzt in seiner Rede auf eine konkrete Situation aus der Praxis bezieht, habe ich die Äußerung der Ebene 2 zugeordnet. Dies ist eindeutig, z.B. in folgender Sequenz:

B (22) "(092)und dann kam'n mit dr Zeit halt wieder irgendwelche harmlosen(2)/(093)oder wasn-Beschwerden(2)/ (094)immer et eigentlich ängstlich vorgetragen(2)/ (095)im vergangenen Herbst fing's an mit Hämorrhoiden

(2)/(096)ne die muß mr also schmieren(2)/(098)und Sitzbäder(2)/(099)und also alles mögliche(2)/(100)das kam immer in anderen Variationen(2)/(101)aber u und sie wollt halt partout geröntgt werden(2)/(102)und rektoskopiert(2)/(103)ich hab's net gemacht(2)/(104)i hab g'sacht(2)/(105)das sind Hämorrhoiden(2)/"(01/0). [12)]

Zu differenzieren ist aber in folgendem Beispiel:

B (23) "(052)und hatte also so verschiedene Beschwerden(2)/(053)sachte auch(2)/(054)sie sei schon vielfältig untersucht worden wegen vielfältiger Beschwerden(3)/(055) und hatte Kloßgefühl(2)/"(01/0).

Äußerung (054) wird zwar in der Praxis - in der Wiedergabe durch den Arzt gesagt, als Redewiedergabe betrifft sie also Ebene 2, inhaltlich bezieht sie sich aber auf einen Bereich außerhalb der Praxis, auf eine Situation, an der der Arzt nicht selbst Augenzeuge war, demnach auf Ebene 3. Die Frage erhob sich, wo können Äußerungen zugeordnet werden, die sich auf andere ärztliche Handlungen beziehen, letztendlich also ärztliche Praxen, in denen aber andere Ärzte als der Berichtende Einfluß auf den Patienten nehmen. Ich habe mich für folgende Regel entschieden: wenn z.B. eine Überweisung aufgrund einer Initiative des vortragenden Arztes geschieht, ordne ich die Äußerung Ebene 2, sozusagen 2' zu, dann ist die Kollegenpraxis bzw. die Klinik eine Art Verlängerung des ärztlichen Handelns in der Praxis, berichtet aber der Patient von Untersuchungen, die ohne das Wissen des jetzt behandelnden Arztes vorgenommen wurden, sei es, daß sie vor den jetzigen Konsultationen des Arztes lagen, sei es, daß sie aus Miß-

---

12) Da im folgenden alle Textbeispiele den auf S. 168 angeführten sechs Ersteinbringungen von Dr. H entnommen sind, ist bei Zitaten von nun an nur noch die Fall-Nr. angegeben.

trauen der Initiative des Patienten entsprachen, so habe ich sie Ebene 3 zugeordnet. Zu Ebene 2 (bzw.2') gehört dann folgende Sequenz:

B (24) "(043)aber weil ich das G'fühl hatte(2)/(044)die hat also Angst vor Hirntumor(2)/(045)oder MS(2)/(046) des hat sie auch g'sagt(2)/(047)hab ich se dann nochmal zum Neurologen geschickt(2')/(048)und der hat dann alles mögliche veranlaßt(2')/(049)und alles was man machen kann(2')/(050)einschließlich Computertomogramm (2')/(051)und da ist überhaupt nichts rausgekommen(2)/" (13/0).

Anders dagegen folgendes Beispiel; die Fremdbehandlung beruht auf einer Außenaktivität der Patientin selbst und gehört damit zu ihrer Außenwelt:

B (25) "(106)und wie ich aus'm Urlaub wiederkam(2)/(107) war sie in Urlaub gewesen(3)/(108)und da hat sich über irgendjemand anders also da hinschicken lassen(3)/(109) wo wo sowas dann auch gemacht wird(3)/"(01/0).

Dieses Beispiel enthält noch eine weitere Schwierigkeit, die in den Bewegungsverben liegt, denn diese beziehen sich ja genau auf die Überwindung der einzelnen Schauplätze, 'Ich gehe von zu Hause zum Arzt' meint eine Bewegung von Ebene 3 nach 2. 'Als ich vom Arzt nach Hause kam' impliziert eine Bewegung von Ebene 2 nach 3. Da man sich Bewegungsverben als Vektoren denken kann, die eine Bewegungsrichtung implizieren, habe ich alle Bewegungen zum Arzt hin, z.B. "(051) und dann kam se selber" (01/0) der Ebene 2 zugeordnet, alle Bewegungen vom Arzt weg "(025) ging dann von der Klinik auch direkt nach Waldkirch" (16/0) der Ebene 3.

Entsprechend habe ich Telefonanrufe behandelt: "(001) vor ungefähr anderthalb Jahren kam'n Anruf von meinem Patienten" (16/0) gehört demnach auf Ebene 2, denn der Patient möchte den Arzt in der Praxis erreichen.

Umgekehrt sind Äußerungen über Hausbesuche auch der Ebene 2 zugeordnet, denn es findet eine direkte Begegnung zwischen Arzt und Patient statt, und nur die Krankheit des Patienten verlangt, daß der Arzt den Patienten aufsuchen muß und nicht umgekehrt, z.B. in Fall 04/0:

B (26) "(142)ich geh da all alle paar Tage mal hin(2)/ (143)guck(2)/(144)wie's geht(2)/(145)spritz irgendwas (2)/(146)und mer unterhält sich(2)/"(04/0).

Auf <u>Ebene 3</u> referiert der Arzt auf Geschehnisse, die außerhalb seiner Wahrnehmung liegen, sich weder in der Gruppe, noch in der Praxis abspielen. Dem Patienten gegenüber befand sich der Arzt in der Rolle des Zuhörers; wenn er die gehörten Geschichten in die Gruppe trägt, so deshalb, weil er sie als relevant für das Krankheitsgeschehen des Patienten hält. Die Ereignisse und Beschwerden, von denen der Arzt erfährt, sind durch eine sprachliche Vermittlungsstufe gebrochen insofern, als die Informationen durch die Sichtweise des Patienten schon Verarbeitungen des Geschehens darstellen, welche der Arzt nun auf seine Weise bewertet und an die Kollegen weitergibt. Informationen aus der 'Patienten-Welt' sind teilweise sehr aufschlußreich, wenn man bedenkt, daß die Diagnose der pathogenen Objektbeziehung und der therapeutische Eingriff häufig anhand eines Vergleichs gelingen zwischen der Arzt-Patient-Beziehung im Hier und Jetzt und Konflikten, die der Patient aus seiner Lebensgeschichte erzählt hat. Ein typisches Beispiel für Ebene 3 ist das folgende:

B (27) "(083)er war auf der Messe--(3)/(084)und auf der Rückfahrt -- kam das wieder(3)/(085)er hat dann seine Frau fahren lassen müssen(3)/(086)-- auf der(-)/(087) da sind se von der Autobahn runter(3)/(088)auf der Landstraße ging's(3)/(091)dann mußten sie wieder ein Stück Autobahn fahren(3)/(092)und da kam dasselbe wieder(3)/(093)-- Schwindelzustände(3)/(094)Unsicherheit (3)/(095)und zwar immer nur in der Ebene(3)/"(05/0).

Auch solche Redewiedergaben werden Ebene 3 zugeordnet, die nicht explizit als Reden des Patienten gekennzeichnet sind, sondern vom Arzt übernommen werden, obwohl er die Inhalte natürlich vom Patienten haben muß, z.B.:

B (28) "(109)die Mutter besucht sie als mal(3)/(110)setzt sich da drei Stund hin(3)/(111)und erzählt ihr des auch (3)/(112)'ja du nimmst ja ab'(3)/(113)'ja was is denn mit dir los'(3)/(114)'das muß doch was Krebsigs sein' (3)/"(04/0).

Betrachtet man die Ebenen als 'Orte', an denen sich Ereignisse abspielen, die für die Arzt-Patient-Beziehung relevant sind, so ist Ebene 1 - das Hier und Jetzt in der Gruppe - der Ort, an dem der Arzt wie in Kapitel 4.2.1 beschrieben, die Auswahlen aus seinem Wissen trifft und formuliert. Während er sich und den Kollegen Vergangenes zu vergegenwärtigen sucht, muß er sozusagen eine Ich-Spaltung vornehmen und seiner Rede selbst auch zuhören, um mit zu überprüfen, ob die Geschichte in sich stimmig und nachvollziehbar ist. Ebene 1 kann als 'mentaler Ort' der Reflexionen des Arztes betrachtet werden. Dieser Ebene sind solche Äußerungen zugeordnet, mit denen der Arzt gewissermaßen aus dem Fluß der Erzählung explizit aussteigt und sich an die Kollegen wendet. Er, der sich in seinem Fallbericht als Partner des Patienten schildert, ist im Hier und Jetzt der Gruppe ein Kollege, wie die anderen Teilnehmer auch, der das von ihm selbst gelieferte Material ebenfalls kommentiert, interpretiert und der mitdiskutiert. Ebene 1 sind verschiedene Informationen zugeordnet:

a) relativierende Äußerungen, die in jedem Text vorkommen wie 'ich glaub' oder 'ich weiß net mehr genau', aber auch direkte Bezeugungen von Sicherheit 'ich weiß genau'. Auch kann der Arzt allgemeine Kommentare zum Gesagten geben wie in

B (29) "(013)ich hab se deshalb untersucht(2)/(014) wie mer des macht(1)/(015)wenn jemand neu kommt(1)/" (04/0),

oder z u s a m m e n f a s s e n d e S c h l u ß - f o l g e r u n g e n aus einer Episode ziehen, z.B.:

B (30) "(087)da sind se von der Autobahn runter(3)/(088) auf der Landstraße ging's(3)/(089)wenn er sich anspannen muß um Kurven rum(1)/(090)dann geht's(1)/ (091)dann mußten sie wieder ein Stück Autobahn fahren(3)/(092)und da kam dasselbe wieder(3)/"(05/0).

Der Arzt kann außerdem H e r v o r h e b u n g e n in expliziter Formulierung anbringen wie in Fall 04/0 z.B.:

B (31) "(101)sie hat dann immer erzählt(2)/(102)die Nachbarn würden da sagen(3)/(103)'ja wie siehst 'n du aus'(3)/(104)'ja das muß ja was Krebsigs sein'(3)/ (105)ne, sagen die Nachbarn(1)/.../(108)da wird also hart gesprochen gell(1)/"(04/0).

Äußerung (105) soll für die Kollegen eine Betonung sein, Äußerung (108) ein Kommentar. Und schließlich kann der Arzt sich auf Ebene 1 selbst kritisieren: "(131) das war nur ganz wenig Balint-artig (1)/(13/0).

b) Ebene 1 enthält darüber hinaus alle d a s G e - s p r ä c h s t e u e r n d e n Ä u ß e r u n g e n . Im Hier und Jetzt kann der Arzt den Aufbau seiner Rede kontrollieren, indem er die non-verbalen Reaktionen seiner Kollegen registriert. Er kann bis zu einem gewissen Grad Langeweile, Mißmut oder Verständnisschwierigkeiten wahrnehmen und sich entsprechend korrigieren. Mit Äußerung

B (32) "(170)darf ich noch eins dazu sagen(1)"(13/0)

muß der Arzt z.B. eine Anstrengung machen, um das Wort noch einen Augenblick zu behalten, weil er offensichtlich spürt, daß die Kollegen nach Diskussion drängen.

B (33) "(014)ich red jetzt also auch von ihr(1)"(05/0)

enthält eine nachträgliche Klarstellung, über wen gesprochen wird, weil der Arzt wohl gemerkt hat, daß seine pronominale Referenz nicht mehr eindeutig ist, d.h. es ist nicht mehr sicher, ob er sich auf den Patienten, dessen Frau oder auf beide bezieht, so daß es einer Klarstellung bedarf. Eine andere Art von Selbstkorrektur ist die folgende: Die Ankündigung einer Episode mit '(020) ähm - ungefähr vor am halben Jahr' endet im Abbruch, die Sequenz geht folgendermaßen weiter

B (34) "(021)ach na(-)/(022)ich glaub(1)/(023)ich muß an bißl was dazu sagen(1)/"(05/0).

Der Arzt gibt zu verstehen, daß er seinen begonnenen Erzählplan ändern will, weil ihm scheint, daß er noch nicht genug Hintergrund zum Verständnis des Angekündigten gegeben hat. Dies holt er nun nach.

Grammatische Floskeln wie 'das heißt', 'so in dem Stil' oder 'sag'n wir mal' sind ebenfalls Ebene 1 zugeordnet, sowie alle expliziten Verweise im Text, also alle anaphorischen und kataphorischen Äußerungen, sofern sie eigene Äußerungen bilden wie:

B (35) "(028)des muß ich vorausschicken(1)/"(09/0) oder "(062)und des war nämlich so gestern abend(1)"(13/0) oder "(079)äh so das ist das eine(1)"(09/0).

c) Und schließlich gehört noch auf Ebene 1 der G e g e n -

w a r t s b e z u g des Fallberichtes, der meist am Ende geleistet wird, wenn sich der Arzt am Schluß seiner Darstellung an die Kollegen wendet z.B. mit einer Bemerkung wie in Fall 01/0:

B (36) "(176)un des wär's eigentlich(1)/(177)jetzt wart ich auf's nächste(1)/"(01/0).

Äußerung (176) bildet den kataphorischen Abschluß des Berichtes, der Anschluß ans Hier und Jetzt wird in Äußerung (177) geschaffen.

In Fall 05/0 lautet der Gegenwartsbezug

B (37) "(161)und ich komm net damit(1)/(162)ich ich komm net damit zurecht(1)/(163)ich weiß jetzt net (1)/(164)was ich da machen soll(1)/" (05/0).

Obwohl ich mich um Differenzierung bemüht hatte, gab es doch noch Äußerungen, für die mir diese drei Ebenen nicht zutreffend zu sein schienen, zum einen abgebrochene Äußerungen, die wegen ihrer Offenheit nicht zuordenbar sind, diese habe ich mit (-) versehen, und dann Äußerungen, die allgemeine Aussagen über den Patienten enthalten, welche teilweise die Zeit und die Schauplätze überspannen, allgemeine anamnestische Aussagen also. Um nicht mit den Gesetzen der formalen Logik in Konflikt zu kommen, habe ich sie nicht Allaussagen genannt, sondern mit <u>Ebene 0</u> signiert. Fall 04/0 soll dafür ein Beispiel geben:

B (38) "(001)des is ne Patientin(0)/(002)ungefähr achtundfufzig Jahre(0)/(003)und die hat ein metastasierendes Colon-CA(0)/(004)und das nähert sich also dem dem Endstadium(0)/(005)sagen wir mal(1)/(006)und davor hab ich also ja etwas Bammel(1)/(007)und deswegen wollt ich's eigentlich erzählen(1)/.../(086)ah es ist ne Kriegerwitwe(0)/(087)der Mann ist(0)/(088)glaub ich(1)/(087) 41 gefallen(0)/(089)zwei Söhne(0)/(090)Jahrgang 39(0)/ (091)und 37(0)/(092)verheiratet am gleichen Ort(0)/" (04/0).

Auch reine Zeitangaben sind mit (O) signiert, wie

B (39) "(133)und dann war also Weihnachten(O)/(134)und im Dezember war's im Dezember(O)/"(O1/O).

Es liegt an der Art der Daten, wenn doch immer wieder Äußerungen im Text zu finden sind, die nicht eindeutig zuordenbar sind. Während es bei konkreten Ereignissen klar ist, auf welcher kommunikativen Ebene sie spielen, stößt man bei raum/zeitlich nicht festmachbaren Äußerungen, z.B. Erfahrungen des Sprechers oder Wertaussagen, immer wieder auf Grenzfälle. Vielleicht wäre es eine lohnenswerte Aufgabe, eindeutige linguistische Kriterien herauszuarbeiten, solche stehen aber im Moment nicht zur Verfügung und können auch nicht rasch erarbeitet werden; z.B. hat sich der Gebrauch des Präsens nicht als sicheres Kriterium erwiesen, um eine Äußerung der Ebene 1 zuzuordnen, denn historisches und szenisches Präsens kommen auch in solchen Episoden vor, die sich in der Vergangenheit in der Praxis oder im Leben des Patienten ereignet haben. Oder eine immer wiederkehrende Äußerung des Arztes 'ich hatt' den Eindruck' steht in einem Vergangenheitstempus, bezieht sich auf einen Eindruck aus der Praxis und ist damit Ebene 2 zugeordnet, obwohl anzunehmen ist, daß der Arzt diesen Eindruck immer noch hat. Das gewählte Tempus gibt also gewisse Anhaltspunkte für die Signierung, die letzte Entscheidung muß aber zusammen mit weiteren Merkmalen der Äußerung getroffen werden.

So habe ich mich entschlossen, über die dargestellten Überlegungen zur Zuordnung hinaus vor allem in Grenzfällen, der Intuition und dem Sprachgefühl Raum zu lassen. Außerdem wurde jeder Text in mehreren Durchgängen signiert und gegebenenfalls korrigiert, und bei nicht eindeutigen Äußerungen hatte ich Gelegenheit mit 'kompetenten Sprecher/Hörern' zu diskutieren, die in meine methodischen Gedankengänge eingeweiht waren, so daß die letzte Entscheidung auf einer Art Rating-Verfahren beruht. Jeder der empirisch mit Texten arbeitet, wird mir zustimmen, daß lebendige, gesprochene Sprache den Forscher permanent vor nicht eindeutige Phänomene stellt, die nur zu vermeiden sind, wenn man mit ausgewählten Beispielen arbeitet, die fein säuberlich die Grenzfälle aussparen, dann aber auch keine Aussagen erlauben über Sprache, wie sie wirklich gesprochen wird.

Der Wert dieser Einteilung liegt im Bewußtmachen der Tatsache, daß es neben bzw. in der vertikalen Äußerungsabfolge des Linearisierungsprozesses in der Erzählzeit noch eine Breitendimension gibt, eine h o r i z o n t a l e Abbildung der Schauplätze des Geschehens und deren Wechsel über die erzählte Zeit hinweg. Dabei verstehe ich unter erzählter Zeit die Zeit, die der Sprecher zum Erzählen der Geschichte benötigt, bei Fallberichten ca. 10 bis 15 min, während mit Erzählzeit die ganze Zeitspanne gemeint ist, auf die referiert wird ; dies können mehrere Jahre sein. Macht man sich diese drei Bezugssysteme des Textes bewußt, so entfaltet sich die Breitendimension als Verschränkung verschiedener Handlungsstränge beim Hören bzw. Lesen der Texte allmählich für die innere Vorstellungskraft, und man fühlt sich im Sinne Bühlers in die verschiedenen geschilderten Episoden hineinversetzt, und der Text gewinnt an Plastizität. Auch wird im nächsten Kapitel noch zu zeigen sein, welche wichtige Bedeutung diese Kommunikationsebenen bei der Untersuchung der Redewiedergaben im Text haben.

Ich möchte nun anhand von drei Abschnitten aus Fall 13/0 veranschaulichen, wie ein Text aussieht, der in diese Ebenen eingeteilt ist.

Im Anschluß daran wird in der Abbildung auf S. 208 der Versuch unternommen, den Weg zu veranschaulichen, den das innere Bild der Situation mit dem Patienten im Arzt nimmt, bis es über Textproduktions- und Rezeptionsprozesse wieder verbildlicht in der Vorstellung der Kollegen 'am Phantasma' erscheint.

Fall 13/O, Blatt 1 Signierung (O) und (-)	1. Kommunikationsebene Gruppe (1)	2. Kommunikationsebene Praxis (2) bzw. (2')	3. Kommunikationsebene Patientenwelt (3)
		I.(001)ja die Patientin war eigentlich ziemlich oft bei mir/	
	(002)ich kann trotzdem eigentlich nur im im Grunde sehr wenig erzählen/(003) sondern meistens nur äußere Sachen/		
(004)ähm im vergangenen Jahr/(005)die wohnt nicht hier/(006)37 Jahr/(007) sehr blaß/(008)sehr gehemmt/(009)so ganz unauffällig/(010)unscheinbar/(011)von hübsch keine Spur/(012)ja(verheiratet)/(013)ein Kind/ (014)elf Jahr/			
	(015)ich glaub/		
(016)ein Bub/(017)ähm kaufmännische Angestellte/			
	(018)ich glaub/		
			(019)die einzige Angestellte bei so'm Versicherungsvertreter/(020)schafft in einer umgebauten Autogarage/
		(021)und beschwert sich immer drüber/	
			(022)daß er wie an Wilder qualmt/
		(023)den Mann hab ich mal g'sehn/(024)wie er'n Rezept geholt g'habt hat/	
(025)so an richtiger/ (026)deftiger/(027) stämmiger/(028)schwäbischer Handwerker/			

13/O Blatt 2

(O) und (-)	(1)	(2) bzw. (2')	(3)
		(029)hab ich den Eindruck g'habt/	
		II.(030)ähm die Frau kam mit abdominellen Beschwerden vor'm Jahr/(031)und da hat man lang hin und her untersucht/(032) und dann hinterher hatt' ich sie auch nochmal an paar Tage in 'r/(033)in der medizinischen Klinik/(034)haben sie ihr dann noch die Leber punktiert/(035) das war alles net doll/	
(036)und do(-)			
		(037)un un von ah dem Bauch is jetzt auch gar net mehr die Red/(038)statt dessen ist aber ungefähr so all vier Monat von Schwindel die Red/(039)von dem Kopf/(040)und was ganz Schlimmem/(041)ich hab's mir eingehend untersucht/(042)hab gar nichts gefunden/(043)aber weil ich das Gefühl hatte/(044)die hat also Angst vor Hirntumor/(045)oder MS/(046)des hat se auch gesagt/(047)hab ich se dann nochmal zum Neurologen geschickt/(048)und der hat dann alles mögliche veranlaßt/(049) und alles was man machen kann/(050)einschließlich Computertomogramm/(051)und da ist überhaupt nichts rausgekommen/	
		III.(052)aber des ging mit den Schwindeln wieder weiter/(053) Klagen/(054)diffus/(055)kommt oft/(056)muß dann irgendwie	

(O) und (-)	(1)	(2) bzw. (2')	(3)
		zugesprochen bekommen/(O57)es wär jetzt untersucht/(O58)und 's wär ja erfreulicherweise nix gefunden worden/(O59)und dann/	
(O60)heut morgen/(O61) heut abend heut abend/			
	(O62)und des war nämlich so gestern abend/		
		(O63)wir haben keinen Sonntags-dienst/(O64)da rief die an/	
	(O65)das heißt/		
		(O66)der Mann rief an/(O67)der Mann rief an/	
(O68)gestern abend ein-mal um neun/(O69)und einmal um halb elf/			
			(O70)ja also sie liegt im Bett/(O71)und sacht/(O72) ah sie müsse wohl sterben/ (O73)'s is was im Kopf ge-platzt/
		(O74)und da hat meine Frau gesagt/(O75)erstens hab mr kein Dienst/(O76)und zwei-tens gehört Ihr Ort gar net zu unserm Sprengel/(O77)da müssen Sie sich nach dem für Ihren Ort zuständigen Sonn-tagsdienst umsehen/(O78)und dann rief er nach anderthalb Stund nochmal an/(O79)und hat dasselbe wieder gesagt ge-kriegt/"	

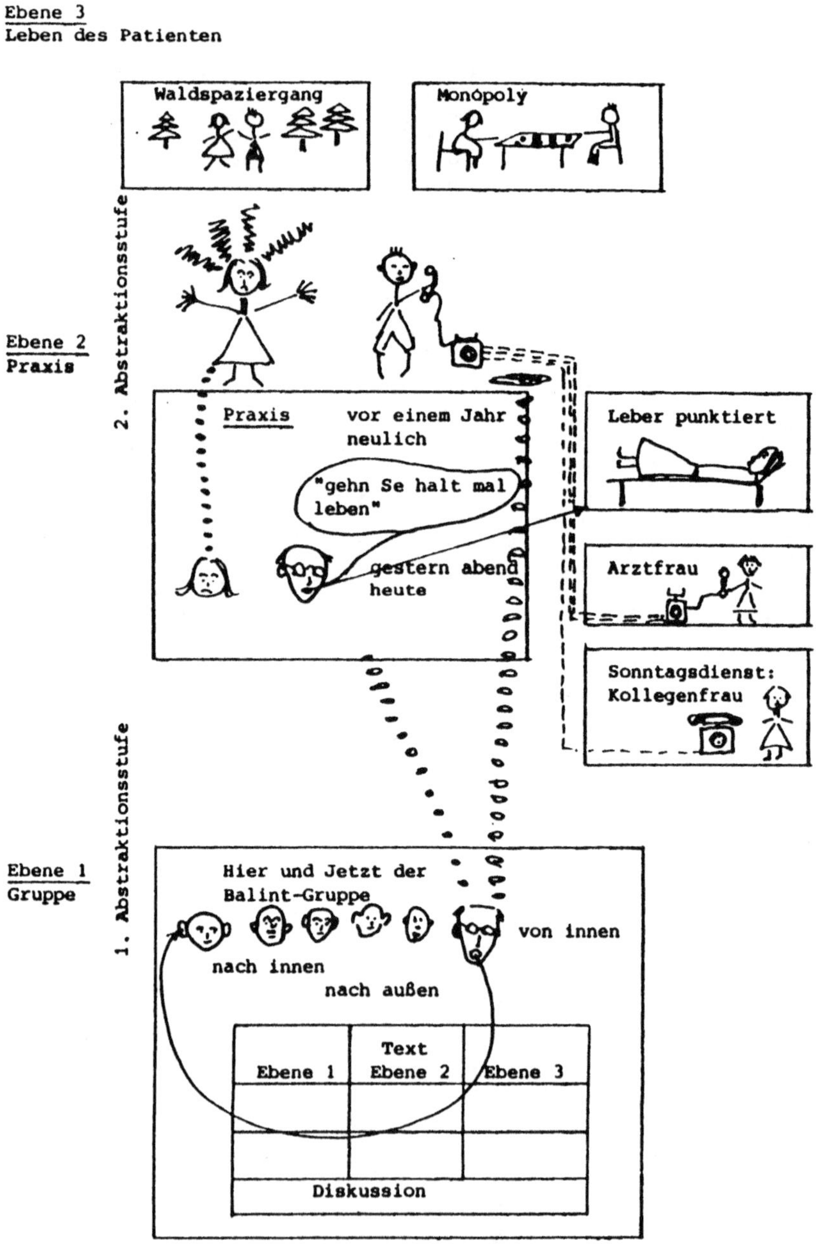

Praxis: neue Begegnung mit dem Patienten
Gruppe: Nachtrag
Teillösungen

Diese drei Kommunikationsebenen, die im Fallvortrag des Arztes relevant sind, bezeichnen gleichzeitig Abstraktionen von sinnlichen Wahrnehmungsmöglichkeiten der Beteiligten. Außerdem lassen sie sich in Verbindung bringen mit den allgemeinsten Sprachfunktionen, nämlich zwischen Außen- und Innenwelt zu vermitteln und Ich/Hier/Jetzt zu verknüpfen mit Nicht-Ich/Nicht-Hier/Nicht-Jetzt:

1. H i e r (in der Gruppe) bezieht sich der vortragende Arzt auf D o r t in der Praxis und auf ein anderes D o r t im Leben des Patienten.

2. H e u t e (in der Gruppe) bezieht sich der vortragende Arzt auf G e s t e r n , vorgestern ... vor einem Jahr in der Praxis bzw. im Leben des Patienten.

3. Die Wahrnehmung und Verarbeitung von I n n e n und A u ß e n durch den Patienten wird in seiner Rede zum Z w i s c h e n zwischen Arzt und Patient. Und die Rede des Patienten wird zusammen mit anderen Wahrnehmungen und Erfahrungen des Arztes zu einem Eindruck, zu einem I n n e n des Arztes (in der Praxis). In der Gruppe ge ä u ß e r t , vermittelt die Rede seinen Eindruck, der sich wiederum i n den Kollegen niederschlägt und dort zu deren I n n e n verändert wird.

H i e r in der Gruppe ist der Arzt ein gleichberechtigt Lernender, d o r t in der Praxis ist er eine kompetente Fachautorität. I n n e n im Patienten sind Vorstellungsbilder, die verknüpft sind mit seinen früheren Erfahrungen. Z w i s c h e n ihm und dem Arzt werden diese Phantasien zu Worten. I m Arzt werden sie wieder zu Bildern, aber zu s e i n e n , 'zu 'ärztlichen' Bildern.
So ist die Sprache als das Z w i s c h e n ein allge-

meines öffentliches System; sobald sie aber zu einem jeweils I n n e n wird, gerinnt sie zu etwas Individuellem, wird sie zur Sprachvorstellung des einzelnen.

Ich möchte mich an dieser Stelle mit der Einführung der Kommunikationsebenen begnügen, da das nächste Kapitel der Formulierung der Texte in einzelnen gewidmet ist, so daß dort Raum sein wird, den empirischen Wert der Kommunikationsebenen genauer zu erhellen und ihre Belegung in jedem Text zu betrachten.

4.3 Funktionale Aspekte der Textstruktur

Da Fallberichte nicht wie z.B. literarische Erzählungen zu einem ästhetischen Zweck, sondern in einem psychodiagnostisch/-therapeutischen Zweckzusammenhang stehen, möchte ich nun auf die funktionalen Aspekte der Texte kommen, die sich aus der Hauptfunktion der Tätigkeit des Berichtens und Erzählens als "Erfahrungsrekapitulation für andere" (Ludwig und Wolff, 1978, S. 17) ergeben. Dabei werde ich von den schon als "klassisch" bezeichneten (Kraft u.a., 1977, S. 289; Quasthoff, 1980, S. 30) fünf Analysekategorien von Labov und Waletzky (1973)

- Orientierung
- Komplikation
- Evaluation
- Auflösung
- Coda

ausgehen. Obwohl diese Kategorien schon vielfältig auch kritisiert wurden (am ausführlichsten bei Quasthoff, 1980), erweist sich die Einteilung von Labov und Waletzky meines Erachtens als hilfreiche Grundlage zur Betrachtung von erzählten Texten, so daß ich sie benütze und gegebenenfalls die Kritikpunkte mit einbeziehe.

Eine etwas offenere Kategorisierung legen van Dijk u.a. (1973) vor. Sie fordern von einer Erzählung als Abfolge von Ereignissen drei semantische Repräsentationen:

" 1. die Beschreibung des Anfangszustandes
2. die Beschreibung des Übergangs
3. die Beschreibung des Endzustandes" (van Dijk u.a., 1973, S. 66).[13)]

Auch diese Autoren gestehen zu, daß die fünf Kategorien von Labov und Waletzky etwa den Hauptphasen eines narrativen Textes entsprechen. "Die Einführung spezifiziert den Anfangszustand von Menschen(gruppen) und/oder Situationen. Die Komplikation spezifiziert ein oder mehrere Ereignisse, die diesen Zustand (oft negativ) verändern. Die Konfrontation könnte als Versuch umschrieben werden, die Komplikation durch die Intervention eines oder mehrerer Aktanten (Agentes) aufzulösen. Die Auflösung spezifiziert die Folge dieser Handlungen, z.B. in einer Bewertung der Handlungen. Die Konklusion erläutert den Endzustand. ... Die oben eingeführten fünf Kategorien der 'Globalstruktur' eines narrativen Textes spezifizieren in ihrer linearen Anordnung das, was man die 'kanonische Form' eines narrativen Textes nennen könnte. Die kanonische Form besagt nichts über die Länge der verschiedenen Teile, sie besagt weiterhin nichts über die Möglichkeit,

13) Auch Ludwig und Wolff (1978, S. 17) halten die Beschreibung einer Veränderung, eines Übergangs von einem Zustand in einen anderen für wesentlich beim Erzählen.

andere funktionale Teile hinzuzufügen oder zu tilgen, bzw. über die Einbettung einer weiteren Globalstruktur in einen oder mehrere dieser Teile" (van Dijk u.a., 1973, S. 70).

Besonders die Kennzeichnung dieser narrativen Form als kanonisch, welche eine gewisse Variationsbreite in der Ausnützung der Kategorien zuläßt, möchte ich für unsere Texte hervorheben, weil ich nicht auf die Erstellung einer sogenannten 'Normalform eines Ablaufschemas' für Falleinbringungen aus Balint-Gruppen hinaus möchte, wie sie von Giesecke (1979) und Giesecke und Rappe (1981; 1982) als Idealstruktur entwickelt wurde, und vor deren Hintergrund jede Abweichung als "Verstoß" und als "Interaktionskrise" (Giesecke, 1979, S. 211) zu bewerten ist. Mir geht es vielmehr darum, die Folge von Textabschnitten, die in ihrer Breitendimension beschrieben wurden, nun zu funktionalen Einheiten zusammenzufassen, welche sowohl Anhaltspunkte über die Textproduktion geben, als auch die rekonstruierende Textrezeption beeinflussen. Was bedeutet es z.B., wenn in Fall 04/0 ((086)-(092)) und in Fall 05/0 ((145)-(149)) Informationen, die üblicherweise zum Orientierungsteil gehören, mitten im Text nachgeliefert werden?

Auf einer erzähltheoretischen Ebene bedeutet es zunächst, "... daß die Elemente der Struktur eines Erzähltextes ... nicht kategorial, sondern relational aufgefaßt werden müssen" (Quasthoff, 1980, S. 127). Doch nun zu den Einheiten:

Labov und Waletzky bezeichnen den <u>Orientierungsteil</u> einer Erzählung als Rahmen mit der Funktion, den Zuhörer in bezug auf Person, Ort, Zeit und Handlungssituation zu informieren. Teile dieser Funktion erübrigen sich in unserem

Material durch das Setting der Balint-Gruppe, da alle Hörer auf einen Fallbericht eingestellt sind. So wird es als angemessen empfunden, wenn der Arzt mit dem direkten Artikel 'd i e Patientin' beginnt, d.h. auf eine bestimmte Patientin fokussiert, weil keine anderen Personen erwartet werden. Fast alle Texte beginnen mit der Angabe von 'Personalien', was sich im Laufe der ersten Sitzungen der Balint-Gruppe entwickelt hat, nicht zuletzt durch eine explizite Intervention durch den Gruppenleiter in der 15. Sitzung, in der er auffordert, zunächst einige Angaben zur Person zu machen.

In der Komplikation wird nun das 'erzählenswerte' akute, wenn auch meist implizite Problem des Arztes mit seinem Patienten als Abfolge von Ereignissen entwickelt. Könnte man die Orientierung von den verwendeten sprachlichen Darstellungsmitteln her eher als berichtend bezeichnen, so lassen sich im Komplikationsteil Ausdrucksmittel finden, die den formalen Anforderungen für das Erzählen im engeren Sinn entsprechen: szenisch vorführende Darstellungen, evaluativ expressive Sprachformen, direkte Rede, Nachahmung der dargestellten Personen, historisches Präsens etc. Uta Quasthoff spricht von 'Aktionsstil', von Ausdrucksmitteln mit Hilfe derer sich der Sprecher exponiert. Sie schreibt: "Das Exponieren des Erzählers beim Erzählen von Geschichten liegt also in der relativ geringen Distanz zwischen Erzähler und Protagonisten in der Geschichte, in dem relativ ungeschützten agierenden Ich des Agenten. Im Erzählen 'gibt' man mehr 'Persönliches' von sich 'preis' als im Bericht etwa. Natürlich hängt der Grad dieser 'Preisgabe' auch vom Inhalt der Erzählung ab, also von der Rolle, die der Agent in der Geschichte spielt" (Quasthoff, 1979, S. 117).

Am meisten exponiert sich der Arzt durch sein Handeln

und durch seine sprachlichen Interventionen dem Patienten gegenüber auf Ebene 2, weil dort das "inszenierte Zusammenspiel" (Lorenzer, 1983, S. 114) dargestellt ist.

In unseren Texten lassen sich zwei Arten auffinden, die Komplikation darzustellen, die übrigens immer auch eine Komplikation zwischen Arzt und Patient meint.

1. Sie ist enthalten in einer Ereigniskette mit sich wiederholenden, gleich negativ endenden Episoden, wie in Fall 01/0 und 13/0. Dieser Wiederholungscharakter ist für Falleinbringungen aus Balint-Gruppen sehr typisch. Meistens wird ein Fall dann berichtet, wenn die repetitiven Mißerfolge auf eine akute Zuspitzung zugelaufen sind, die in Fall 01/0 und 13/0 vom Erleben des Arztes ausgeht.
2. Die Komplikation besteht in einer für den Arzt im Augenblick der Erzählung noch nicht klar verstandenen Verzahnung aus Daten aus der Lebensgeschichte und Befunden aus der Praxis. Hierunter fallen die Fälle 05/0 und 09/0.

Die Fälle 04/0 und 16/0 möchte ich aus dieser Einteilung ausnehmen, da der Umgang mit vital bedrohten Patienten ein ganz besonderes Problem darstellt, so daß auch die Komplikation im Text speziell durch den Umgang mit Lebensbedrohung oder gar Tod von einer Hilflosigkeit geprägt ist, die in existentieller, nicht in psychischer Realität begründet liegt.

Zu 1. An diesen Wiederholungen sind gleichbleibend in den Fällen 01/0 und 13/0 die diversen Beschwerden dieser Patientinnen, die trotz zahlreicher Untersuchungen nie zu einem medizinischen Befund führen. Aber, so Thorner (1982), wiederholte Ereignisse sind nicht identisch. Das Unausdrückbare liegt in der Variation, in der minimalen Differenz desselben. Und tatsächlich verschieben sich die Beschwerden von vorn oben bis hinten unten (Fall 01/0) bzw. von Bauch bis Kopf (Fall 13/0), und der Arzt zieht Spezialisten hinzu, er variiert die Methoden, wenn auch nicht die Dimension. Die Komplikation in diesen Fällen liegt also darin, daß das Neue im Alten vom Arzt nicht erkannt wird und damit auch nicht auf eine neue Ebene der Betrachtung gehoben werden kann.

Zu 2. Die Komplikation vom Typ 2 enthält eine Unsicherheit des Arztes, speziell aus den vom Patienten gehörten Episoden aus dessen Leben praktische Schlüsse für Diagnose und Therapie zu ziehen. Betrachtet man die Diagnose im Sinne der Objektbeziehungspsychologie als Argumentation (an der nicht nur rationale, sondern auch szenische 'Argumente' beteiligt sind), so kann manchmal eine ganze Episode als ein Argument verstanden werden, dessen Stellenwert dem Arzt innerhalb seines diagnostischen Suchprozesses aber noch nicht klar ist, z.B. in Fall 05/0. Der Arzt findet die Träume des Patienten relevant genug, um sie in der Gruppe zu erzählen, sie führen ihn auch zu Nachfragen über die primären Bezugspersonen, aber um eine scharfe Hypothese formulieren zu können, reicht sein Wissen nicht aus. Auch in Fall 09/0 kann der Arzt die Bedeutung des Besuchs der Ehefrau in der Praxis nicht ohne die Hilfe der Gruppe erfassen. Die Ehefrau tritt hier real auf, ihr Besuch hat aber eine ähnliche Funktion wie sonst vom Patienten selbst erzählte Episoden aus seinem Leben.

Vermutlich würde er sonst auch einen solchen Fall nicht vortragen, da gelingende Behandlungen nicht der Diskussion in der Gruppe bedürfen. Alle vorgetragenen Fälle sind Problemfälle, und in allen hat der Arzt eine Voraussetzung erfüllt, nämlich ein Problembewußtsein entwickelt zu haben.

Eben dieses Wissen um ein Problem,eine Komplikation, macht das 'Erzählenswerte' der Geschichte aus. Dieses Kriterium für 'erzählenswert' wird bei Kraft u.a. (1977) unter informationsverarbeitendem Aspekt als Widerspruch zwischen Plan und Realität herausgearbeitet, welcher zu kollidierenden Handlungsplänen führt, und als Bestimmungsstück der Komplikation gilt. "Einer der komplikativen Aspekte besteht darin, daß dieser Teil (eben die Komplikation, J. G.-J.) in zwei Quasiblöcke aufgetrennt werden kann, die den beiden kollidierenden Handlungsplänen entsprechen. Diese können mittels handlungstheoretischer Kriterien (z.B. Handlungsträger, -funktion) ermittelt werden" (Kraft u.a., 1977, S. 302). Obwohl bei Kraft u.a. kollidierende Pläne in ein und derselben Person gemeint sind, ausgelöst etwa durch Überraschungen, Handlungshindernisse etc,. bietet die Objektbeziehungspsychologie, die ja davon ausgeht, daß geronnene Beziehungsstrukturen die Persönlichkeitsstruktur bilden, gute Anhaltspunkte dafür, daß sich diese Kollisionen auch z w i s c h e n Arzt und Patient abspielen, vor allem dann, wenn es dem Arzt nicht gelingt, sich aus einer ihm zugewiesenen Gegenübertragungsrolle zu distanzieren. Dann werden die kollidierenden, d.h. konflikthaften Handlungspläne im Patienten agiert und als kollidierende Einschätzungen der subjektiven Realität des Patienten empfunden und zwischen Arzt und Patient ausgetragen.

Ein Beispiel - ein Ausschnitt aus Fall 13/O - soll an dieser Stelle als Illustration genügen. Anhand der drei Kommunikationsebenen lassen sich die divergierenden Vorstellungen zwischen Arzt und Patientin synoptisch ablesen:

<u>Ebene 2</u>	<u>Ebene 3</u>
	(070)ja also sie liegt im Bett/ (071)und sacht/(072)ah sie müsse wohl sterben/(073)'s is was im Kopf geplatzt/...
(080)und ah heut abend kam sie dann/...(082)und hat erzählt/	
	(083)also wie des war/(084)--wie schlimm das war/
(085)--aber sie kommt eigentlich ganz fidel daher/.../(103) ah man hatte nicht den Eindruck/ (104)sie sei krank/(105)aber sie leidet/(106)sie leidet offensichtlich/...	

Die Patientin fühlt sich so, als müsse sie sterben, dagegen hat der Arzt nicht den Eindruck, sie sei krank. Aber er akzeptiert ihr Leiden als auf einer anderen Dimension befindlich, auf der er jedoch (noch) nicht damit umgehen kann.

Dieser bei Quasthoff (1980, S. 52) auch "Gegensatzrelation" genannte Widerspruch zwischen eigenen Erwartungen und deren versuchsweiser Realisierung bzw. deren Erfüllung durch den Arzt, läßt sich in allen Texten finden. Er kann als Indikator für einen tieferliegenden Konflikt im Arzt-Patient-Verhältnis angesehen werden.

Im Schema von Labov und Waletzky folgt nach der Orientierung und der Komplikation die <u>Evaluation</u>. "Die Evaluation einer Erzählung wird von uns als jener Teil der Erzählung definiert, der die Einstellung des Erzählers gegenüber seiner Erzählung dadurch anzeigt, daß die relative Wichtigkeit bestimmter narrativer Einheiten mit Bezug auf andere hervorgehoben wird" (Labov und Waletzky, 1973, S. 118f). Die Autoren sind der Meinung, daß dem Hörer einer Erzählung die Bedeutsamkeit der Geschehnisse vorenthalten wird, wenn sie keine Evaluation enthält, der Geschichte fehlt dann Signifikanz.

Da ja gerade den Balint-Gruppen-Forscher die 'Einstellung des Erzählers' besonders interessiert, wird er sich sogleich daran machen, entlang der Aussagen, die Labov und Waletzky zur Einführung dieser Kategorie gemacht haben, in den eigenen Texten den Evaluationsteil zu bestimmen. Doch dabei zeigt sich, daß sich allenfalls evaluative Äußerungen über die gesamte Geschichte hinweg verteilt finden lassen, nicht aber eine ganze Texteinheit, der man die Funktion 'Evaluation' zuschreiben könnte, geschweige denn, an der sich die 'Einstellung des Erzählers' einfach ablesen ließe. Zu diesem Befund kommt auch Quasthoff (1980, S. 34ff) und schließt daran interessante Überlegungen an, ob evaluative Elemente überhaupt funktionalen Charakter in einer Geschichte haben können. Sie kommt zu dem Schluß, daß evaluative Elemente als inhaltliche oder formale M i t - t e l angesehen werden müssen, um die intendierte Funktion wirksam zu machen, sie sind selbst aber keine funktionalen Einheiten.

Auch Rehbein (1980) sieht in der Evaluation keine funktionale Kategorie neben anderen, sondern spricht von Bewertungsprozeduren: "Die Bewertung steuert die Assertionsverkettung von Anfang bis Ende in der Form eines Erzählfokus des Sprechers (Ziel der Verkettungsprozesse) und ist das treibende Moment" (Rehbein, 1980, S. 78).

Evaluative Mittel, unter dem Aspekt ihrer Funktion betrachtet, erfahren in Falleinbringungen aus Balint-Gruppen spezifische Einschränkungen durch den Zweck dieser Erzählungen. Vergegenwärtigt man sich, daß das Ziel der Falleinbringung vor allem in der Darstellung der Komplikation des Arzt-Patient-Verhältnisses liegt, mit der Intention, durch die Diskussion klärende Hilfe für das unbewußte Problem, das darin steckt, zu bekommen, so ist eine Fall'geschichte' dann abgeschlossen, wenn die Komplikation ausreichend beschrieben ist.

Evaluation und Auflösung sind dann Funktionen, die der Diskussion zukommen. Dennoch werden die meisten Fallgeschichten als in sich abgeschlossen empfunden - nur in Fall 05/0 und 13/0 geht der Fallvortrag über Zwischenfragen und Antworten unmerklich in die Diskussion über. Wesentlich öfter gibt es eine Zäsur zwischen den Diskurstypen Falleinbringung und Diskussion, d.h. die Fallgeschichten enthalten einen Schluß. Dieser kann in einer einfachen Markierung bestehen wie in Fall 04/0 "(155)--das wär's" oder in Fall 09/0 "(141)so weit"; oder aber der Schluß kann im Sinne von Labov und Waletzky (1973) in eine Coda münden. Diese zeichnet sich dadurch aus, daß sie die Sprecherperspektive wieder auf den Gegenwartszeitpunkt einstellt. Fall 01/0 zeigt deutlich, wie an die abschließende Äußerung "(176)un des wär's eigentlich" der Gegenwartsbezug (einschließlich Zukunftsweisung) angeknüpft wird "(177) jetzt wart ich ich auf das nächste". Die 'Moral' der Geschichte (im Sinne von Giesecke, 1979, S. 210) liegt in der Bemerkung des Arztes "(178)ich hab ihr g'sacht/(179) nach Ostern geh ich 'ne Woche in Urlaub", die noch genauer zu untersuchen sein wird (Kap. 6.1.3).

Einen sehr differenzierten Abschluß enthält Fall 16/0 ((180)-(192)), der formal ebenfalls den Gegenwartsbezug herstellt, jedoch nicht explizit zeitreferentiell - ein 'jetzt' ließe sich allerdings leicht einfügen, sondern durch das direkte Ansprechen der Kollegen "(179)und ich hab also (jetzt) zwei zwei Fragen an mich/(180) und an Sie". Der Abschluß dieses Falles führt also ins Hier und Jetzt und markiert dort einen Punkt, von dem aus sowohl zurückgefragt wird in die Vergangenheit (erste Frage, (081), als auch nach vorne geschaut wird in eine mögliche Zukunft (zweite Frage, (190)/(191)). Alle genannten Abschlüsse von Falleinbringungen sind Signale, die anzeigen, daß nun die Sprecherrolle abgegeben werden und das Feld der Diskussion überlassen werden kann.

Betrachtet man jedoch die gesamte Fallbearbeitung in der Balint-Gruppe als Einheit - Fallvortrag plus Diskussion erfüllen ja erst den Zweck der Gruppensitzungen - so könnte man sagen, daß der vortragende Arzt die Geschichte mit seinem Patienten anfängt, er liefert Orientierung, Komplikation und evtl. einige Evaluierungsvorschläge, während die Gruppe weitere Evaluierungsalternativen hinzufügt. Diese gesamte Geschichte ist dann als 'Fortsetzungsgeschichte' angelegt, deren Auflösung sich entweder in der Praxis ereignet - bei Fällen ohne Nachtrag -, oder aber es ergeben sich in ständigen Rückkoppelungsprozessen zwischen Gruppe und Praxis weitere Fortsetzungen, Nachträge und neue Diskussionen, deren Zahl nicht vorhersagbar ist. Es hängt von den (Auf-)Lösungen in der Praxis ab, wann die Geschichte eines Arzt-Patient-Verhältnisses als abgeschlossen gelten kann.

Zusammenfassend läßt sich sagen, daß Falleinbringungen vom sprachlichen Standpunkt aus zwar abgeschlossene Erzählungen sind, ihre narrative Struktur entspricht aber ihrer Funktion im Gesamtprozeß der Balint-Arbeit: es handelt sich nicht um Spannungsgeschichten mit einer Auflösung, sondern um eine komplexe Frage, auf die verschiedene Antworten möglich sind und insofern um einen offenen Prozeß, der aus ständigen Veränderungen und Korrekturen besteht. Oder - mit Habermas gesprochen: "Wenn die Psychoanalyse (oder die Balint-Gruppe J. G.-J.) eine Erzählfolie bietet, auf der unterbrochene Bildungsprozesse zu einer vollständigen Geschichte ergänzt werden können, dienen die mit ihrer Hilfe gewonnenen Voraussagen der Rekonstruktion von Vergangenem; aber auch sie sind Hypothesen, die scheitern können" (Habermas, 1975, S. 316).

<u>Zusammenfassung der sich durch den Linearisierungsprozeß hindurch abbildenden Textstruktur</u>

<u>Voraussetzung</u>: Bewußte und unbewußte Gedächtnisinhalte des vortragenden Arztes, Erinnerungen daran je nach persönlicher Abwehrstruktur, aktualisiertem Wissen, Ausdrucksfähigkeiten etc.

<u>Text</u>:

1. Kommunikationsebene	2. Kommunikationsebene	3. Kommunikationsebene
Der Arzt als mitdenkender Kollege	Der Arzt als Fachmann und Interaktionspartner des Pat. ('Arzt' im engeren Sinn)	Der Arzt als Zuhörer
O r i e n t i e r u n g		
	Episoden aus der Praxis	Episoden aus dem Leben des Pat.
a) - relativierende Äußerungen - zusammenfassende Schlußfolgerungen - explizite Hervorhebungen - Selbstkritik b) das Gespräch steuernde Äußerungen c) Gegenwartsbezug	Direkte Begegnung zwischen Arzt und Patient	Vermittelte Information
Selbstreflexion	in Szene	
K o m p l i k a t i o n		
C o d a		
Diskussion: Evaluation, Lösungsvorschläge etc.		

4.4 Textoberfläche und Tiefenstruktur

In meinen bisherigen Ausführungen habe ich bewußt die Begriffe Oberflächen- und Tiefenstruktur vermieden, mit denen seit Einführung der generativen Transformationsgrammatik häufig in der Linguistik operiert wird. Mir kam es jedoch darauf an zu zeigen, in welch wechselseitiger Beziehung Text und Wirklichkeitsausschnitte aufeinander bezogen sind, wobei der Text selbst ein Stück Wirklichkeit darstellt. Die Morphologie des Textes sprengt den sprachimmanenten Rahmen, und umgekehrt bringen die kommunikativen Voraussetzungen bestimmte funkionale Teiltexte hervor. Die Hypothese, daß die Makrostruktur eines Textes allein anhand der Textoberfläche herauszuarbeiten sein muß, "d.h. an dem Text, wie er in seiner linearen Abfolge tatsächlich vorliegt" (Gülich und Raible, 1974, S. 74) wurde von Quasthoff (1976; 1980) überzeugend zurückgewiesen in bezug auf die rein linguistische Seite. Allerdings kann in psychoanalytischem Textmaterial der unbewußte Sinn schon an der Buchstäblichkeit des Buchstaben festmachbar sein; der verborgene Sinn der durchsichtigen Wörter (Kap. 1.3.2.2) enthüllt sich dann, wenn man sie besonders wörtlich nimmt. Das soll heißen, daß die lineare Textabfolge in ihrer Oberflächenstruktur durchaus Anhaltspunkte für eine Tiefenstruktur, wie sie die Tiefenpsychologie meint, liefern kann. Nun wird es dabei schwer sein, eine Systematik zu entwickeln, weil eine Auffälligkeit in der Linearität der Textoberfläche psychodynamisch relevant sein kann, aber nicht muß, so wie sich bei weitem nicht jedes Wort - auch nicht jedes von vorne herein doppeldeutige- als psychodynamisch durchsichtig erweist. Außerdem ist die linguistische und psychoanalytische Bedeutung der Begriffe Oberflächen- und Tiefenstruktur verschieden.

Auch bin ich der Meinung, daß es d i e Struktur eines

Gespräches nicht gibt. "Alles, was es gibt und demnach beschreibbar ist, ist die Struktur unterschiedlicher Verständnisse eines Gesprächs" (Heringer, 1977, S. 107). Das heißt aber nichts anderes, als daß pragmatische Überlegungen wie ich sie angestellt habe, und semantische Kriterien bei der Bestimmung textspezifischer Gliederungsmerkmale eine Rolle spielen. Berücksichtigt man bei der Beschreibung textinterner Merkmale und Auffälligkeiten psychoanalytische Implikationen, so erweist sich z.B. der linguistisch und kognitions-psychologisch sehr interessante tiefenstrukturelle Ansatz von van Dijk (1977; 1979) als wenig sinnvoll. Van Dijk läßt in seinem 'summarizing-Verfahren' von verschiedenen Hörern einer Geschichte eine Zusammenfassung des eigentlichen Erzähltextes erstellen. Aus den Gemeinsamkeiten dieser Zusammenfassungen erarbeitet er die Makrokategorien seiner Text-Tiefenstruktur.

Dieses Verfahren läuft aber der Aufgabe der Balint-Arbeit fundamental entgegen, weil das wichtige an einer Fallgeschichte nicht so sehr im Konsens der Ärzte über die referierten Texteinheiten und damit dem Extrakt des Textes liegt, das Neue für die Fallbearbeitung ergibt sich vielmehr erst aus den Differenzen der Textrezeption heraus. Eine durchschnittliche Zusammenfassung des Textes, eine 'objektive' Tiefenmatrix als Ausgangspunkt für die Diskussion etwa, würde gerade verhindern, wovon die Balint-Arbeit lebt. Der von Loch so genannte "Prisma-Effekt" (Loch, 1964, S. 78) stellt sich ja erst durch die subjektive Anreicherung des Materials und seiner 'Brechung' im je individuellen Verständnis der einzelnen Teilnehmer her. Erst durch sprachliches Tasten entlang verschiedener Phantasien kristallisieren sich mit Hilfe strukturierender Eingriffe des Leiters psychoanalytische Gedankengänge und Wege zu einem neuen Verständnis heraus, zu einer Tiefenstruktur des Textes im psychoanalytischen Sinn.

Linguistische und psychoanalytische Tiefenstruktur haben so wenig miteinander gemeinsam, daß ich es vorziehe, zumindest die linguistische Tiefenstruktur auszuklammern.

5 Quantitative Analyse: Sprache als Abbild. Die Ebene der Formulierungen

Die Art der Formulierung eines Fallberichtes enthält eine intuitive Auswahl aus den möglichen sprachlichen Mitteln durch den Arzt. Sie geschieht unwillkürlich und ist daher geeignet - so unsere These -, um unbewußt von der Art des Arzt-Patient-Verhältnisses mitbestimmt zu werden. Die Vielfalt der einem Sprecher in einer Sprache zur Verfügung stehenden Mittel, relativ zu bestimmten kommunikativen Zwecken, ist von Ehlich (1982) in eindrucksvoller Weise systematisch dargestellt und zusammengefaßt worden. Als Fazit seiner Arbeit folgt wieder einmal die Notwendigkeit zu Auswahl und Einschränkung bei der Untersuchung.

Die Rechtfertigung für eine Auswahl muß sich (wie in Kap. 2.2.1 ausgeführt) aus den Zielsetzungen der Balint-Arbeit herleiten. Auf der streng formalen Ebene dieses Kapitels können die Ziele jedoch nur in relativ abstrakter Weise eingehen. Ich nehme die im vorigen Kapitel ausführlich beschriebenen drei Bezugsräume des Geschehens (definiert als Kommunikationsebenen) als Grundlage für die weitere Untersuchung. Sie konstituieren den Aufbau eines Fallberichtes, Die Orientierung im Text geschieht entlang der geleisteten Prozeduren des Verweisens innerhalb des Textes und des Referierens auf außersprachliche Objekte und Handlungen. Die Auswahl der sprachlichen Phänomene in den Formulierungen, die ich untersuchen werde, treffe ich vor dem Horizont der für die Balint-Gruppe relevanten Polaritäten Aktiv-Passiv. D.h. ich betrachte die Verteilung von Aktivität und Passivität auf Arzt und Patient, gemessen an der Anzahl der auf den Arzt bzw. den Patienten Bezug nehmenden Äußerungen im Gesamttext.

Es wird sich zeigen, ob im Text eher vom Patienten oder vom Arzt in dominanter Weise die Rede ist bzw. ob das Verhältnis zwischen Bezugnahmen auf den Arzt und den Patienten eher gleichberechtigt und ausgewogen oder asymmetrisch ist. 'Auf wen wird im Text wie häufig verwiesen?' und 'in welcher sprachlichen Form geschieht dies?' sind die Leitfragen dieses Kapitels. Dabei betrifft die erste Frage das Problem von Aktiv/Passiv in einem weiteren Sinn, während die zweite Frage Aktiv und Passiv in einem engeren grammatischen Sinn berücksichtigt.

Ich gehe bewußt von diesem relativ abstrakten Hintergrund aus, um wirklich die Art des Arzt-Patient-Verhältnisses im Spiegel der Sprachverwendung sichtbar zu machen und nicht solche stilistischen Besonderheiten des Arztes herauszufiltern, die vielleicht mehr mit seiner Persönlichkeit zu tun haben als mit dem Niederschlag seiner je spezifischen Beziehung zum Patienten im Fallvortrag. Denn hier kommt es mir darauf an, Phänomene zu untersuchen, die durch alle Fallberichte und über alle Äußerungseinheiten aufzuspüren und als Häufigkeitsverteilung abzubilden sind, so daß sich Muster des je besonderen Arzt-Patient-Verhältnisses herauskristallisieren, welche als Ergebnis dieses Kapitels neue Hypothesen für die weitere Textbearbeitung abgeben. Besondere Konstruktionen und Details von Formulierungen, wie sie sich in einzelnen Äußerungen und Äußerungssequenzen zeigen, werden dann bei der speziellen Interpretation berücksichtigt. Die Betrachtung einzelner auffälliger Konstruktionen ist also nicht auf dieses Kapitel beschränkt. Spezielle Wendungen werden auch noch im nächsten Kapitel als Indikatoren für sprachliche Handlungen oder in ihrer Funktion, bestimmte Wirkungen beim Hörer zu erzielen, eine Rolle spielen.

Bezogen auf die in Kapitel 2.1.2 dargestellte Skizze von

Wunderlich (1978) zu einer integrierten Theorie der grammatischen und pragmatischen Bedeutung, befaßt sich dieses Kapitel mit den Ä u ß e r u n g s a k t e n auf der ersten Ebene der Interpretation, der der Form-Funktion. Als Untersuchungseinheit wähle ich deshalb in diesem Kapitel jede einzelne Äußerung entlang eines jeden Textes, und jede einzelne Äußerung wird unter dreierlei Gesichtspunkten betrachtet und signiert:

1. hinsichtlich der Kommunikationsebene, auf die sie verweist. Dadurch geht die Makrostruktur des Textes als Teil der Formulierung mit in die Untersuchung der Formulierungen ein;

2. in Hinsicht darauf, auf wen oder was sich die Äußerung bezieht, d.h. über welche Person oder welchen anderen Bezugspunkt etwas ausgesagt, wie oft z.B. auf den Patienten Bezug genommen wird, und wie oft der Arzt auf sich selbst referiert und - in welcher grammatischen Form dies geschieht;

3. ist noch markiert, wenn es sich um eine redewiedergebende Äußerung handelt. Wer kommt im Text des Arztes zu Wort und in welcher Form? Dies ist die dritte Frage an den Text, eine Spezifikation der Frage zuvor, wie oft auf wen überhaupt Bezug genommen wird.

Ich möchte mich zunächst den Schauplätzen des Geschehens widmen, und die Belegung der drei im vorigen Kapitel eingeführten Kommunikationsebenen in Form von Häufigkeitsverteilungen darstellen.

5.1 Die Schauplätze des Geschehens in der Gesamt-Textstruktur

Ordnet man jeder Äußerung eines Textes ihren Platz auf einer der Kommunikationsebenen zu, so läßt sich allein schon an der Abfolge der Signierungen erkennen, daß der Orientierungsteil ziemlich genau mit den die Ebenen überdauernden Informationen über einen Patienten, mit den O-Signierungen übereinstimmt. Außerdem zeigt sich, daß dieser Textteil tatsächlich nicht als funktionale Kategorie am Anfang eines Textes abgeschlossen, sondern relational aufzufassen ist. Die Orientierung orientiert relativ zu bestimmten Informationen aus der Geschichte. Die O-Signierungen zeigen, daß solche orientierenden Äußerungen nachgeschoben werden können, falls der Arzt es für erforderlich hält.

Die Werte für die gesamte Zuordnung zu den Ebenen sind die folgenden:

Tabelle 5

Belegung der Kommunikationsebenen

Fall 01/0	absol.	Prozentwerte
Gesamtäußerungszahl	140	100 %
(O)-Signierung	7	5,0 %
Ebene 1	9	6,43 %
Ebene 2	105	75,0 %
Ebene 3	14	10,0 %
(-)-Signierung	5	3,57 %

Fall 04/O

Gesamtäußerungszahl	155	100 %
(O)-Signierung	10	6,45 %
Ebene 1	13	8,39 %
Ebene 2	87	56,12 %
Ebene 3	40	25,81 %
(-)-Signierung	5	3,23 %

Fall 05/O

Gesamtäußerungszahl	178	100 %
(O)-Signierung	15	8,43 %
Ebene 1	18	10,11 %
Ebene 2	59	33,15 %
Ebene 3	79	44,38 %
(-)-Signierung	7	3,92 %

Fall 09/O

Gesamtäußerungszahl	141	100 %
(O)-Signierung	14	9,93 %
Ebene 1	10	7,10 %
Ebene 2	79	56,03 %
Ebene 3	36	25,53 %
(-)-Signierung	2	1,42 %

Fall 13/O

Gesamtäußerungszahl	184	100 %
(O)-Signierung	22	11,96 %
Ebene 1	20	10,87 %
Ebene 2	107	58,12 %
Ebene 3	27	14,67 %
(-)-Signierung	8	4,34 %

Fall 16/0

Gesamtäußerungszahl	191	100 %
(O)-Signierung	10	5,24 %
Ebene 1	16	8,38 %
Ebene 2	103	53,93 %
Ebene 3	53	27,75 %
(-)-Signierung	9	4,71 %

Betrachtet man die Verteilung der Äußerungen auf die beiden Hauptschauplätze des in der Vergangenheit liegenden Geschehens, auf das sich der Bericht bezieht, die Ebenen 2 und 3, so zeigt sich, daß in fünf von den sechs Fällen die höchste Belegquote auf die Situation in der Praxis fällt. Sie beträgt in all diesen Texten über 50% aller Äußerungen.

Extrem hoch ist die Belegung der Ebene 2 in Fall 01/0 mit 75%. Dieser Fall handelt fast ausschließlich vom direkten Arzt-Patient-Verhältnis, wie es sich anhand mehrerer Arztbesuche der Patientin in der Praxis hergestellt hat. Es wird allerdings eine 'klassische' Arzt-Patient-Beziehung im negativen Sinn beschrieben. Angaben über die Lebensverhältnisse der Patientin finden sich in diesem Text gar keine. Die Belegungen der dritten Ebene beziehen sich ausschließlich ebenfalls auf ärztliche Begegnungen, die von der Patientin veranlaßt wurden. Einzig in Fall 05/0 referieren die meisten Äußerungen auf Ebene 3 und nicht auf Ebene 2. Der Arzt dokumentiert durch die Auswahl der Daten in diesem Fall seinen Eindruck am offensichtlichsten, daß die Symptomatik des Patienten mit persönlichen, unbewußten Konflikten zusammenhängt, die sich teilweise im Beruf, teilweise in Träumen des Patienten äußern, wobei Traummaterial in Balint-Gruppen eine Seltenheit darstellt. Ohne daß der Arzt diesen Konflikt schon formulieren könnte, schildert er doch ausführlich einige für relevant erachteten Besonderheiten und Episoden aus dem Leben des Patienten. Und schließlich versucht er, die frühen Objektbeziehungen des Patienten zu eruieren. Dieser Fall ist der einzige, in dem sowohl Angaben über die direkte Begegnung zwischen Arzt und Patient gemacht werden (Ebene 2 ist mit 33,15% belegt) als auch ausführlich über aktuelle Lebensschwierigkeiten des Patienten (auf Ebene 3 entfallen 44,38% aller Äußerungen), und auch über primäre Objektbeziehungen ((167)-(178)) berichtet wird. Diese Grundlagen, um Schlußfolgerungen im engeren psychoanalytischen Sinne zu ziehen, sind hier durch die Art und Auswahl der Daten, die der Arzt den Kollegen vorstellen kann, gegeben.

Ein kurzer Blick sei auch noch auf die Ebenen 1 und die (-)-Signierung geworfen. Die Bandbreite der Äußerungen, die der Arzt auf Ebene 1, d.h. an sich und die Kollegen selbst richtet, liegt zwischen 6,43 und 10,87%. Am wenigsten Selbstkorrekturen, explizite Kommentare und Strukturierungshilfen gebraucht der Arzt in Fall 01/0. Offensichtlich gelingt es ihm, die Vergangenheit stringent zu vergegenwärtigen und sein klar auf Ebene 2 konzentriertes Problem mit der Patientin darzulegen, ohne beeinflußt noch verunsichert vom Konzept der Balint-Arbeit zu sein. Die zunehmend höhere Belegung von Ebene 1 kann als ein Zeichen für ein höheres Maß an Selbstreflexion und Selbstbeobachtung, aber auch Verunsicherung gelesen werden. Und die Situation der Kollegen in der Gruppe wird mehr in den Fallbericht mit einbezogen. In den Fällen 05/0 (Ebene 1:10,11%) und 13/0 (Ebene 1:10,96%) kommt der Arzt in seinem Text am häufigsten auf den Augenblick der Erzählsituation zurück. Dies mag heißen, daß es ihm in diesen Fällen am wenigsten gelingt, die Geschichten aus einem Guß zu formulieren. Für diese Interpretation müssen aber dann noch die Werte der nicht zuordenbaren Äußerungen zur Belegung von Ebene 1 hinzuaddiert werden. Denn die Zahl der Anakoluthe, der Äußerungen also, die abgebrochen wurden, bevor ein zuordenbarer Inhalt verstehbar war, geben ebenfalls einen Hinweis auf nicht stringente Formulierung.

Es ergeben sich nach Addition der Äußerungen, die mit (1) bzw. (-) signiert wurden, folgende Zahlen:

Fall 01/0	10,0 %
Fall 04/0	11,62%
Fall 05/0	14,03%
Fall 09/0	8,52%
Fall 13/0	15,21%
Fall 16/0	13,09%

Es bestätigt sich, daß der Arzt in den Fällen 05/0 und 13/0 die höchste Zahl solcher Äußerungen benötigt, die außerhalb des eigentlich zu erzählenden Geschehens liegen. Im Moment kann festgehalten werden, daß diese beiden Fallgeschichten bei der Formulierung am störanfälligsten sind. Dagegen konnten die Fälle 01/0 und 09/0 am konsistentesten erzählt werden.

Die mit (0) signierten allgemeinen Aussagen über den jeweiligen Patienten, die anamnestischen Daten im klassischen Sinn, ergeben ein äußeres Bild des Patienten, eine Art Paßphoto gewissermaßen, dem bestimmte Erkennungsmerkmale anhaften, während sich das dynamische Bild des Patienten im Prozeß der gesamten Textstruktur zusammenfügt. Die Verteilung dieser Signierungen streut von 5,0 bis 11,96%. Wieder gehören die Fälle 01/0 und 13/0 zu den Extremen. In Fall 01/0 bleibt das Bild über die Patientin mit 5% karg, in Fall 13/0 dagegen erfährt man mit 11,96% am meisten über die Patientin. Dies ist um so erstaunlicher, als der Arzt diesen Fallbericht einleitet mit dem Kommentar, er könne nur wenig über die Patientin erzählen (002). Dieses 'wenig' kann sich nicht auf die realen Fakten beziehen, denn dieser Text ist von seiner Gesamtäußerungszahl her der zweitlängste. Allerdings kann die hohe Zahl an Allgemeinaussagen mit dem Eindruck des Arztes, vor allem viel äußere Dinge zu wissen (003) übereinstimmen. Die Konturen der Patientin in Fall 13/0 sind insofern klar, als der Arzt explizieren kann, daß es sich um eine blasse,unscheinbare Person handelt, was sich in Fall 01/0 nur formal anhand des kargen Bildes über sie ergibt.

Bei der Zuordnung der Äußerungen eines Textes zu diesen Kommunikationsebenen ergab sich noch ein weiteres, nebenbei gewonnenes, aber recht wichtiges Ergebnis, daß nämlich die Ebene 2 der Praxis keineswegs ausschließlich der Ort der Begegnung zwischen Arzt und Patient ist, sondern daß auch Bezugspersonen des Patienten direkt den Kontakt zum Arzt aufnehmen und dies für das eigentlich geschilderte Arzt-Patient-Verhältnis von Bedeutung ist. Dieses Ergebnis bei der Zuordnung zu Ebene 2 fiel zunächst auf im Fall 04/0, dort waren es die Söhne der Patientin; in Fall 09/0 tritt die Ehefrau des Patienten so dominierend auf, daß man sich am Ende fast fragt, wer eigentlich der Patient ist, der als Patient eingeführte, oder dessen Frau; in Fall 13/0 greift der Ehemann telefonisch ein, die Patientin ist nicht in der Lage, selbst Kontakt zum Arzt aufzunehmen, während es in Fall 16/0 der Arzt ist, der sich über die Ehefrau erhofft, wieder Kontakt zum Patienten zu gewinnen. Sozusagen 'reine' Arzt-Patient-Verhältnisse finden sich in Fall 01/0 und 05/0. Dort finden zwar die Ehepartner auch Erwähnung, sie treten aber nicht in gleicher Weise als Realpersonen auf wie in den anderen Fällen.

Nun mag es trivial klingen, daß, wenn Krankheiten als Beziehungsstörungen erkannt werden sollen, auch Bezugspersonen des Patienten im Text auftauchen. Die Einführung neuer Personen war ja auch schon in Kapitel 3.2.3 als eines der formalen Kriterien der Textgliederung in Abschnitte angesehen worden. Besonders ist aber doch, daß von diesen Bezugspersonen nicht auf Ebene 3 die Rede ist, sondern daß sie Material auf Ebene 2 darstellen. Wollte man die Belegung von Ebene 2 nur hinsichtlich der Beziehung zwischen Arzt und Patient darstellen, so müßte man die Äußerungen, die sich auf andere Bezugspersonen beziehen, abziehen.

5.2 Das Spannungsfeld zwischen psychologischem und grammatischem Subjekt. Über wen wird wie gesprochen?

Der nächste Signierungsgesichtspunkt betrifft den Kern dieses Kapitels. Hier soll Aufschluß darüber vermittelt werden, wie präsent der Patient im Text des Arztes ist, d.h. wie oft auf ihn Bezug genommen wird. Ich bin zunächst vom grammatischen Subjekt ausgegangen, bin aber dabei auf Schwierigkeiten gestoßen, für die ich bei Wygotski eine Erklärung fand: "Es dürfte kaum einen falscheren Weg für die Deutung des Sinngehaltes irgendeiner sprachlichen Erscheinung geben ..., als den der grammatischen Interpretation. Auf diesem Wege entstehen Mißverständnisse, die durch die Nichtübereinstimmung der psychologischen und der grammatischen Gliederung der Sprache bedingt sind" (Wygotski, 1971, S. 304).

Was ist unter dieser 'Nichtübereinstimmung', dieser "Inkongruenz der semantischen und der lautlichen Seite der Sprache" - wie Wygotski (1971, S. 304) auch sagt - zu verstehen? Er erläutert das Auseinanderklaffen von grammatischem und psychologischem Subjekt bzw. Prädikat an folgendem Beispiel: In dem Satz "Die Uhr ist heruntergefallen" (Wygotski, 1971, S. 305f) ist 'die Uhr' das Subjekt und 'ist heruntergefallen' das Prädikat, welches über das Subjekt etwas aussagt. Nun kommt es auf die Situation an, in denen dieser Satz geäußert wird: Richte ich meine Aufmerksamkeit auf die Uhr und stelle fest, daß sie nicht mehr geht, so kann ich fragen, woher das kommt. In der Antwort 'Die Uhr ist heruntergefallen' fallen grammatische und psychologische Gliederung des Satzes zusammen. Das grammatische Subjekt 'die Uhr' ist gleichzeitig das psychologische, im Zentrum der Aufmerksamkeit stehende Subjekt, über welches das Prädikat 'ist heruntergefallen' etwas aussagt. In einem anderen Kontext aber, in dem beispielsweise die Aufmerksamkeit auf das Geräusch eines fallenden Gegenstandes gerichtet ist, ist das 'Heruntergefallen' der psychologische Gegenstand, das psychologische Subjekt, über den in der Antwort auf die Frage 'Was ist heruntergefallen' etwas ausgesagt wird: nämlich, daß es die Uhr war.

Wygotski hebt hervor, daß die grammatische Kategorie eine Versteinerung der psychologischen darstellt, so daß es der logischen Betonung bedarf, um die semantische Seite der grammatischen Kategorie zu beleben. Außerdem stellt Wygotski fest, daß sich hinter allen formalen Kategorien psychologische verbergen, welche sich im einen Fall decken, in einem anderen divergieren. Umgekehrt führt aber auch die scheinbar kleinste grammatische Einzelheit zu einer Veränderung der gesamten semantischen Seite der Sprache.

Diese Überlegungen von Wygotski beziehen sich zwar noch auf ein sprachimmanentes Problem, nämlich auf das nicht immer kongruente Verhältnis von syntaktischer und semantischer Satzgliederung, sie haben aber zu tun mit dem Spannungsfeld von sprachlicher und nicht-sprachlicher Wirklichkeit. Erst dieses Spannungsfeld trägt der Symbolfunktion von Sprache voll Rechnung, weil es den Raum zwischen Wirklichkeit und Sprache - in unserem Fall zwischen Arzt-Patient-Verhältnis und Sprache konstituiert. Auch ich hatte diesen Raum verloren, als ich zur Beantwortung der Frage, auf wen in einer Äußerung Bezug genommen wird, alle grammatischen Subjekte danach sortierte, ob sie 'er', der Patient, 'ich' der Arzt oder 'man' hießen. Denn plötzlich konnte ich mich nur noch innerhalb der Sprache bewegen und keine Aussagen mehr machen darüber, was es bedeuten könnte, wenn in einem Text viel 'man' vorkommt oder wenig. Meine Fragen an den Text wurden transparenter, nachdem ich mir Wygotski's Differenzierung angeeignet hatte, und es interessierte mich, wann der Arzt eindeutig über sich sprach, aber plötzlich in der 'man'-Form.

Damit waren aber die Signierungsschwierigkeiten, die mich schließlich dazu brachten, alle Texte neu zu signieren, noch nicht gelöst. Ich stieß noch einmal auf das Problem des Verweisens in Texten, auf das ich noch einen Augenblick eingehen möchte. Es wurde in Kapitel 4.2.2 unter dem Stichwort 'Zeigfeld der Sprache' bereits eingeführt. Ehlich (1979) schreibt dazu: "Die Struktur des Zeigfeldes ist ein Dimensionsraster, das über die Interaktion der Interaktanten gelegt wird und ihnen die Etablierung von Identifikationspunkten ermöglicht. Dadurch wird die Verständigung zwischen ihnen erleichtert, wenn nicht zum Teil erst ermöglicht. ... Mit der Kategorie 'Deixis' wird - über das Zeigfeld - direkt Bezug auf die Sprechsituation genommen. In ihr werden durch die Deixis bestimmte Funktionen im Kommunikationsprozeß erfüllt, nämlich die Orientierung in den verschiedenen Dimensionen, die als referentielles Raster zur Interpretation der Situation verwendet werden" (Ehlich, 1979, S. 293/94).

Die Dimensionierung des Problems 'wie kommt die Praxis in die Balint-Gruppe' sei noch einmal als Weg von den für die Balint-Arbeit relevanten Wirklichkeitsausschnitten bis hin zum Text in folgender Skizze veranschaulicht:

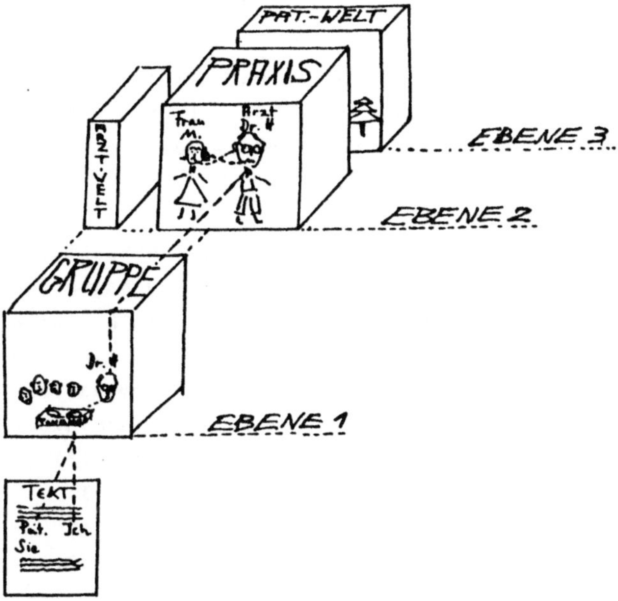

Die Größe der Quader in den verschiedenen Texten - um im Bild zu bleiben - wurde soeben im Kapitel 5.1 durch die Belegung der Ebenen ausgemacht. Kommen wir nun zur Beantwortung der nächsten Frage: wie oft kommt der Arzt bzw. der Patient im Zusammenspiel dieser Schauplätze vor, und wie ist dies zu ermitteln?

Ein Text läßt sich nur dann verstehen, wenn die logische und psychologische Verknüpfung der Äußerungen untereinander und ihre gegenseitigen Bezugnahmen aufeinander nachvollziehbar sind. Soll auf ein Objekt in der Realität Bezug genommen werden, so muß dieses benannt werden, entweder durch das das Objekt bezeichnende Nomen oder bei Personen durch deren Namen. Auf identische Objekte oder Personen in verschiedenen Äußerungen kann durch personale Referenz, durch Pronominalisierung verwiesen werden. Das bedeutet: Herr Maier, der den Arzt in der Praxis aufgesucht hat, wird, wenn der Arzt in der Balint-Gruppe über ihn sprechen will, zu 'der Patient' und im weiteren Verlauf der Falldarstellung zu 'er'.

Pronominalisierung, allgemeiner auch manchmal Substitution genannt, beschäftigt sich also mit der Wiederaufnahme von bereits eingeführten sprachlichen Elementen. Die Bedeutung von Pronomina sind demnach abhängig von der Bedeutung anderer sprachlicher Elemente, die durch die Pronomina vertreten werden. Das Pronomen 'er' verweist auf einen nichtpronominalen Antezedenten (auf das Wort 'der Patient'), dessen Relat der reale Patient (Herr Maier) ist (vgl. Gutwinski-Jeggle u.a., 1985, S. 34). Doch tatsächlich umfaßt das sprachliche Phänomen Verweisung eine Vielfalt von Realisierungsmöglichkeiten, die weit über die Pronomina hinaus gehen, für welche als Bezugselemente nur Nominalgruppen fungieren, (Kallmeyer u.a., 1977, Bd. 1, S. 178).

So kann ein Nomen durch ein anderes substituiert werden: 'mein Vater' z.B. durch 'mein Alter',und die Frage stellt sich, ob ein folgendes 'er' sich dann auf beide Antezedenten bezöge oder nur auf 'mein Vater' bzw. nur auf 'mein Alter'. Auch die traditionell 'Adverbien' genannten Elemente des Ortes oder der Zeit 'dort', 'darunter', 'da', 'danach', 'davor' können im Sinne der Bühlerschen Definition des Zeigfeldes (ausgehend vom Ich/Hier/Jetzt) als Verweisformen fungieren.

Darüber hinaus gibt es Prozeduren des Verweisens in Texten, die als Antezedenten größere sprachliche Einheiten, manchmal ganze Äußerungssequenzen haben können, ein Beispiel hierfür sei aus Fall 01/0 gewählt:

B (40) "(065)aber sie kam also pausenlos wieder/(066)und dann hatte sie mr also irgendwie blutig noch/(067)und Blutungen gehabt/(068)und das ging so über'n paar Monat/(069)n hab i g'sagt/(070)'so/(071)und jetzt wird/(072)jetzt wird da also ah/(073)ah ah öh ösophagoskopiert/(074)jetzt wird also genau nachgeguckt'/(075) des war etwas schwierig/"(01/0).

Der Arzt hätte auch 'diese Untersuchung war etwas schwierig' sagen können. Mit seiner Wahl des 'des' überläßt er es jedoch dem Hörer, sich den Bezugspunkt aus dem vorangegangenen Inhalt selbst zu suchen.

Daß der Nachvollzug von Bedeutung und Sinn entlang verweisender Prozeduren in einem Text immer kontextabhängiger wird, je komplizierter diese Prozeduren werden, liegt auf der Hand. An der Textoberfläche sind die Antezedenten der Verweisformen in den vorausgehenden bzw. nachfolgenden Äußerungen zu suchen, welche - wie in B (40) gezeigt - nicht immer einfache Bezugspunkte aufweisen.

Daß das Phänomen des Verweisens für das Lesen von Texten unter psychoanalytischem Blickwinkel sehr relevant ist, zeigt das bekannte Beispiel von Lorenzer, in dem er den Gebrauch von Substitutionen rückgängig zu machen versucht am Beispiel des Kleinen Hans, der zwar 'Pferd', und dann 'es' sagt, aber den Vater meint. Das sprachliche Element 'Pferd' hat in diesem Fall nicht nur das Tier 'Pferd' als außersprachliches Relat, sondern noch ein ganz anderes Objekt, nämlich den Vater (vgl. Lorenzer, 1973, S. 135). Doch diese unbewußten Verfahren des Verweisens sind nicht an der Textoberfläche zu eruieren, vielmehr nur unter Kenntnis der psychoanalytischen Theorie und Technik nachvollziehbar und auflösbar. Was aber ist an der Explizitheit eines Textes zu eruieren?

5.2.1 Zur Signierung

Ich habe für meine Zwecke aus den Differenzierungen von Wygotski einen Aspekt herausgegriffen, nämlich den des psychologischen Objektes (nicht im grammatischen, satzimmanenten Sinne verstanden), über das in der einzelnen Äußerung etwas ausgesagt wird. Ich lasse also außer acht, wenn - wie im zitierten Beispiel von Wygotski - das grammatische Prädikat 'ist heruntergefallen' zum psychologischen Subjekt des Satzes wird. Das psychologische Objekt dieses Satzes, wie ich es verstanden wissen will, ist in jedem Fall 'die Uhr'. Meine Frage lautet also: über wen oder was wird etwas ausgesagt? Für die Untersuchung des Arzt-Patient-Verhältnisses ergeben sich drei Kategorien: 'Arzt', 'Patient' und 'andere'.

Ausgehend von der Tatsache, daß ein Fallbericht im allgemeinen von den Kollegen in der Gruppe verstanden wird - von kleinen und meist inhaltlichen Nachfragen abgesehen -, habe ich mich ebenfalls auf den Standpunkt eines kompetenten Sprecher/Hörers gestellt und Äußerung für Äußerung danach befragt, ob in ihr eine Aussage über den Arzt, den Patienten oder jemanden bzw. etwas anderes gemacht wird.

Denn durch alle Verstrickungen linguistischer Definitionen hindurch, die in spontan gesprochenen Texten besonders verwirrend sind, weist die Intuition des 'native speaker' schließlich den besten Weg. Denn auch wenn er die Regeln seines Sprachgebrauchs nicht kennt, so kennt er sie doch insofern, als er seine Sprache beherrscht. "Meist kann der Linguist auf sich selbst als 'native speaker' zurückgreifen, er braucht in Zweifelsfällen nur sich selbst bei seinem sprachlichen Handeln zu beobachten. Er kann Tests formulieren, die er durch Befragung seiner eigenen sprachlichen Fähigkeiten oder durch Befragung der Sprecher seiner Umgebung bewerten kann. Für die wissenschaftliche Analyse kann der Linguist unter diesen Umständen auf sein intuitives Wissen wie auf seine faktisch verwendeten Kenntnisse beim sprachlichen Handeln rekurrieren" (Ehlich, 1979, S. 196).

Dieses Zitat weist auf die Verflechtung zwischen wissenschaftlicher Spracherkenntnis und intuitivem Sprachgebrauch hin. Hier ist selbstverständlich ein hermeneutischer Zirkel angesprochen, als bitterer Nachgeschmack bleibt dennoch übrig, daß in Zweifelsfällen die Wissenschaft gegenüber dem Alltagsgebrauch ins Hintertreffen gerät. Dieses Ungleichgewicht ist nicht nur relevant bei der Bestimmung der jetzt zur Debatte stehenden Signierungskriterien, sondern es wird auch bei der Interpretation der Ergebnisse seine Konsequenzen zeigen, insofern als die dem Text mühsam abgerungenen wissenschaftlichen Aussagen manchmal vom alltäglichen Sprachgefühl überboten werden. Die Wissenschaft jedoch präzisiert und begründet die intuitiv gespürten Nuancen.

Die Signierung erweist sich in vielen Fällen als eindeutig und einfach, wenn die Beziehungen unter den verweisenden Elementen klar sind, wie im folgenden Beispiel:

B (41) "(001)äh äh ein junger Mann/(002)ungefähr na vierundzwanzig/(001)kommt/(003)und sagt/(004)er hat ständig Durchfall/"(09/0).

Alle diese Äußerungen enthalten Aussagen über den Patienten. Auch in gesprochener Sprache häufig vorkommende elliptische Äußerungen, in denen beispielsweise das Subjekt nicht wieder aufgenommen ist oder die ganze Nominalphrase fehlt, wie in den folgenden, lassen sich leicht zuordnen:

B (42) "(001)die Frau ist ungefähr vier/(002)zweiundvierzig/(003)(sie hat) zwei Kinder/(004)(sie ist) verheiratet/(005)ah und wohnt in der Nachbarschaft der Praxis/"(01/0).

Nun verweisen die Beispiele (41) und (42) ausschließlich auf den Patienten. Entsprechend gibt es viele Formulierungen, die eindeutig auf den Arzt verweisen wie

B (43) "(022)ich bin auch no net mit der mit der Untersuchung durch"(09/0).

Es gibt aber auch Äußerungen wie z.B.

B (44) "(013)<u>ich</u> hab <u>se</u> deshalb untersucht"(04/0),

in denen sowohl der Arzt als auch der Patient angesprochen sind. In diesen Fällen ergibt sich eine Gewichtung durch die grammatische Struktur; das psychologische Objekt, als der für meine Untersuchung relevante Bezugspunkt, entspricht dem grammatischen Subjekt, während das grammatische Objekt für meine Zwecke unberücksichtigt bleibt. Diese Entscheidung hat mit der semantischen Rolle des grammatischen Subjektes zu tun, denn in bestimmten Sätzen ist das Subjekt der syntaktische Träger der Rolle 'Agens', und das Objekt bezeichnet ein Patiens. Ich kann und möchte auf diese komplizierten Verhältnisse nicht näher eingehen, sondern beschränke mich auf eine kurze Definition, die erklären soll, warum ich vor dem Hintergrund der von mir für diese Untersuchung ausgewählten Dimension Aktiv/Passiv diese Gewichtung treffe und eine Äußerung wie 'ich hab sie untersucht' als auf den Arzt bezogen zuordne: "Als Agens gelten Satzglieder, wenn sie einzelne Lebewesen oder menschliche Kollektive, Einrichtungen usw. bezeichnen, die durch ihre Tätigkeit auf andere Gegenstände (oder Personen, J. G.-J.) einwirken, sie schaffen oder zerstören" (Heidolph u.a., 1981, S. 321). Nach dieser Definition ist der Arzt eindeutig die aktive, auf den Patienten einwirkende Person und somit der Bezugspunkt bei der Zuordnung des Beispielsatzes.

Einen Grenzfall stellt in diesem Kontext folgende Äußerung dar:

B (45) "(O23)den Mann hab ich mal g'sehn/(O24)wie er'n Rezept geholt g'habt hat/"(13/O).

Das Agens liegt im grammatischen Subjekt 'ich'. Der Arzt weicht aber von der üblichen Satzstellung ab, um gerade das Agens nicht zu betonen, sondern 'den Mann' durch Spitzenstellung hervorzuheben, d.h. für mich, daß der Arzt eine Aussage über den Mann machen will. Dies wird noch unterstrichen durch die nachfolgende Äußerung (O24), die sich eindeutig auf den Mann bezieht, so daß ich auch Äußerung (O23) der Kategorie 'andere' zugeordnet habe. Besonders problematisch und manchmal nur durch Befragung weiterer 'native speaker' entscheidbar, sind Zuordnungen von solchen Äußerungen, die insofern noch komplizierter formuliert sind, als sie gar keinen expliziten Hinweis mehr auf das Relat enthalten, so daß dieses aus dem Kontext und/oder durch prüfende Umformulierungen ermittelt werden muß. Es sind dies die Äußerungen, in denen das Verhältnis zwischen Bezugnahme und Form ein besonders auffälliges ist. Und diese Formulierungen sollen dann im folgenden interpretiert werden, denn genau die nicht auf Anhieb entscheidbaren Fälle sind dies wegen der Art ihrer Formulierung, die der Arzt unbewußt so und nicht anders gewählt hat.

Ich habe sie eingeteilt in solche mit explizit unbestimmtem Subjekt wie 'man' oder 'jemand' und in passiv bzw. passiv-ähnlich formulierte Äußerungen. An dieser Stelle seien einige Beispiele zur Signierung gegeben, die gleichzeitig die Bestimmung dieser beiden Kategorien verdeutlichen sollen.

1. Zu den explizit unbestimmten Subjekten:

a) in Fall 04/0, in dem der Arzt eine Patientin mit Colon-CA vorstellt, das sich dem Endstadium nähert, findet sich folgende Äußerung:

   B (46) "(060)--ah dann kam se also nach anderthalb Jahren wieder/(061)und dann hat mer g'sagt/(062)ja was is denn jetzt mit der Lung' los/"(04/0).

   Es geht aus dem Kontext hervor, daß nur der Arzt gesagt haben kann 'ja was is denn jetzt mit der Lung' los'. Das 'man' fungiert also in dieser Äußerung als Ich-Ersatz, die Härte der persönlichen Verantwortung läßt sich im anonymen 'man' mildern und kaschieren. Die Äußerung wurde als Bezugnahme auf den Arzt zugeordnet unter besonderem Vermerk des 'man'. Daß sich das 'man' auf die Patientin bezieht, wurde von mehreren Informanten als unwahrscheinlich angesehen.

b) Zu Beginn desselben Fallvortrages findet sich folgende Sequenz:

B (47) "(O11)(sie) hat schon seit einiger Zeit Beschwerden gehabt/(O12)und die wurden auch sonst immer mal wieder geäußert/(O13)ich hab se deshalb untersucht/ (O14)wie mer des macht/(O15)wenn jemand neu kommt/" (O4/O).

Der Arzt reiht sich mit Hilfe des 'man' in die Gruppe der Ärzte ein und die Patientin durch die Verwendung von 'jemand' in die Gruppe der Patienten. Dadurch geht es auch hier plötzlich nicht mehr nur um den Arzt ganz persönlich und um diese eine Patientin, vielmehr tritt die konkrete Begegnung mit dieser Frau zurück hinter der Betonung der Ärzteschaft auf der einen Seite und der Gruppe der Patienten auf der anderen. Es geht aus dem Kontext klar hervor, daß sich Äußerung (14) auf den Arzt bezieht und (15) auf die Patientin. Die Besonderheit der Formulierung wird jedoch bei der Signierung vermerkt.

c) Schließlich gibt es noch eine formelhafte Verwendung von 'man' etwa in metasprachlichen Einschüben, z.B. wenn dem Sprecher ein Wort nicht gleich einfällt wie in 'ach wie nennt mer nochmal schnell' (vgl. (134)/ O5/O). Solche Äußerungen, die immer Ebene 1 betreffen, können nur vom Arzt gemacht sein und werden dementsprechend ihm zugeordnet.

d) Nicht bei allen Formulierungen mit 'man' läßt sich eindeutig schließen, auf wen sie sich beziehen. In

B (48) "(146)und mer unterhält sich"(O4/O

meint das 'man' sowohl den Arzt als auch die Patientin, denn unterhalten können sich nur beide. Diese Äußerung wurde demnach als nicht zuordenbar signiert.

e) In B (48) 'und mer unterhält sich' zeigt die Singularform des Verbs an, daß es sich bei 'mer' um ein 'man' handelt. In

B (49) "(063)und dann hab mer abgesprochen/.../(069) und wie mer däh dann sahen/"(16/0)

dagegen meint das 'mer'ein 'wir'. Wenn sich 'wir' eindeutig auf den Arzt und den Patienten bezieht, habe ich es nicht zugeordnet, aber die Besonderheit vermerkt. Wenn der Arzt ohne den Patienten in das 'wir' eingeschlossen ist wie in den folgenden Äußerungen:

B (50) "(005)sagen wir mal"(04/0)

und

B (51) "(063)wir haben keinen Sonntagsdienst"(13/0),

dann habe ich die Äußerung dem Arzt zugeordnet mit dem Vermerk (+), d.h. Arzt + jemand.

2. Zu den passiven und passiv-ähnlichen Formulierungen:

Außer dem Gebrauch eines explizit unbestimmten Subjektes wie 'man', hinter dem das Relat als psychologisches Objekt (Agens) in seiner Eindeutigkeit zurücktritt, gibt es noch die Möglichkeit, in passiven oder passivähnlichen Formulierungen das Agens unbetont oder ganz unbenannt zu belassen. Da passiv-ähnlich formulierte Äußerungen in gesprochener Sprache äußerst vielfältig sind und vom linguistischen Standpunkt aus zu den 'dornigen Problemen' (vgl. Ulvestad und Bergenholtz, 1979, S. 98) gehören, habe ich in dieser Kategorie nicht unterschieden zwischen 'reinem' Passiv (welches selbst noch differenziert genug zu beschreiben wäre) und passiv-ähnlichen Äußerungen. Anhand einiger Belegbeispiele soll aber gezeigt werden, welche passiven und passivähnlichen Beispiele ich welchem Bezugspunkt zuordne. Doch zunächst möchte ich noch zur grammatischen Kategorie des Passiv etwas sagen.

Das Genus des Verbs, sein 'Geschlecht', "repräsentiert eine Verbalkategorie, deren Glieder, Aktiv und Passiv, es dem Sprecher ermöglichen, ein und denselben Sachverhalt in unterschiedlicher Sicht und mit unterschiedlicher syntaktischer Struktur sprachlich auszudrücken. Mit Hilfe der Genusformen kann der Sprecher dabei die beteiligten 'Mitspieler' (Aktanten, ...), insbesondere 'Träger', 'Urheber', 'Ursache' (Agens) und 'Betroffenen', 'Bewirktes' (Patiens), in unterschiedlicher Weise berücksichtigen, z.B. stärker ins Blickfeld rücken, sie zurücktreten lassen oder auch vollständig ausschalten und dabei das Geschehen als solches hervorheben, indem er den Sachverhalt t ä t e r b e z o g e n (agensbezogen) oder n i c h t t ä t e r b e z o g e n (nicht agensbezogen, agensunabhängig) wiedergibt" (Heidolph u.a., 1981, S. 540f, Hervorhebungen im Original). Diese Darstellungsmöglichkeiten der subjektiven Sicht des Sprechers ergeben sich durch Zuordnungen innerhalb des Spannungsfeldes von semantischer und syntaktischer Struktur. Im Aktiv tritt das syntaktische Subjekt meist als Verkörperung des Täters in Erscheinung, ohne daß dieser ausdrücklich betont zu sein braucht.

Vom Aktiv als der Grundform der Genera verbi wird üblicherweise nur dann abgewichen, wenn ein Geschehen explizit als nicht agensbezogen charakterisiert werden soll. Im Passiv unterbleibt häufig die Nennung des Täters, die Betonung liegt auf dem Patiens, was sich auch in den deutschen Bezeichnungen Leideform und Tatform ausdrücken soll. 'Sie wurde operiert' ist eine patiensbezogene Äußerung, wer sie operiert hat, erscheint dem Sprecher unwichtig.

Meine Frage an den Text, die ich mit Hilfe der Signierungen beantworten möchte, lautet in erster Linie,'auf wen oder was bezieht sich eine Äußerung?'. Wir hatten gesehen, daß in einigen Fällen das gesuchte psychologische Objekt mit dem grammatischen Subjekt zusammenfiel, in anderen mit dem Agens der Proposition. Bei passivischen Äußerungen wird sich zeigen, daß der Hinweis auf das Relat auch im Patiens liegen kann, jedoch nicht notwendigerweise;

a) reines Passiv ohne Täternennung

B (52) "(032)naja also (sie) wurd dann operiert"(04/0).

Die Äußerung ist als Bezugnahme auf die Patientin signiert. Das nicht explizit genannte grammatische Subjekt 'sie' verkörpert das Patiens;

b) passiv-ähnliche Formulierungen

B (53) "(013)weil ihm die Schulter so weh getan hat" (05/0).

Daß auch das Aktiv agensunabhängige Sachverhaltsbeschreibungen erlaubt, zeigt dieses Beispiel. Formal ist diese Äußerung aktiv formuliert, das grammatische Subjekt 'die Schulter' ist aber sicher nicht der 'Täter', das Agens. Das Patiens ist im Dativobjekt 'ihm' enthalten; die Äußerung wird als bezogen auf den Patienten zugeordnet. In diesem Beispiel fällt also das psychologische Objekt mit dem grammatischen Objekt zusammen. Vom Sprachgefühl her wird diese Äußerung als passivisch erlebt. Heidolph u.a. (1981, S. 555) heben mit Recht hervor, daß durch solche passiv-ähnlichen Strukturen die kommunikativ wirksame Komplexität der Formen verstärkt wird;

c) weitere Formen aus dem Passiv-Feld

B (54) "(153)es is dann noch ein ne ne ähh ne ne Vestibularisprüfung -/(154)ne Augenprüfung passiert/" (05/0).

Diese mit Hilfe des 'multifunktionalen' Wörtchens 'es' formulierte Äußerung (vgl. Adelung, 1796; Pütz, 1975; Leys, 1979; Ulvestad und Bergenholtz, 1979) ist weder explizit agens- noch patiensbezogen. Aus dem Kontext jedoch geht eindeutig hervor, daß die Untersuchung dem Patienten widerfahren ist und der Arzt als Täter bzw. Veranlasser auszumachen ist. Entsprechend des vorigen Beispieles B (53), in dem das Relat mit Hilfe der Frage 'wem hat die Schulter weh getan?' ermittelt werden konnte, läßt sich auch hier fragen, 'wem ist die Vestibularisprüfung passiert?', so daß sich als Bezugspunkt der Arzt ergibt.

Die Äußerung

B (55) "(148)sie will also wissen/(149)daß es ihr besser geht/"(04/0)

wird der Patientin zugeordnet, denn daß es ihr besser geht, möchte sie wissen. Hier handelt es sich um ein anderes 'es', welches von manchen Autoren als semantisch leer bezeichnet wird in der Funktion des formalen Subjektes (vgl. Leys, 1979, S. 28) bzw. eines "Scheinsubjektes" (Brugmann, 1904, zit. nach Ehlich, 1979, S. 108).

Es gibt im Deutschen etliche solcher Strukturen, wie 'es gibt', 'es handelt sich um' etc., die passiv-ähnlichen Charakter haben. Die Äußerung

B (56) "(174)'s war ja gut/(175)daß es nichts war/" (01/0)

dagegen wird der Kategorie 'andere' zugeordnet, denn beide Äußerungen beziehen sich weder auf den Arzt noch auf die Patientin. Das erste 'es' in "(174)'s war ja gut" ist ein sogenannter 'Vorläufer' des folgenden Objektsatzes (Ulvestad und Bergenholtz, 1979), es verweist also innerhalb des Textes als kataphorische Deixis auf die nachfolgende Äußerung. Der Bezugspunkt des zweiten 'es' in (175) ist nicht eindeutig, aus dem Kontext läßt sich als Relat die vorangegangene Untersuchung, die die Patientin auf eigene Faust unternommen hatte, ausmachen. Beide Formulierungen sind nicht zusätzlich als passivisch zu signieren, da sie eindeutig aktiv formuliert sind.

Die Äußerung

B (57) "(095)im vergangenen Jahr fing's dann an mit Hämorrhoiden"(01/0)

wird als Bezugnahme auf die Patientin gewertet, denn sie war es, die im vergangenen Jahr mit Hämorrhoiden in die Praxis kam. Ein Text gesprochener Sprache enthält eine Vielzahl solcher Grenzfälle, die nur aus dem Kontext und/oder durch Umformulierungen mit Hilfe des Sprachgefühls signiert werden können. Im übrigen bedienen sich auch die zuhörenden Ärzte in der Gruppe ihrer sprachlichen Intuition und verstehen eine solche Äußerung z.B. als Aussage über die Patientin und ihre Krankheit zu einer bestimmten Zeit, denn anders ist nicht zu erklären, daß solche Äußerungen unhinterfragt hingenommen werden; so z.B. auch die folgenden:

B (58) "(092)und dann kam'n mit dr Zeit halt wieder irgendwelche harmlosen/(093)oder was'n-Beschwerden/" (01/0)

oder

B (59) "(147)und ah die präzise Frage kam in der letzten Zeit nicht mehr"(04/0).

Diese Beispielsätze habe ich paradoxerweise zusätzlich zum allgemeinen Bezugspunkt 'Patient' auch noch als passiv-ähnlich signiert, obwohl sie rein formal aktiv konstruiert sind. Dieses Aktiv aber ist sehr auffällig, denn im Aktiv tritt meist das syntaktische Subjekt als Verkörperung des Täters in Erscheinung, und abgewichen wird vom Aktiv dann, wenn ein Geschehen explizit nicht als agensbezogen charakterisiert wird. Hier dagegen wird ein Scheinagens aufgebaut, um das Patiens, den Betroffenen, über den in den Äußerungen etwas ausgesagt wird, nicht nennen zu müssen, denn betroffen von den Beschwerden in Fall 01/0 und der präzisen Frage über Leben und Tod in Fall 04/0 sind die jeweiligen Patientinnen. Der Arzt hat aber Schwierigkeiten, das explizit auszudrücken, er versteckt die Betroffenen lieber hinter einem anderen grammatischen Subjekt, wodurch 'die Beschwerden' und 'die Frage' eine merkwürdige Personifizierung erfahren. Die Alternative zu diesen Formulierungen müßte zwar auch nicht unbedingt in einer Passivkonstruktion bestehen. 'Die Patientin hatte Beschwerden' oder 'die Patientin hat die präzise Frage nicht mehr gestellt' sind auch aktiv formulierte Äußerungen, aus ihnen geht das psychologische Objekt aber direkter hervor, welches der Arzt in den Äußerungen von B (58) und (59) durch einen schiefen Aktivgebrauch zu verschleiern sucht. Unter der Fragestellung der Bezugnahmen lassen sich die Belege, die dem Muster von B (58) entsprechen,also durchaus als passivische Äußerungen auffassen.

Darüber hinaus gibt es noch eine Reihe von Verben mit passivischem Sinn. Vergleichbar der Verben mit Richtungsweisung, die bei der Zuordnung der Äußerungen zu den Kommunikationsebenen eine Rolle gespielt hatten, wie 'kommen' und 'gehen', haftet anderen Verben wie z.B. 'bekommen', 'erhalten' ein passivischer Charakter an. Auch 'hören' hat im Gegensatz zu 'sagen' einen passiven Sinn, insofern als das Ohr ein rezeptives Organ ist. Allerdings gibt es auch ein sehr aktives Hin- oder Zuhören. Alle Belege in den Texten aber, die 'hören' enthalten, haben diesen passiven Sinn von 'mir wurde gesagt', so daß ich sie auch den passiv-ähnlichen Formulierungen zugeordnet habe, obwohl 'ich habe gehört' formal aktiv ist. Von der kommunikativen Nuance der Aussage her gibt es für mich aber, was die Passivität anbelangt,keinen Unterschied zwischen "(034)äh ich krieg gesagt von der Sprechstundenhilfe"(09/0) und "(173)und jetzt hab ich gehört"(16/0).

Entsprechend sind die Äußerungen

B (60) "(108)und da hat sich über irgendjemand da hinschicken lassen"(01/0)

und

B (61) "(140)daß sie sich also in den letzten Jahren also mehrmals von anderer Seite her/(141)Nieren/(142)Kolon/(143)Magen/(144)alles hat röntgen lassen net/"(01/0) auf die Patientin bezogen, aber als passivisch signiert. Dieser passivische Effekt wird durch die Verwendung von 'lassen' erreicht. Auf die spezielle modale Färbung dieser Äußerung möchte ich hier nicht eingehen. Auch die Äußerung ist

B (62) "(162)das hat die selber gewundert"(01/0)

neben der Bezugnahme auf die Patientin noch mit P' (passivisch) gekennzeichnet, da die Möglichkeit einer aktiven Formulierung gegeben gewesen wäre 'sie hat sich darüber gewundert'.

Zwischen den beiden Kategorien von Formulierungen mit 'man' oder Passiv, die von der grammatischen Grundstellung abweichen, gibt es inhaltlich eine Beziehung, denn in beiden bleibt der Agensbezug, die 'Täterschaft' im Hintergrund, sei es, daß der Sprecher das Patiens hervorheben möchte oder sei es, daß er Gründe hat, den am Geschehen beteiligten 'Täter' nicht so genau zu bezeichnen. Formal lassen sich etliche der 'man'-Formulierungen auch in passivische Äußerungen transformieren mit demselben kommunikativen Effekt, z.B.

B (63) "(031)und da hat man lang hin und her untersucht" (13/0)

könnte auch heißen

'es wurde lang hin und her untersucht'.

Es hat sich an diesen exemplarisch dargestellten Signierungskriterien gezeigt, daß jeder Text eine Vielzahl an Grenzfällen und Ungereimtheiten enthält. Sicher lassen sich in einer solchen empirischen Arbeit immer einzelne

Beispiele finden, die vom nachvollziehenden Leser als strittig oder gar falsch eingestuft angesehen werden. Dies muß ich zugestehen und in Kauf nehmen. Jeder Linguist, der mit gesprochener Sprache gearbeitet hat, weiß, daß solche kategorialen Einteilungen weitmaschig sind und deshalb nie allen Äußerungen gerecht werden können. Ich habe, soweit dies möglich war, versucht, eine einheitliche Signierung herzustellen, indem ich in vielen (bis zu sechs) Durchgängen und vielen Einzelüberprüfungen allein und mit Hilfe von Informanten alle Texte signiert und korrigiert habe. Es blieb eine Restkategorie von nicht zuordenbaren Äußerungen übrig. Nichtzuordenbarkeit kann auf verschiedenen Gründen beruhen. Zum einen sind darin die 'wir'-Formulierungen enthalten, die im 'wir' den Arzt und den Patienten einschließen, dann die mehrdeutig verweisenden Konnotationen. Auch gibt es Floskeln und Abkürzungen wie 'und so' oder 'so weit', außerdem strukturierende Äußerungen wie 'und zweitens' oder Anakoluthe, d.h. so früh abgebrochene Äußerungen, daß kein Bezugspunkt erkennbar ist. Sie alle fallen in die Kategorie 'nicht zugeordnet'. Abgebrochene Äußerungen habe ich, wenn sie einen Bezugspunkt enthielten, zugeordnet, aber als Bruch gekennzeichnet. Es gibt also zugeordnete und nicht zugeordnete Anakoluthe, die jedoch alle als abgebrochene Äußerung vermerkt sind.

Die Belegung der Kategorie nicht zugeordneter Äußerungen sei für alle Texte kurz angegeben, sowohl in absoluten Zahlen als auch in Prozentwerten:

Tabelle 6

Nicht zugeordnete Äußerungen

Fall	01/0	04/0	05/0	09/0	13/0	16/0
absol.	13	06	12	10	10	17
%	9,29%	3,87%	6,74%	7,09%	5,43%	6,28%

5.2.2 Das Arzt-Patient-Verhältnis im Gesamttext

Ich war von der Hypothese ausgegangen, daß sich die Bezugnahmen auf Arzt und Patient unterschiedlich verteilen, je nach dem vorherrschenden Dominanzverhältnis. Nachdem ich die Bezugnahmen aller Äußerungen für alle Texte ermittelt hatte, ergaben sich tatsächlich interessante Ergebnisse, die ich zunächst numerisch für die drei Hauptkategorien 'Arzt', 'Patient' und 'andere' angeben möchte.

Tabelle 7

Das Arzt-Patient-Verhältnis im Gesamttext

Fall	gesamt	häufigster Bezug		wieviel auf Arzt?	wieviel auf Pat?	wieviel auf andere?
01/O	140	Arzt	abs.	54	44	29
			%	38,57%	31,43%	20,71%
04/O	155	Pat	abs.	34	66	49
			%	21,94%	42,58%	31,61%
05/O	178	Pat	abs.	37	100	29
			%	20,78%	56,18%	16,29%
09/O	141	andere	abs.	28	45	58
			%	19,85%	31,91%	41,13%
13/O	184	Pat	abs.	39	71	64
			%	21,20%	38,59%	34,78%
16/O	191	Pat	abs.	46	79	49
			%	24,08%	41,36%	25,65%

In vier der sechs Fälle spricht der Arzt am meisten über die Person des Patienten. Nur einmal ist er selbst die dominierende Person und einmal tritt das Arzt-Patient-Verhältnis hinter 'anderem' zurück. In Fall 05/O stellt sich die Arzt-Patient-Beziehung am extremsten dar. Von allen Bezugnahmen auf den Patienten entfallen hier mit 56,18% die allermeisten auf ihn und auf den Arzt mit 20,78% die zweitwenigsten der vorkommenden ärztlichen Bezugnahmen.

Beide Werte sind also komplementär aufeinander bezogen. Der Patient ist in dieser Falldarstellung extrem dominant (aktiv dargestellt), der Arzt tritt dagegen sehr in den Hintergrund.

Genau umgekehrt sieht das Verhältnis in Fall 01/0 aus. Mit 38,57% stellt sich der Arzt am meisten in den Vordergrund, verglichen mit den anderen Texten, d.h. in allen anderen hier untersuchten Fallvorträgen liegt die Zahl der Äußerungen, die sich auf den Arzt beziehen, bei etwas mehr als 1/5, während sie hier den fast doppelt so hohen Wert erreicht. Von der Patientin dagegen ist sehr wenig die Rede, am zweitwenigsten von allen Texten, wenn man eine Rangreihe bildet.

Die geringsten Werte von allen sechs Fallberichten - sowohl hinsichtlich der Bezugsnahmen auf den Arzt als auch auf den Patienten - finden sich in Fall 09/0. Demgegenüber ist die Kategorie 'andere' extrem hoch belegt; d.h. alle drei Kategorien weisen in diesem Fall Extremwerte auf. Der Grund hierfür ist in der Besonderheit dieses Arzt-Patient-Verhältnisses zu suchen, das der Arzt selbst als 'Dreiecksverhältnis' (139) bezeichnet. Das reale Auftreten der Ehefrau des Patienten in der Praxis kommt in der Kategori 'andere' zum Ausdruck. Versucht man, dem Dreiecksverhältnis gerecht zu werden, indem man die Bezugnahmen auf die Ehefrau aus der dritten Kategorie herausfiltert, so ergeben sich die folgenden Zahlen:

Arzt	Patient	Ehefrau	andere
19,85%	31,91%	23,40%	17,73%

Es zeigt sich also, daß auch formal das Beziehungsproblem zwischen dem Patienten und seiner Frau im Fallbericht dominiert.

Erwähnt sei noch ein weiteres Ergebnis, daß nämlich in den beiden 'somato-psychischen' Fällen, - Fall 04/0, die Patientin, die im Sterben liegt und Fall 16/0, der herzoperierte Patient - die Bezugnahmen auf den Patienten sehr hoch sind. In den Fällen, in denen eine somatische Krankheit im Vordergrund steht, der Arzt sich also mehr als sonst in seinem 'klassischen Metier' befindet, konzentriert er sich in seinem Bericht nachdrücklich auf den Patienten.

Die beiden niedrigsten Werte in der Belegung der Kategorie 'andere' finden sich wieder in den Fällen 01/0 und 05/0, die schon bei der Verteilung der Äußerungen auf Arzt und Patient extreme, gegenläufige Ergebnisse zeigten. Es sind dies die beiden Fälle, in denen 'reine' Arzt-Patient-Verhältnisse dargestellt werden, d.h. der Arzt schildert nicht auch noch seine Beziehung zu anderen Bezugspersonen des Patienten, wie dies etwa in extremer Weise in Fall 09/0 geschieht, so daß in diesen beiden Fällen tatsächlich auch die meiste Information direkt in den Bezugsnahmen auf Arzt und Patient enthalten ist.

Um noch etwas Licht auf die sehr allgemeine Kategorie 'andere' zu werfen, habe ich die dort zugeordneten Äußerungen weiter in zweifacher Hinsicht klassifiziert und unterschieden, ob in einer Äußerung eher von der vom Patienten vorgebrachten und vom Arzt auch berücksichtigten organischen Krankheiten die Rede ist, oder ob von Symptomen und anderen Personen gesprochen wird, welche mehr in den Bereich der Beziehungsumstände und -probleme gehören. Z.B. wird "(148)außerdem wurd ja neulich die Gastroskopie gemacht" (01/0) der Kategorie 'Krankheit' zugeordnet, dagegen bezieht sich "(179)weil er ja keine Schwäche zeigen konnte" (05/0) auf das Symptom des Patienten. Bei den Personen habe ich entsprechend der Kommunikationsebene 2 bzw. 2'

(Praxis und Umfeld der Praxis) danach differenziert, ob die Personen aus dem weiteren Handlungsfeld des Arztes kommen und von ihnen die 'Krankheit' betroffen ist, wie in "(082)und die (Kollegen aus der Klinik) haben dann einmal mit mangelhaftem mhm Erfolg - das (die Ösophagoskopie) gemacht" (01/0); oder ob von Personen aus dem sozialen Umfeld des Patienten die Rede ist, wie in "(119)irgendwann haben sich die Söhne erkundigt" (04/0).

Diese Gegenüberstellung muß selbstverständlich sehr schematisch bleiben. Sie soll auch nur einen groben Eindruck vermitteln, wovon die Kategorie 'andere' handelt. Ich habe mich angesichts der geringen absoluten Zahlen auf diese beiden näheren Kennzeichnungen beschränkt und dort nicht zuordenbare Äußerungen einem Rest zugeschlagen. Auch muß noch darauf hingewiesen werden, daß eine solche thematische Aufschlüsselung natürlich auch bei den anderen Bezugnahmen - auf Arzt und Patient - möglich wäre. Die im folgenden vorgestellten Zahlen sind also nicht als Gesamtanteil eines Themas am Text zu verstehen, sondern lediglich aus der Kategorie 'Bezugnahmen auf andere' ermittelt.

Tabelle 8

Aufschlüsselung der Kategorie 'andere'

Fall	Kategorie 'andere' absolut %	auf was wird am meisten Bezug genommen	Krankheit	Beziehungs-aspekte	Rest
01/0	29 100%	Krankheit	79,31%	10,34%	10,34%
04/0	49 100%	Krankheit	46,94%	42,86%	10,20%
05/0	29 100%	Beziehung	20,69%	65,52%	13,79%
09/0	58 100%	Beziehung	10,34%	81,03%	8,62%
13/0	64 100%	Krankheit	57,81%	26,56%	15,63%
16/0	49 100%	Krankheit	46,94%	24,49%	28,57%

Nur in zwei der sechs Falleinbringungen dominiert das Thema 'Beziehung' in der Kategorie 'andere'. Es handelt sich um die Fälle 05/0 und 09/0, die sich auch schon bei der Gesamtverteilung der Bezugnahmen als extrem hervorgetan hatten. Auch bei Fall 01/0 zeigt sich, daß sich dieser nicht nur durch einen sehr dominanten Arzt auszeichnet, sondern darüber hinaus durch eine thematische Fokussierung auf die Krankheit, während der Arzt in diesem Fallbericht (noch) nicht viele Informationen über Beziehungsaspekte gibt, ähnlich wie in Fall 13/0, in welchem allerdings der Arzt nicht sehr viel über sich sprach. Die beiden 'somato-psychischen' Fälle - 04/0 und 16/0 - schließlich erreichen bei den Bezugnahmen auf die Krankheit mittlere Werte. In Fall 04/0 ist der Arzt in der Lage, ein ganz ausgewogenes Verhältnis zwischen Informationen über die Krankheit der Patientin und ihr soziales Umfeld darzustellen, und dies erscheint mir bei einer auf den Tod kranken Patientin als sehr angemessen. In Fall 16/0 dagegen ist der Restanteil sehr hoch, er kommt zustande durch reflektierende Äußerungen, die Fragen an die Kollegen nach den Fehlern in dieser 'Patientenführung', etwa:

B (64) zwei Fragen/"(181)erstens die Manöverkritik von dem Vorangegangenen/(182)denn das war ja sicher falsch/ .../(184)ob's sachlich falsch war/(185)ist die andere Frage/"(16/0).

5.2.2.1 Besonderheiten in den Formulierungen

Nachdem ich den ersten Teil meiner Frage an den Text 'auf wen oder was wird Bezug genommen?' für beantwortet ansehe, komme ich nun zum zweiten Teil der Frage 'und in welcher Form geschieht dies?' An dieser Stelle möchte ich mich ebenfalls auf die Darstellung der Häufigkeitsverhältnisse der in den sechs Texten vorkommenden Formulierungsauffälligkeiten beschränken und nur zur Illustration Belegbeispiele geben. Denn auf die Interpretation der jeweiligen Formulierungsnuancen werde ich im Kontext des Gesamttextes im nächsten Kapitel eingehen, das sich mit der Frage beschäftigt, 'was tut der Arzt, indem er sich so und nicht anders ausdrückt?'

Auch sei noch hinzugefügt, daß die von mir berücksichtigten 'besonderen' Formulierungen, die sich durch ein unbestimmtes Subjekt und/oder durch passivische Konstruktion auszeichnen, insofern natürlich nichts Besonderes sind, als diese Mittel im Deutschen zur Verfügung stehen. Gemeint ist hier insofern 'besonders', als auf das psychologische Objekt nicht direkt durch Nomen oder Pronomen geschlossen werden kann. In jedem beliebigen Text läßt sich die Verwendung von 'man' finden, und 'es geht ihr gut' läßt sich kaum anders als in dieser passivischen Form sagen. Oft aber hat der Arzt die Wahl, unwillkürlich weicht er von der Grundstruktur eines Satzmusters ab und erreicht damit eine spezielle kommunikative Wirkung.

In wie unterschiedlicher Weise der Arzt in den einzelnen Texten von dieser Wahl Gebrauch macht, zeigen die folgenden Zahlen. Es handelt sich zunächst um die Summe aller als besonders signierten Äußerungen pro Text, angegeben sowohl in absoluten Zahlen als auch in Prozentwerten:

Tabelle 9

'Besondere' Formulierungen

Fall	01/0	04/0	05/0	09/0	13/0	16/0
absolut	35	29	23	8	14	27
%	25,00%	18,71%	12,92%	5,67%	7,61%	14,14%

Wieder ragt Fall 01/0 als extrem heraus, 1/4 aller Äußerungen sind auffallend formuliert, in Fall 09/0 dagegen nur gut 1/20, während die übrigen Texte innerhalb dieses breiten Streubereiches liegen. In einer weiteren Aufschlüsselung dieser Zahlen soll die Art dieser Formulierungen differenziert werden.

5.2.2.1.1 Zum Gebrauch von 'man'

Mauermann (1959, S. 234) meint, das Wörtchen 'man' stelle als allgemeines Pronomen eine "Gesamt-Namenlosigkeit" dar. Auch der 'man'-Gebrauch zeichnet sich ähnlich wie das Passiv durch einen nicht genannten Täter aus, daher sind etliche Passivsätze auch in 'man'-Sätze zu transformieren, z.B. kann 'wie wird dieses Wort ausgesprochen' ersetzt werden durch 'wie spricht man dieses Wort aus'. Der 'Täter' kann sich in einer Allgemeinheit verbergen wie im 'man nehme' des Kochbuchs. Außer dieser neutralen Allgemeinheit gibt es aber auch eine bewußt gewählte: "Der Redende kann durch einen 'man'-Satz auch z.B. eine mehr oder minder allgemein gültige Meinung anführen, und zwar so, daß er sich seine eigene Meinung dabei vorbehält: man glaubt, man sagt" (Zubaty, 1906, S. 496). Der Sprecher hat also Gründe, sich zu distanzieren vom Inhalt dessen, was 'man sagt', vielleicht um niemanden zu beschuldigen oder um sich heimlich einem Vorurteil anzuschließen: 'man sagt, Ausländer seien schmutzig'.

Vahl-Seyfarth (1984)[14] hat in ihrer umfangreichen Untersuchung zum Gebrauch von 'man' in gesprochener Sprache drei Grade von Allgemeinheit klassifiziert:

- 'man' als Ich-Ersatz
- das 'man' der Gruppe, der Berufsgruppe etwa und
- das 'man' der Allgemeinheit.

Ich möchte zu dieser Unterscheidung aus unserem Material einige Belege geben:

B (65) "(028)des war mir also sehr unsympathisch/(029)ne ahh da wird man also gleich so belastet/"(04/0).

Wer sich belastet gefühlt hat, war der Arzt, es handelt sich hier also um einen Ich-Ersatz. Vahl-Seyfarth hat außerdem gefunden, daß der 'man'-Gebrauch bei sehr niedriger oder sehr hoher emotionaler Beteiligung höher ist. Offensichtlich war der Arzt in B (65) emotional sehr engagiert, und er versucht, sich von seinen Gefühlen dieser krebskranken Frau gegenüber durch mehrfachen 'man'-Gebrauch in diesem Text als Ich-Ersatz zu distanzieren.

---

14) Ich danke Ellen Vahl-Seyfarth für die Einblicke, die sie mir in das noch nicht veröffentlichte Manuskript ihrer Doktorarbeit gewährt hat.

Auch bedient sich der Arzt häufig des 'man' der Gruppe. Wenn es um die Absicherung von medizinischen Handlungen geht, so reiht er sich in die Gruppe der Ärzte ein. Indem er sich auf die Norm beruft, kann er sich von allzu persönlicher Verantwortung entlasten, wie die folgenden Beispiele zeigen:

B (66) "(058)mhm no ja ich hab sie dann noch untersucht/ (059)un 'n irgendwie ich hab -- Hals/(060)--und was mer da halt so macht/"(01/0)

oder

B (67) "(013)ich hab se deshalb untersucht/(014)wie mer des macht/(015)wenn jemand neu kommt/"(04/0).

Noch weiter in die Allgemeinheit tritt der Arzt zurück in

B (68) "(086)also man merkt da net so furchtbar viel/.../ (103)ah man hatte nicht den Eindruck/(104)sie sei krank/" (13/0).

In beiden Äußerungen von B (68) steckt eine heimliche Rechtfertigung des Arztes in der Art 'also es lag nicht an mir, niemand merkte da etwas, oder niemand hätte den Eindruck haben können, sie sei krank'.

Ich beschränke mich auf diese Beispiele zur Illustration, weil, wie gesagt und an den Belegen bestätigt, die Bedeutungsnuancen im 'man'-Gebrauch immer den Handlungsaspekt von Sprache betreffen, um den es im nächsten Kapitel gehen wird. An dieser Stelle sei zunächst der Gebrauch von 'man' dargestellt:

Tabelle 10

Häufigkeitsverteilung der Äußerungen mit 'man'-Gebrauch

Fall	man absolut	%	Bezugnahme auf Arzt	Pat	andere
01/0	3	2,14%	1	2	-
04/0	4	2,58%	3	1	-
05/0	9	5,06%	2	5	2
09/0	2	1,42%	-	-	2
13/0	5	2,72%	5	-	-
16/0	6	3,14%	6	-	-

Verglichen mit den Häufigkeitsverteilungen von Vahl-Seyfarth, die als repräsentativ für die Distribution von 'man' gelten können, da sie sich auf ein extrem großes Corpus bezieht, kommen in unseren Texten unterdurchschnittlich wenig 'man'-Äußerungen vor, auch dann, wenn man einkalkuliert, daß Männer signifikant weniger als Frauen in der 'man'-Form sprechen und daß Angehörige der Oberschicht ebenfalls seltener 'man' verwenden als Angehörige anderer Schichten. Es fällt in unserem Material auf, daß sich die meisten Vorkommen von 'man' auf den Arzt beziehen, nur in Fall 05/0, der sich auch schon in der Verteilung der Gesamtbezugnahmen als Extrem erwiesen hat, zeigt sich eine auffallend andere Verteilung.

5.2.2.1.2 'Wir'

Eine Reihe von Äußerungen ist in der 'wir'-Form formuliert. Es muß dann aus dem Kontext ermittelt werden, wer in das 'wir' eingeschlossen ist, d.h. auf wen es sich bezieht. Handelt es sich um A(+)-Signierungen, beziehen sie sich also auf den Arzt u n d jemand anderen, der für den Text nicht relevant ist, so sind sie dem Arzt zugeordnet und werden hier nicht weiter betrachtet, z.B.

B (69) "(005)sagen wir mal"(04/0)

oder

B (70) "(063)wir haben keinen Sonntagsdienst"(13/0).

Andere Äußerungen dagegen schließen in das 'wir' Arzt und Patient ein. (Die Möglichkeit, daß der Arzt von sich im pluralis majestatis spricht, habe ich ausgeschlossen):

B (71) "(125)mir haben jetzt nach allen Regeln durchgeguckt"(13/0)

oder

B (72) "(069)und wie mer däh dann sahen/.../(071)daß das also gar net geht/.../(086)mir hatten ausgemacht/(087) alle alle vier Wochen kommt er zum zum Quick/"(16/0).

Meines Erachtens handelt es sich in diesen Beispielen um Kooperationsangebote des Arztes an seinen Patienten. Die Nutzung dieses sprachlichen Mittels vom Arzt ist äußerst verschieden in den sechs Fällen. Ich gebe nur die absoluten Zahlen an:

Fall	01/O	04/O	05/O	09/O	13/O	16/O
	3	-	-	2	1	6

Unter dem Aspekt des 'wir' ist der Arzt in Fall 16/O am bemühtesten, während er sich bei der krebskranken Patientin in Fall 04/O und dem Patienten mit den Schwindelanfällen beim Autofahren in Fall 05/O nicht auf die Nähe eines gemeinsamen 'wir' einläßt.

5.2.2.1.3 Kontaminationen

Bei der Zuordnung der Äußerungen zu den einzelnen Kategorien stellte sich bei einigen Belegen eine Schwierigkeit ein, die durch mehrdeutiges Verweisen zustandekam. Es handelt sich gewissermaßen um eine Verdichtung im Pronomen, zwei Bezugspunkte sind kontaminiert. Zunächst fiel dieses Phänomen in Fall 05/O auf. Der Arzt beginnt mit der Information, daß es sich um einen Mann handele,

B (73) "(001)das is 'n Mann"(05/O).

Er fährt fort mit der orientierenden Schilderung der Person des Patienten

B (73') "(002)ungefähr vierundvierzig Jahre/(003)...Abteilungsleiter.../(005)verheiratet/(006)aah so an stattlicher Mann/(007)so an großer/(008)so an schöner/(009)mindestens meint er das sicher/(010)und seine Frau auch/"(/5/O).

Plötzlich wird die Frau des Patienten eingeführt ohne ersichtlichen Grund. Und im ersten Moment ist nicht eindeutig, was der Arzt über die Frau aussagt; meint sie auch, ihr Mann sei stattlich und schön oder gibt sie sich diese Eigenschaften selbst? Man kann zwar annehmen, daß sich Äußerung (010) auf das 'meinen' in (009) bezieht, wodurch eindeutig gemacht werden kann, daß der Arzt sagen wollte, die Frau findet ihren Mann auch schön, aber eine Unschärfe weist diese Äußerung doch auf, die sich im weiteren noch verstärkt. Das folgende Pronomen bezieht sich dann nämlich auf beide, obwohl es inhaltlich nur um die Beschwerden des Mannes geht

B (73") "(011)die kamen anfangs immer eigentlich nur mit Kleinigkeiten/(012)und (die)hatten da ziemliche Ansprüche für ihn/"(05/0).

Dem Arzt fällt diese Vermengung selbst auf, er schiebt ein klärendes "(014)ich red jetzt also auch von ihr" ein und fährt fort, indem er sich ins unverfängliche 'man' rettet.

Der Mann wird mit seiner Frau kontaminiert. Kontaminationen gehen auf das zurück, was Freud (1917, S. 35) die "Interferenz" zweier Intentionen nennt. Ich spreche hier aber von Kontamination, weil zwei Objekte/Personen miteinander verdichtet sind und nicht zwei Absichten (vgl. Kap. 1.3.2.2).

Die Äußerungen (011) und (012) habe ich als kontaminierte gezählt. Meines Erachtens handelt es sich nicht um einen üblichen Plural wie etwa beim oben beschriebenen 'wir'-Gebrauch, denn der Arzt muß in Äußerung (014) eine Anstrengung unternehmen, die Personen, um die es geht, wieder zu trennen, um so für die Zuhörer Klarheit zu schaffen.

Ebenfalls völlig unvermittelt ist der Wechsel von ihm, dem Patienten, zum 'sie', als plötzlich die Frau miteinbezogen ist, in der folgenden Passage, in der die Äußerungen (044), (045), (046) und (049) ebenfalls als kontaminierte und als Pat(+)-signierte gewertet sind:

B (74) "(041)er will da sein/(042)(er)betont das net/ (043)aber er will also an seinem Posten sein/(044) und gleichzeitig geben sie sich --- äh äh sportlich Mühe/(045)fit zu bleiben/(046)und (sie) treiben schwimmen/(047)und er fährt-/...Fahrrad/(049)und (sie)schwimmen/", während er Gymnastik macht(050)(05/0).

Als reinen Plural dagegen habe ich das 'sie' in den Äußerungen (087) und (091) der folgenden Passage gewertet.

B (75) "(083)er war auf der Messe--/.../(085)er hat dann seine Frau fahren lassen müssen/.../(087)da sind se von der Autobahn runter/.../(091)dann mußten sie wieder ein Stück Autobahn fahren/(092)und da kam dasselbe wieder/"(05/0).

Zwar wird hier auch eine sehr dichte Beziehung zwischen dem Patienten und seiner Frau sichtbar, er muß ihr das Steuer überlassen, aber formal werden die beiden Personen klar eingeführt und die Bezugnahmen sind eindeutig.

Anders dagegen wieder im folgenden Beispiel:

B (76) "(072)er hat also ein'n --- Mann anscheinend von seiner Firma mit dabei gehabt/(073)der saß auf dem Neben-/(074)und dann merkte der/(075)wie's ihm schwindlig wird/.../(076)wie er eigentlich net mehr fahrfähig war/(077)und er mußte es also durchbeißen/(079)weil er ja keine Schwäche zeigen konnte/"(05/0).

In Äußerung (074) werden der Beifahrer und Patient kontaminiert. Im ersten Moment bezieht sich das 'der' auf den Mann, den der Patient von der Firma mitgenommen hatte, die nachfolgenden Äußerungen aber legen den Schluß nahe, daß nur der Patient merken konnte, wie es ihm schwindlig wurde, so daß Äußerung (074) korrekt heißen müßte 'und dann merkte er'. Aber in jedem Fall bleibt unklar, ob der Mitfahrer etwas von des Patienten Schwäche gemerkt hat oder nicht.

Fall 05/0 enthält demnach also sieben Kontaminationen, sechs davon handeln von Verdichtungen mit der Ehefrau und eine mit dem mitfahrenden Kollegen.

Nach diesem Befund in Fall 05/0 habe ich die anderen Fälle ebenfalls auf Kontaminationen hin durchgesehen, es fand sich noch ein weiterer Beleg in Fall 13/0. In der orientierenden Einleitung erhalten wir einige Angaben über die Patientin:

B (77) "(012)ja (verheiratet)/(013)ein Kind/.../(017)ähm/ kaufmännische Angestellte/.../(019)...bei so'm Versicherungsvertreter/(020)schafft in einer umgebauten Autogarage/(021)und beschwert sich immer drüber/(022)daß er wie an Wilder qualmt/(023)den Mann hab ich mal g'sehn/ (024)wie er 'n Rezept geholt g'habt hat/"(13/0).

In den Äußerungen (019) bis (022) ist eindeutig vom Chef der Patientin die Rede, so daß der Hörer/Leser zunächst geneigt ist, 'den Mann' auch auf den Chef zu beziehen. Der weitere Textverlauf aber legt nahe, daß es sich um den Ehemann der Patientin handelt, den der Arzt einmal gesehen hat "(024)wie er an Rezept geholt g'habt hat".

In diesem Beispiel, in Äußerung (023), stellt sich die Kontamination umgekehrt dar, nicht zwei Objekte, zwei Personen sind durch ein Pronomen miteinander vermengt, sondern zwei Pronomina, die sich auf verschiedene Männer beziehen, haben plötzlich nur noch einen doppeldeutigen Antezedenten im Text, nämlich 'den Mann' in Äußerung (023).

Ich halte diese Art von sprachlicher Ungenauigkeit - fast könnte man von Fehlleistung sprechen - psychoanalytisch für sehr relevant. An solchen Stellen könnte das Unbewußte eine Gelegenheit gefunden haben, sich einen kleinen Platz an der sprachlichen Oberfläche zu verschaffen. Und dies umso mehr, da ja jeder Hörer automatisch dazu tendiert, aus dem Kontext 'eine gute Gestalt' herzustellen, d.h. Sinn zu stiften, so daß solchen rein formal nicht eindeutigen Äußerungen vom Hörer rasch eine subjektive Bedeutung verliehen wird, welche das Problem glättet und die Verdichtung unbemerkt läßt.

5.2.2.1.4 Äußerungen aus dem Passiv-Feld

Ich komme nun zur Auflistung der Äußerungen, die im Passiv oder in passiv-ähnlicher Form formuliert sind. Die folgende Tabelle zeigt sowohl den Anteil passivischer Äußerungen am jeweiligen Gesamttext, als auch die Anteile, die dem Passiv in den Äußerungen über den Arzt, den Patienten und anderen zukommt. Als Bezugspunkt für die Prozentwerte habe ich demnach für den Gesamtwert die Gesamtäußerungszahl, also die absolute Textlänge zugrundegelegt, für die Verteilung der Anteile auf Arzt, Patient und andere dagegen den absoluten Wert der jeweiligen Bezugnahmen.

Tabelle 11

Verteilung der passivischen Äußerungen auf die Texte

Fall	Passivanteil am Gesamttext		Passivanteile bezogen auf Arzt		Pat		andere	
	absol.	%	absol.	%	absol.	%	absol.	%
gesamt	140		54	100 %	44	100 %	29	100 %
01/O	27	19,29%	8	14,81%	14	31,82%	5	17,24%
gesamt	155		34	100 %		100 %		100 %
04/O	30	19,35%	5	14,71%	19	28,79%	6	12,24%
gesamt	178		37	100 %	100	100 %	29	100 %
05/O	14	7,87%	3	8,11%	10	10 %	1	3,45%
gesamt	141		28	100 %	45	100 %	58	100 %
09/O	4	2,84%	2	7,14%	1	2,22%	1	3,44%
gesamt	184				71	100 %	64	100 %
13/O	9	4,89%	-	-	7	9,86%	2	3,13%
gesamt	191		46	100 %	79	100 %	49	100 %
16/O	18	9,42%	8	17,39%	7	8,86%	3	6,12%

Das Vorkommen passivischer Äußerungen ist in den einzelnen Texten und innerhalb der drei Kategorien sehr verschieden. Daran zeigt sich, daß von dieser, in der Sprache immer gleich vorhandenen Möglichkeit zu formulieren, keineswegs immer gleich Gebrauch gemacht wird.

Die Schwankungsbreite der Gesamtanteile ist beträchtlich, die Werte streuen zwischen fast 20 und fast 3%. Die ersten beiden in der Balint-Gruppe vorgestellten Fälle enthalten bei fast gleich hohen Werten von etwas über 19% mit Abstand den höchsten Passiv-Gebrauch, während er in den weiteren vier Fällen deutlich abnimmt, in keinem Text mehr 10% erreicht. Es ist bei einem Material von sechs Fallbeispielen im Verlauf von eineinhalb Jahren schwer zu sagen, ob bei diesen Ergebnissen insgesamt von einer abnehmenden Tendenz gesprochen werden kann, womöglich beeinflußt durch den Lernprozeß des Arztes. Auf eine systematische Tendenz könnte nur anhand von mehr Material geschlossen werden. Ich bin eher geneigt anzunehmen, daß sich das je spezifische Arzt-Patient-Verhältnis in den so heterogenen Zahlen ausdrückt. So finde ich es interessant, daß den höchsten Passivanteil der Fallbericht enthält, in dem eine im Sterben liegende Frau vorgestellt wird. Vielleicht sind hier 'Leideform' und ein nicht genannter Täter die adäquaten Ausdrucksmittel.

Ich beginne mit der Betrachtung im einzelnen bei Fall 01/0, der ebenfalls sehr viel Passiv enthält, und möchte dieses Ergebnis vor dem Hintergrund der Bezugnahmen auf Arzt und Patient insgesamt betrachten, denn auch dort fand sich in diesem Fall ein extremes Verhältnis. Der Arzt ist mit 38,57% aller Gesamt-Bezugnahmen auf sich selbst sehr dominant (vgl. Tabelle 7). Es kommt nur in diesem Fall vor, daß der Arzt mehr über sich als über den Patienten spricht, und auf die Patientin wird in diesem

Fall mit 31,43% am zweitwenigsten Bezug genommen, verglichen mit allen anderen Arzt-Patient-Beziehungen. Dieses asymmetrische Verhältnis wird durch seine Entsprechung im Passiv-Gebrauch noch wesentlich verstärkt. Zwar entfallen auf den Arzt auch relativ viel passiv formulierte Äußerungen, betrachtet man diese aber von ihrer kommunikativen Funktion her, so zeigt sich, daß der Arzt in sechs seiner acht passiven Äußerungen von einer speziellen Variante des Passivs Gebrauch macht, indem er es zur "Willenskundgebung" (Heidolph u.a., 1981, S. 555) verwendet. (Die beiden anderen passivischen Äußerungen sind unauffällig, sie enthalten lediglich das Verb 'hören').

Die anderen formal im Passiv formulierten Äußerungen dagegen, etwa

B (78) "(072)jetzt wird da also ah/(073)ah ah öh ösophagoskopiert/(074)jetzt wird also genau nachgeguckt/.../(089)jetzt wird auch die Untersuchung gemacht/"(01/0)

sind ausgesprochen direktiv. Der Arzt bleibt allerdings als Täter ungenannt im Hintergrund, obwohl er es ist, der die Patientin zwingt, wie er in (077)/(078) selbst zugibt, sich diesen Untersuchungen zu unterziehen.

Bei den Belegen passivischer Äußerungen, die sich auf die Patientin beziehen, ergeben sich zwei Varianten passivischer Formulierungen. Zum einen handeln fünf der 15 passivischen Äußerungen von einer Art Personifizierung der Krankheit:

B (79) "(056)typische Beschreibung von Kloßgefühl"(01/0).

Hinter der nominalisierten Beschreibung von Kloßgefühl verschwindet die Patientin als diejenige, die dem Arzt ihre Beschwerden mitteilen will, ganz:

B (79') "(092)und dann kam'n mit dr Zeit halt wieder irgendwelche harmlosen/(093)oder was'n - Beschwerden/ .../(095)im vergangenen Jahr fing's an mit Hämorrhoiden/.../(135)daß also Magenbeschwerden waren/"(01/0).

Diese Beispiele sind rein formal aktiv formuliert. Die Beschwerden können aber niemals Agens sein, die Beschwerden können nicht ohne die Patientin zum Arzt kommen. Auch das vieldeutige Wörtchen 'es' ist kein Agens, vielmehr war es die Patientin, die Beschwerden, Hämorrhoiden und Magenschmerzen hatte. Unter der Fragestellung, über wen etwas ausgesagt wird, stellen diese Äußerungen also passivische Formulierungen dar.

Die zweite Variante betrifft die übrigen zehn Belege aus dem Passivfeld, bei denen es sich um eine merkwürdige Verquickung aus Aktiv und Passiv handelt, z.B.

B (80) "(101)aber u und sie wollt halt partout geröngt werden"(01/0)

oder

B (80') "(108)und da hat sich über irgend jemand anders also da hinschicken lassen"(01/0)

oder

B (80") "(140)daß sie sich also in den letzten Jahren also mehrmals von anderer Seite her/(141)Nieren/(142)Kolon/(143)Magen/(144)alles hat röntgen lassen, net/(145) mehrmals/"(01/0).

Diese Äußerungen lassen sich umformulieren: 'sie hat veranlaßt, daß mit ihr etwas getan wurde'. Die Patientin hat also auf sehr aktive Weise dazu beigetragen, daß sie in eine passive Rolle kam. Die Betonung in diesen Äußerungen liegt allerdings auf der passiven Position der Patientin.

Der Kampf zwischen dieser Patientin und dem Arzt findet also auf sehr versteckte Weise bis in die Passiv-Verwendung hinein ihren Ausdruck. Da wo auf den Arzt bezogene Passivformen vorkommen, ist er in Wirklichkeit in höchstem Maße aktiv und direktiv, und da, wo der Patientin passiv etwas widerfährt, wird sie gleichzeitig als sehr aktiv daran beteiligt geschildert; nicht dagegen da, wo sie subjektiv leidet, nämlich unter ihren Beschwerden. Wobei ganz offen bleibt, wo sie unbewußt leidet.

In Fall 04/0, dem Fallbericht mit dem höchsten Passiv-Anteil, beziehen sich die meisten passivisch formulierten Äußerungen auf die Patientin. Es findet sich auch hier - ähnlich wie in Fall 01/0 -, daß der Arzt einige Male auf ganz merkwürdige Art vermeidet, die Patientin zu benennen. Er umgeht sie entweder durch ein unerwartetes Passiv oder durch ein seltsames Aktiv:

B (81) "(012)und die (Beschwerden) wurden auch sonst immer mal wieder geäußert"(04/0), anstatt, 'die hat sie auch sonst immer mal wieder geäußert',

oder

B (81') "(037)und dann waren Lungenmetastasen da"(04/0).

Die waren plötzlich da, nicht der Arzt hat sie entdeckt oder die Patientin hat sie gehabt, sondern sie waren da. Betroffen davon ist selbstverständlich die Patientin, aber der Arzt drückt meines Erachtens in dieser Formulierung noch etwas aus von dem Gefühl des Überwältigtwerdens durch diese Krankheit.

In der Äußerung

B (081") "(147)und die präzise Frage kam nicht mehr"(04/0)

erscheint die Frage personifiziert, nicht die Patientin stellt diese Frage nicht mehr, sondern die Frage kommt nicht mehr. Auch ist es die Patientin, die noch nicht bettlägrig ist, wohingegen der Arzt ganz unpersönlich von

B (81"') "(084)es ist noch nicht bettlägrig"(04/0)

spricht.

In diesem Fallvortrag findet sich noch eine weitere Besonderheit passivischer Formulierungen. In sechs Äußerungen ((056);(057);(059);(070);(072);(148)) ist die Rede davon, daß die Patientin etwas hören bzw. nicht hören will.

B (82) "(069)mir schien das so/(070)daß se also hören wollt/(071)es ist gut/(072)das wollt se hören/.../ (148)sie will also wissen/(149)daß es ihr besser geht/" (04/0).

In der Umformulierung 'sie will, daß ihr gesagt wird bzw. daß ihr versichert wird', lassen diese Äußerungen ihren passivischen Charakter besser erkennen. Unter dem Aspekt des Arzt-Patient-Verhältnisses sind diese nur in diesem Fallvortrag vorkommenden Konstruktionen besonders aufschlußreich.

Mit Modalverben werden immer Vorstufen von Handlungen als Einstellungen zu ihnen bezeichnet, je nachdem, ob es sich um einen Wunsch, eine Notwendigkeit, eine Fähigkeit oder einen Zwang einem Tun gegenüber handelt. Im Fall von 'wollen', - wenn x will, daß z p tut' -, muß x zunächst annehmen, daß z auch p tun kann. Das Wollen von x wird dann zu einem Sollen von z. Beim Gebrauch von 'wollen', in der Weise, daß z p tun soll, ist eine enge Beziehung von x und z insofern notwendig, als x mit seinem Wollen in die

Welt von z einzudringen versucht; x möchte z dazu bringen, für ihn etwas, also p, zu tun. Ein fremdes Wollen wird in die Welt eines anderen Aktanten integriert. Das Sollen ist demnach die Brücke zwischen den Welten zweier Personen (vgl. Ehlich und Rehbein, 1972a, S. 322/23). In den eben betrachteten sechs Äußerungen (B(62)) sind die Verhältnisse aber noch viel komplizierter.

Die Auflösung der Konstruktionen mit Modalverb in Fall 04/O 'sie will hören', ergibt nicht direkt, daß die Patientin will, daß z p tut, also der Arzt ihr etwas Bestimmtes sagt, sondern daß sie hört, daß ihr etwas gesagt wird. Auch gibt es keine explizite Willensäußerung der Patientin, durch die sie den Arzt zu etwas bringen möchte. Denn zweimal betont der Arzt - ebenfalls in passivischer Äußerung "(058)und es war mir eigentlich offensichtlich/ .../(069)mir schien das so/"(04/O), daß er diesen Wunsch - passiv formuliert - aus der Patientin herauszuhören glaubte. Wenn der Arzt hört, daß die Patientin will, wird das im Text zu 'die Patientin will hören'. Damit aber ist eine merkwürdige Verdrehung der durch 'wollen' bedingten Interaktion geschehen; nicht mehr die Patientin veranlaßt den Arzt, mit ihr etwas Bestimmtes zu machen, sondern diesem Schritt geht erst noch ein anderer voraus, der Arzt versetzt sich in die Patientin hinein und meint zu spüren, er errät dort in ihr mehr oder weniger, daß sie von ihm hören möchte, es gehe ihr gut - und er richtet sich nach diesem Eindruck. Vom psychoanalytischen Standpunkt aus läßt sich diese Verquickung von gegenseitigem Sich-in-den-anderen-hineinversetzen als projektive Identifikation bezeichnen, denn unbewußt veranlaßt die Patientin den Arzt dazu, sich so in sie einzufühlen, daß sie ihn nicht mehr zu dem, was sie von ihm möchte, bringen muß, er tut es schon von selbst, so, als hätte sie ihn darum gebeten. Dadurch aber gelingt es dem Arzt in diesem Fall nicht, "(049)...im Gegensatz zu dem Fall von neulich" (04/0), offen oder zumindest etwas direkter mit der Patientin zu sprechen.

Einen wesentlich geringeren Passiv-Anteil weist der Fall 05/0 auf. Aber - im Gegensatz zu den Gesamtbezugnahmen, bei denen der Patient als extrem dominant erschien -, beziehen sich nun 10 von den insgesamt 14 passivisch formulierten Äußerungen auf den Patienten, das sind 10% der Bezugnahmen auf ihn. Und davon wiederum tritt in fünf Äußerungen der Patient hinter der personifizierten Krankheit zurück: 'das kam wieder' ((084);(092)), Schwindelzustände und Unsicherheit ((093);(094)) überfielen den Patienten. Auffällig beim Arzt sind zwei seiner drei Äußerungen, in denen er sich scheut, sich selbst als Verursacher der Untersuchung zu nennen; stockend berichtet er

B (83) "(153)es is dann noch ein ne ne ähh ne ne Vestibularisprüfung/(154)ne Augenprüfung passiert/"(05/0).

Fall 09/0 enthält mit 2,84% den weitaus niedrigsten Passiv-Gebrauch. Die vier passiven Formulierungen ((034); (109);(135);(140)) enthalten keine Auffälligkeiten.

Fall 13/0 weist ebenfalls einen geringen Passiv-Anteil auf, nur 9 von 184 Äußerungen sind passivisch formuliert, davon keine, die sich auf den Arzt bezieht. Er selbst stellt sich also nie in der Rolle dessen dar, dem etwas widerfährt, über sich kann er ausnahmslos täterbezogen sprechen. Auf die Patientin dagegen beziehen sich sieben der neun passivischen Äußerungen, und bei fünf von den sieben tritt die Patientin wieder hinter der Rede über ihre Krankheit bzw. hinter der Krankheit selbst, den Schwindeln, zurück; nicht sie wird benannt als diejenige, die über ihren Bauch etc. spricht oder gar klagt, sondern der Arzt sagt,

B (84) "(037)un un von ah dem Bauch is jetzt auch net mehr die Red/(038)statt dessen ist aber ungefähr so all vier Monat von Schwindel die Red/(039)von dem Kopf/(040)und was ganz Schlimmem/.../(052)aber des ging mit den Schwindeln wieder weiter/"(13/0).

Für diesen Arzt scheint das passivische Zurücktreten-lassen des Patienten hinter der Krankheit oder anderen Nominalisierungen ein typisches Stilmittel zu sein, es kommt in allen Fallberichten vor, am häufigsten und auffallendsten aber tritt die jeweilige Patientin in den Fällen 01/0 und 13/0 als Person hinter der Krankheit zurück.

In Fall 16/0 steigt der Passiv-Gebrauch wieder etwas an, liegt aber immer noch weit hinter den hohen Werten der ersten beiden Falleinbringungen dieses Arztes. Von insgesamt acht Passiv-Äußerungen versucht der Arzt dreimal noch direktiv durchzugreifen im Passiv der Willenskundgebung:

B (85) "(066)und es wird also der Quick gemacht/.../(120) es wird immer nur ein Punkt nach 'm anderen angegeben/ (121)es wird net alles gleichzeitig/"(16/0).

In den anderen fünf Äußerungen jedoch ist er nur noch passiver Empfänger von Informationen, er erfährt etwas (013), er hört hintenrum (135) und kriegt schließlich einen Zettel (170) etc. Von allen Fallberichten stellt sich der Arzt in diesem am stärksten in der passiven Rolle dar. Dies paßt auch zum Inhalt des Problems in diesem Fall; am Ende (ab Äußerung (179)) bittet er die Kollegen um eine 'Manöverkritik' an seiner 'Patientenführung'.

5.3 Die Dialogstruktur im Text

Der dritte formal-sprachliche Gesichtspunkt, unter dem ich die Texte untersuchen werde, betrifft die Verwendung von Redewiedergeben. Das Ziel dieser Arbeit besteht darin, die 'Sprech'stunde des Arztes auch tatsächlich in ihrer Sprachlichkeit zu erfassen. Dies möchte ich nun einmal ganz wörtlich nehmen. Kein Fallbericht kommt ohne Redewiedergabe aus. Ich werde also aus dem Text die Anteile herauspräparieren, die sich auf Gesprochenes beziehen, d.h. ich schneide aus der monologischen Rede des Arztes die dialogischen Anteile heraus.

Ein Fallvortrag besteht zu einem Großteil aus der Wiedergabe und Kommentierung von Situationen in der Praxis, in denen auch gesprochen wurde, und solchen, in denen der Patient dem Arzt unter Umständen Wortwechsel aus seiner Lebenswelt berichtet. Die Fragen, die Wunderlich (1969, S. 97) in bezug auf journalistische Tätigkeit im Umgang mit Redewiedergaben stellt, können in variierter Form folgendermaßen auf den Arzt angewandt und formuliert werden: Welche Möglichkeiten hat der Arzt, die gefallenen Äußerungen wörtlich oder indirekt, in Auswahl oder Zusammenfassung wiederzugeben und sie gleichzeitig durch die Beschreibung des situativen Kontextes einzuordnen und zu kommentieren? Und welche Möglichkeiten hat umgekehrt der Kollege in der Gruppe bzw. der Forscher, die Perspektive des Vortragenden genau zu erkennen und zu berücksichtigen, um sich aus dem gegebenen Bericht ein Bild über das Arzt-Patient-Verhältnis zu verschaffen?

Redewiedergaben herstellen und als solche verstehen, betrifft also einen Teil der sprachlichen Kompetenz. Sie sind als Sprechhandlungen zu begreifen, bei welchen die

Mitteilungsintention immer eine wesentliche Rolle spielt (Graf, 1982). "Jeder Sprecher kann referieren auf das, was er selbst oder andere gesagt haben, und er kann auch in verschiedenen Abstraktionsgraden darauf referieren. Man darf also erwarten, daß eine eingehende Untersuchung der Ausdrücke des Sagens sozusagen jene in die Grammatik inkorporierte latente Theorie der Kommunikation zutage fördert, die sich in der Sprache selbst ausgebildet hat" (Wunderlich, 1969, S. 98).

Die Redewiedergaben sind eingebettet in das aktuelle Sprechen des Arztes in der Gruppe. Sie brauchen sich nicht nur auf Dialoge in der Vergangenheit zu beziehen, es kann auch auf Gedachtes verwiesen und auf von Dritten Gehörtes Bezug genommen werden. Je nachdem, von wem die wiedergegebene Äußerung stammt, ergeben sich unterschiedliche Einbettungstiefen: der Arzt berichtet, die Patientin hätte erzählt, die Nachbarn würden sagen, daß ... .

Auch die Redewiedergaben liegen auf allen drei Kommunikationsebenen. Doch hier ist eine Differenzierung notwendig. Die Zuordnung des Inhalts einer Äußerung zu einer Kommunikationsebene braucht nämlich nicht identisch zu sein mit der Zuordnung der Äußerung in ihrer Eigenschaft als Redewiedergabe zu einer Kommunikationsebene. Die Untersuchung von Redewiedergaben betrifft metakommunikative Äußerungen, und diese machen eine Metaebene notwendig. Während die Frage zur Ermittlung der in Kapitel 4.2.3 und 5.1 dargestellten Kommunikationsebenen gelautet hatte 'auf wen bezieht sich die Äußerung, und welches ist der Schauplatz des Geschehens?', heißt die Frage zur Ermittlung der Redewiedergaben 'wer kommt im Text zu Wort, und wo läßt ihn der Arzt sprechen?'. Der Arzt kann also z.B. in direkter Rede als Sprecher auftreten und im Hier und Jetzt der Gruppe Gefühle oder Impulse äußern, die sich zwar auf den

Patienten und eine Situation in der Praxis beziehen, d.h. auf Ebene 2 liegen, als Redewiedergabe aber spielen sie auf Ebene 1, denn der Arzt hat so mit seinem Patienten in der Praxis nicht gesprochen. Die damals nur gedachten Worte gibt er jetzt lediglich für die Kollegen preis, obwohl sie den Patienten damals in der Praxis meinen. Die Unterscheidung zwischen Schauplätzen des Geschehens und Schauplätzen der Rede ist notwendig, weil nicht alle vorkommenden Redewiedergaben das stattgehabte Gespräch zwischen Arzt und Patient betreffen. Das, was wirklich zwischen Arzt und Patient gesprochen wurde - dem ärztlichen Bericht nach - kann nur anhand gewissermaßen der Meta-Kommunikationsebenen aus dem gesamten dialogischen Anteil des Textes herausgefiltert werden. Die folgenden Beispiele sollen die Bezüge des Arztes auf Gesprochenes anhand der drei Diskurswelten für Rede verdeutlichen. Der Übersichtlichkeit halber wähle ich hierzu im Augenblick nur direkte Zitate des Arztes. Auf Ebene 3 muß er natürlich per definitionem andere Sprecher zitieren.

Ebene 1: Verständigungssystem Gruppe; Hier und Jetzt

a) Explikationen von Gedanken und Gefühlen, die oft Gegenübertragungsreaktionen enthalten, und die nur für die Kollegen in der Gruppe bestimmt sind, die also gar nicht oder nicht in dieser Form dem Patienten gegenüber geäußert worden sind:

B (86) "(125)wenn ich in anderer/(126)in besserer Verfassung gewesen wär/(127)hätt ich g'sagt/(128)'da gehn Sie halt hin/(129)wo Sie hin wollen/(130)äh ich mach des net ne'/"(01/0),

b) die eigenen Handlungen reflektierende Rede, Nach-außensetzen von Gedanken in Form von lauten Selbstgesprächen:

B (87) "(085)'und jetzt wird das gemacht'/(086)hab ich gesacht/(087)'jetzt bist du stur/(088)die hat stur ihre Beschwerden gehabt/(089)jetzt wird auch die Untersuchung gemacht'/"(01/0).

Ebene 2: Praxis-Welt.

Szenische Darstellungen der direkten sprachlichen Interaktion zwischen Arzt und Patient. Nur hier ist der Ort des Geschehens identisch mit dem Ort der Rede:

B (88) "(146)und ich hab g'sacht/(147)'ich seh keine Veranlassung (zum Röntgen)/(148)außerdem wurd ja neulich die Gastroskopie gemacht/(149)und aber auch der Magen beguckt worden/(150) da is nix /(151)und es is auch nix/(152)und da mach mer auch nix'/" (01/0).

Ebene 3: Patienten-Welt.

Szenische Wiedergaben von Episoden, die der Arzt nicht aus eigener Anschauung kennt, die er aber in Form von direkter Rede in die Gruppe trägt und zwar so, daß der Patient als ursprünglicher Erzähler nicht mehr explizit gemacht ist. Der Arzt übernimmt die Rede von einer Person, die nicht selbst in der Praxis anwesend war:

B (89) "(109)die Mutter besucht sie als mal/(110)setzt sich also da drei Stund hin/(111)und erzählt ihr das auch/(112)'ja du nimmst ja ab/(113)ja was is denn mit mit dir los/(114)das muß doch was Krebsigs sein'/" (04/0).

Durch diese Differenzierung der Zuordnungsmöglichkeiten der Redeanteile in einem Text läßt sich rasch ausfindig machen, wie der konkrete Dialog zwischen Arzt und Patient in der Wiedergabe durch den Arzt aussieht, welche in Rede gefaßten Gedanken sich der Arzt macht und welche Personen sonst noch zu Wort kommen.

5.3.1 Formen und Funktionen von Redewiedergabe

Die Verwendung von Redewiedergabe ist eine Möglichkeit, die Unwiederholbarkeit des Sprechens aufzuheben (Eichler und Bünting 1976) und gleichzeitig ein Mittel, die Schilderung zu verlebendigen (vgl. Weinrich, 1964). Durch Einführung der Personenrede kommt es zu einer Zweidimensionalität des Vorgangs. Als Verdoppelung der Rede (als Rede in der Rede) wird sie gekennzeichnet durch einleitende Verben des Sagens (Fühlens, Denkens), 'er sagte, erzählte, meinte' etc; d.h. der Sprecher gibt normalerweise an, d a ß er jemanden wiedergibt und w e n . Schon in der Dialogumrahmung kann der Erzähler Kommentierungen anbringen wie 'schmeichelte sie', 'brüllte ich los', 'schimpfte ich zurück'. Die Redewiedergabe bewirkt eine Spannung zwischen der Meinung des Erzählers und der Meinung der Personen, die der Erzähler sprechen läßt, sowie zwischen der Aussage einer Person und dem Fortgang des Geschehens, d.h. zwischen Aktion und Rede (Lämmert, 1975).

Als Formen der Redewiedergabe sind zu nennen: direkte und nicht-direkte Rede, zu letzterer gehört die in der klassischen Grammatik als indirekte Rede bezeichnete Form und eine weitere, die unterschiedlich genannt wird, "erlebte Rede" (Dressler, 1971, S. 89), "berichtende Rede" (Graf, 1977, S. 73) oder "repräsentierte Rede" (Fillmore, 1977, S. 205). Darüber hinaus gibt es weitere Übergangsformen zwischen Redewiedergabe und aktueller Rede.

5.3.1.1 Direkte Rede

Am leichtesten in einem Text zu identifizieren ist das direkte Zitat. Der Erzähler läßt den zitieren Sprecher aus dessen Perspektive sprechen, d.h. die deiktischen Ausdrücke (bezüglich Person, Ort und Zeit) beziehen sich auf denjenigen Sprecher, dessen Äußerung zitiert wird. Durch die automatisch notwendige Präsensform ergibt sich eine Vergegenwärtigung des Gesagten und ein Exponieren des zitierten Sprechers. Das erzählte Geschehen wird dadurch hautnäher und der Zuhörer hat es leichter, sich in den Sprecher hineinzuversetzen oder sich als dessen Gegenüber vorzustellen. Im direkten Zitat fallen erzählte Zeit und Erzählzeit annähernd zusammen (Lämmert, 1975, S. 211). Dadurch wird höchster Grad an Authentizität erreicht, wenn auch nicht unbedingt - wie übrigens mit keiner Form der Redewiedergabe - Objektivität. Denn jede Redeerwähnung ist das Produkt des Erzählers, in unserem Fall des Arztes, der im Kontext seiner Falldarstellung die Patientenrede neu formuliert. Direkte, auch 'wörtliche' Rede genannt, braucht also nicht 'wörtlicher' zu sein als indirekte. Wohl aber wird durch die Verwendung von direkter Rede eine Zuspitzung erreicht und ein höheres Maß an Eindringlichkeit. Und wenn auch nicht zu entscheiden ist, ob der Arzt sich dem Patienten gegenüber 'wirklich' so ausgedrückt hat, so zeigt doch das direkte Zitat einen hohen Grad an Konkretheit, und es ist sicher kein Zufall, wenn dem Arzt im Augenblick seiner Erzählung diese und keine andere Formulierung eingefallen ist. Denn wichtig ist, wie der Arzt den Patienten und die Beziehung zu ihm erlebt hat und welcher Mittel zu ihrer Darstellung er sich jetzt bedient. Eine Pointierung ist manchmal sogar leichter im etwas abweichenden Zitat vorzunehmen (vgl. Wunderlich, 1973, S. 137).

Als Funktionen des direkten Zitats finden sich in der Literatur sowohl die Übernahme der Gewähr für die Authenzitität des Gesagten (ich bürge für das 'ich' des anderen und für seine gesamte Aussage), als auch eine Distanzierung vom Gesagten (nicht ich habe das gesagt, sondern das 'ich' des anderen kommt zu Wort und ist für sich selbst verantwortlich) (Eichler und Bünting, 1976, S. 273). Welcher Fall vorliegt, ist nur aus dem Kontext zu entscheiden. Weit spezifischer scheint mir deshalb für das direkte Zitat eine Funktion zu sein, die Graf beschreibt: "Eine Äußerung in der Form des direkten Zitats wiedergeben, bedeutet im Grunde genommen: sie als Sprechakt vorspielen. Von daher hat diese Wiedergabeart aus sich selbst heraus die Tendenz, mehr zu leisten als nur die Wiedergabe des Inhalts einer Äußerung" (Graf, 1982, S. 5). Am nächsten Beispiel läßt sich dies meines Erachtens verdeutlichen:

B (90) "(123)ich hab ihr das neulich ziemlich deutlich g'sacht/(124)hab g'sacht/(125)'mir haben jetzt nach allen Regeln durchgeguckt/(126)da ist kein krankhafter Befund/(127)und Sie sind da immer/(128)und stieren da/(129)hmmahm und denken da immer äh an ihre Sachen'/.../(132)ich hab ihr g'sacht/(133)'also äh äh des hat doch kein Zweck'/(134)weil Sie müssen damit mal leben'/(135)da hab ich g'sagt/(136)'gehn Se halt/(137)gehn Se halt mal leben'/(138)hab ich g'sagt/" (13/O).

Mit Hilfe der zitierten Inhalte wird ein Handlungsaspekt der Äußerung vorgespielt, nämlich wie dem Arzt die Geduld reißt. Zunächst konfrontiert er die Patientin mit einigen Fakten, von denen aus er keine neue Dimension finden konnte, um schließlich die Patientin auf sehr hilflose Art genau zu dem aufzufordern, was sie nicht kann, nämlich leben. Dieses Beispiel zeigt deutlich, inwiefern die direkte Rede ein sprachliches Mittel ist, um den Zuhörer/Leser direkt mit hineinzunehmen in den Handlungsablauf des Geschehens. Sie ist eine subjektiv-konkrete Darstellungsweise, die am unmittelbaren Erleben ansetzt (Graf, 1982, S. 8).

5.3.1.2 Nicht-direkte Redewiedergaben

Alle Redewiedergaben, die nicht die Form des direkten Zitats haben, sind als nicht-direkte Redewiedergaben zu bezeichnen. Ihnen allen ist gemeinsam, daß sie aus der Perspektive des gegenwärtigen Sprechers gesagt sind, d.h. seine Origo bildet den Bezugspunkt.

5.3.1.2.1 Indirekte Rede

Das indirekte Zitat - oder umgangssprachlich: die indirekte Rede - ist durch die Verwendung des Konjunktivs ausgezeichnet und definiert (Graf, 1982, S. 10). Ausgangspunkt für diese Form der Redewiedergabe ist zwar die Perspektive des jetzigen Erzählers, der Inhalt der Äußerung ist aber noch als Rede des anderen eindeutig kenntlich gemacht, d.h. der nicht im Hier und Jetzt anwesende Gesprächspartner kommt noch persönlich zu Wort. Aber die indirekte Form erfordert eine Übersetzung der gehörten Äußerung in eine Äußerung des gegenwärtigen Erzählers. Das 'ich' des Erzählers steht nicht mehr dem des Gesprächspartners gegenüber, sondern die Origo des ursprünglichen Sprechers wird in Beziehung gesetzt zur eigenen Origo des Erzählers. Personalpronomina, sowie Ort- und Zeitangaben müssen übersetzt werden, die vorkommenden Verbformen erscheinen - wie gesagt - im Konjunktiv. Auch bedürfen Bitten oder Aufforderungen einer besonderen Kenntlichmachung entweder durch Modalverb (aus 'geben Sie mir bitte Medikamente' wird 'er oder sie sagte, ich solle ihr Medikamente geben'), oder der Charakter der Bitte wird durch ein performatives Verb ausgedrückt (sie bat mich, ihr Medikamente zu geben). Hierbei handelt es sich allerdings dann um einen Grenzfall von Redewiedergabe, denn der Schwerpunkt liegt nicht mehr auf dem, was der Patient gesagt hat, sondern darauf, was er sprechend getan hat, nämlich um etwas gebeten.

Ich möchte mich hier auf drei Merkmale des indirekten Zitats beschränken:

1. Bei den indirekt wiedergegebenen Reden finden sich oft Zusammenfassungen. Der Sinn ist wichtiger als der Wortlaut (Wunderlich, 1973), wie folgender Beleg zeigt:

   B (91) "(053)sachte auch/(054)sie sei also auch schon vielfältig untersucht worden wegen vielfältiger Beschwerden/"(01/0).

   Es ist anzunehmen, daß die Patientin dem Arzt in der Praxis inhaltlich genauer von ihren Beschwerden und Untersuchungen berichtet hat. Indirekte Rede als abstrahierende Zusammenfassung hat demnach die Funktion eines Raffungsmittels.

2. Durch die Überblendung der Origo des zitierten Sprechers mit der eigenen Origo, setzt der Erzähler das vom anderen Gesagte mit sich selbst in Beziehung, und zwar in distanzierender Absicht (vgl. Eichler und Bünting, 1976, S. 275), da der faktischen Welt des Erzählers durch das Mittel des Konjunktivs

- vorzugsweise des Konjunktivs II - eine mögliche Welt des anderen gegenübergestellt wird, etwa:

B (92) "(017)und dann wurde/(018)äh wurde das Colon geröngt/(019)und dann kam das Karzinom raus/(020) und ähm -/(021)und sie hat dann also gemeint/(022) und das des auch verschiedentlich also geäußert/ (023)von wegen ah da hätt ihr jemand das Leben gerettet/"(04/0).

Auch wenn in der Umgangssprache die Verwendung des Konjunktiv 1 bzw. II häufig nicht konsequent gehandhabt wird, läßt sich in diesem Beispiel annehmen, daß der Arzt absichtlich den Irrealis 'da hätt(e) ihr jemand das Leben gerettet' (023) benützt, um sich von dem Inhalt 'da habe ihr jemand (tatsächlich) das Leben gerettet' zu distanzieren.

3. Als letztes Merkmal des indirekten Zitats möchte ich hervorheben, daß bei nicht direkter Wiedergabe der vom ursprünglichen Sprecher mit seiner Äußerung vollzogene Sprechakt als solcher dem gegenwärtigen Hörer nicht 'vorgespielt', sondern nur berichtet wird - mit der "... Konsequenz, daß bestimmte Bestandteile der ursprünglichen 'Sprechhandlung' nun ausdrücklicher Verbalisierung bedürfen" (Graf, 1982, S. 13). Die Kennzeichnung der ursprünglichen illokutionären Funktion muß jetzt entweder durch Rede-kennzeichnende Prädikate wie 'forderte er', 'behauptete sie', 'riet ich ihr', usw. ausgedrückt werden, oder die gemachten Präsuppositionen werden gar nicht mitgeliefert. Ein eindeutiges Beispiel hierfür läßt sich im ausgewählten Material von Dr. H zwar nur eines finden, dennoch handelt es sich meines Erachtens bei diesem Merkmal um eine wichtige und daher erwähnenswerte Funktion des Gebrauchs von indirekter Rede. Das Beispiel lautet:

B (93) "(053)Klagen/(054)diffus/(055)kommt oft/(056) muß dann irgendwie zug'sprochen bekommen/(057)'s wär jetzt untersucht/(058)und 's wär ja erfreulicherweise nix g'funden worden/"(13/0).

Die propositionalen Gehalte 'es ist alles untersucht' und 'es ist nichts gefunden worden' sind also offensichtlich Teil des gesamten Äußerungsaktes des Arztes, dessen Handlungsfunktion 'Zuspruch geben' beinhaltet. Anders gesagt, im zitierten Beispiel enthält der illokutive Akt der Äußerung die Antwort auf den Eindruck des Arztes, daß der Patientin zugesprochen werden muß.

Es sind bei weitem nicht alle Vorkommen des indirekten Zitates unter diesen drei Merkmalen zu subsumieren. Die überwiegende Anzahl der nicht-direkten Redewiedergabe in den sechs Fallvorträgen von Dr. H bedeuten lediglich, daß der Beitrag zwar eindeutig auf Rede (sei es des Arztes, des Patienten oder Dritter) beruht, daß er als solche gekennzeichnet bleiben soll, daß er aber nicht für so relevant erachtet wird, als daß er in der direkten Rede stellvertretend 'vorgespielt' werden müßte, noch daß es dem Arzt besonders auf Wörtlichkeit ankäme.

5.3.1.2.2 Berichtende Rede

Es bleibt noch, auf eine weitere Form von Redewiedergabe einzugehen, die referierende, erwähnende oder repräsentierende Rede als Übergangsform von Redewiedergabe und Bericht. Sie ist gekennzeichnet durch ein redeeinleitendes Verb ohne darauffolgende Konjunktivform. Berichtende Rede wird mit dem Indikativ gebildet.

B (94) "(064)- vor einem halben Jahr kam er/(065)ziemlich in sich selbst erschüttert/(066)und berichtet/ (067)daß er bei längerem Autofahren/(068)Autobahnfahren auf freier grader Strecke schwindlig wird/"(05/0).

Die Äußerung 'daß er bei längerem Autofahren auf freier grader Strecke schwindlig wird' ((067)/(068)) wird durch das verbum dicendum 'berichten' eingeleitet, enthält auch noch die für Redewiedergabe typische 'daß'-Konstruktion, aber dann keinen Konjunktiv, sondern Indikativ. Häufig sind die Übergänge auch zwischen berichtender und indirekter Rede fließend bzw. alternierend, z.B.:

B (95) "(030)und ah erzählte dann/(031)als er wiederkam/ (032)ne unter anderem/(033)daß er also also viel viel mehr geleistet hat/(034)als was da von ihm verlangt worden wär/(035)er wär also allein in der Gegend rum/ .../(046)'s war also/(047)'s war also net so ganz ideal die Kur/(048)hat er gemeint/"(16/0).

Dieses Beispiel enthält die Wiedergabe eines längeren Berichtes eingerahmt durch die Verben 'erzählen' und 'meinen'. Bei den vom Patienten wiedergegebenen Äußerungen wechselt der Arzt aber zwischen berichtender und indirekter Rede hin und her.

Wenn auch noch - was häufig der Fall ist - das redebezeichnende Verb wegfällt, dann kann der Hörer nur noch aus dem Kontext bzw. aus dem Wissen um die situativen Bedingungen entnehmen, daß - in unserem Material der Arzt - die wiedergegebenen Informationen nur vom Patienten haben kann. Je subjektiver und emotionaler der Inhalt einer Patientenäußerung ist, die der Arzt berichtet, ohne sie als Rede des anderen kenntlich zu machen, desto eher gilt "... daß die Frage von 'Bericht' oder 'Redewiedergabe' in der hier gestellten Weise unmittelbar übergeht in eine ganz andere Frage, nämlich diejenige, ob und wieweit sich ein Sprecher im gegebenen Fall mit einer von ihm wiedergegebenen Äußerung identifiziert" (Graf, 1977, S. 73). In jedem Fall werden Fremdrede und Autorrede kontaminiert. Hierbei handelt es sich um eine wichtige Nahtstelle zwischen außen und innen, d.h. zwischen Daten vom Patienten und Daten vom Arzt. Zwar wird durch ein Rede-einleitendes Verb - aber nur dadurch - ausdrücklich gekennzeichnet, daß es sich um Fremdrede handelt, den Inhalt dieser Rede hat sich der augenblickliche Sprecher aber schon ganz zu eigen gemacht. Der Übergang zwischen Bericht und Übernahme ist fließend. Bei vielen Äußerungen des Arztes, die als sein Wissen weitergegeben werden, bei denen also kein Urheber bezeichnet wird, ist offensichtlich, daß der Arzt die Inhalte nur als verbale Information vom Patienten haben kann, wie bei Alters- und Berufsangaben beispielsweise oder anamnestischen Daten, die vor allem den Orientierungsteil ausmachen. Ich bezeichne diese als Bericht im weiteren Sinne, im Gegensatz zur berichtenden Rede im engeren Sinne, die noch als explizite Redewiedergabe von der aktuellen Rede abzugrenzen ist.

5.3.1.3 Übergangsformen zwischen Redewiedergabe und aktueller Rede

Wie schon bei der berichtenden Rede deutlich wurde, gibt es Kontaminationen bei der Rede in der Rede und Grenzfälle. Dort allerdings wies die Redeeinleitung sowohl auf die Tatsache hin, d a ß gesprochen wurde als auch, w e r gesprochen hat. Noch schwerer einzuordnen sind dagegen die Fälle, in denen entweder die Redeeinleitung ganz wegfällt und/oder die Äußerung unvollständig geblieben ist und kein finites Verb enthält, welches Aufschluß über die Art der Rede geben könnte, z.B.:

B (96) "(165)äh ich hab ihn dann noch/(166)weil ich -/ (167)ah weil mich diese Träume beeindruckt haben/(168) hab ihn gefragt/(169)die Mutter lebt/(170)der Vater hat Selbstmord gemacht/(171)-- ich hab ihn gefragt/(172)ob er schon mal/(173)ich wollt das so an bißchen abschwächen/(174)und hab dann/(175)ob er früher mal auch mal so Ideen gehabt hätt/(176)so in der Pubertät oder so/ (177)und so an bißchen Möglichkeit gegeben/(178)nein nein/"(05/0).

In dieser Passage endet fast jede der Rede-wiedergebenden Äußerungen im Abbruch. Die zweimal angekündigte Frage des Arztes wird schließlich nach vielen Einschüben in indirekter und reduzierter Form höchst vage wiedergegeben. Und die Antwort auf diese fast nicht gestellte Frage lautet ohne Redeeinleitung "(178) nein nein". Aus dem Kontext - und wenn man den Text gehört hat aus der Art der Stimmführung - ist zu schließen, daß es sich um direkte Rede des Patienten handelt. Wunderlich hebt hervor, daß es "Sprechakte ohne propositionalen Gehalt" (Wunderlich, 1972, S. 162) gibt, z.B. Interjektionen wie 'achso', 'au' etc., welche nicht nicht-direkt wiedergegeben werden können. Die explizite Form von 'ja' oder 'nein' halte ich deshalb für einen Sonderfall der direkten Rede.

Auch das nächste Beispiel macht Schwierigkeiten bei der Zuordnung:

B (97) "(029)und und übt also diesen Posten aus/.../(036) äh und engagiert sich da/(037)und vermeidet immer nach Möglichkeit/(038)ah und des sagt er dann auch/(039) 'also krank auf keinen Fall'/"(05/0).

Hier gibt zum einen die Rede-bezeichnende Äußerung (038) Aufschluß darüber, daß es sich um eine Redewiedergabe handelt, zum anderen läßt sich aus der Intonation schließen, daß ein unvollständiger Ausdruck (039) des Patienten in direkter Form wiedergegeben wurde. Gerade die Unvollständigkeit könnte ein Merkmal der Patientenäußerung gewesen sein, die hier direkt vorgespielt werden sollte. Während in der genuin schriftlichen Sprache Anführungszeichen zur Verfügung stehen, werden in der gesprochenen Sprache intonatorische Mittel gewählt, die bei der Verschriftlichung ihren Niederschlag finden müßten.

Ich möchte noch auf drei Übergangsformen hinweisen:

1. Reduktionen,
2. metasprachliche Äußerungen zur aktuellen Rede und
3. Redesubstantive.

Zu 1. Reduktionen sind eine weitere Möglichkeit der partiellen Wiedergabe von Äußerungen, sie haben mit Redewiedergaben im eigentlichen Sinn aber nicht mehr viel zu tun, denn es geht dabei nicht mehr um das, "... w a s einer gesagt hat, sondern es geht darum, d a ß einer etwas gesagt (oder nicht gesagt) hat bzw. w i e er es gesagt hat und ggf. was er damit g e t a n hat" (Graf, 1982, S. 17, Hervorhebungen im Original), z.B.:

B (98) "(021)und beschwert sich immer drüber/(022)daß er wie an Wilder qualmt/"(13/0).

Der Schwerpunkt der Mitteilung des Vortragenden an seine Kollegen liegt in diesem Beispiel auf der Illokution der Äußerung, nämlich auf der Beschwerde (021). Dieser Handlungsaspekt soll vor allem mitgeteilt werden, während die Tatsache, daß die Patientin, um sich zu beschweren, sprechen mußte, nicht relevant ist.

Im folgenden Beispiel legt der Arzt Wert auf das Wie des Gesagten:

B (99) "(092)und dann kam'n mit der Zeit halt wieder irgendwelche harmlosen/(093)oder was'n - Beschwerden/(094)immer et eigentlich ängstlich vorgetragen/"(01/0).

Die unpersönliche Raffung 'es kamen Beschwerden' betont wieder den Aspekt der sprachlichen Handlung, daß gesprochen wurde, ist impliziert. Das Rede-bezeichnende Verb 'vortragen' expliziert, daß gesprochen wurde, es wird ergänzt durch das modalisierte Adverb 'eigentlich ängstlich'. Der Schwerpunkt dieser reduzierten Redewiedergabe vereint den Handlungsaspekt der Beschwerde mit der Darstellung, w i e die Patientin über ihre Beschwerden spricht.

Zu 2. Ebenfalls einen Sonderfall stellen meines Erachtens Äußerungen wie die folgende dar:

B (100) "(001)des is ne Patientin/.../(003)und die hat ein metastasierendes Colon-CA/(004)und das nähert sich also dem dem Endstadium/(005)sagen wir mal/(006)und davor hat ich also ja etwas Bammel/(007)und deswegen wollt ich's eigentlich erzählen/"(04/0).

'Sagen wir mal' und 'deswegen wollt ich's eigentlich erzählen' sind metasprachliche Kommentare zur aktuellen Rede des Arztes. Sie haben mit den Redewiedergaben gemeinsam, daß sie auch Rede in der Rede sind, jedoch nicht im selben Sinne wie diese, weil der Tatsache des Redens keine Bedeutung beigemessen wird.

Zu 3. Redesubstantive sind Nomen, die teilweise als Nominalisierungen von Verben aufzufassen sind, z.B. Erklärung, Klage, Beschwerde, und die in ihrer Bedeutung auf Gesprochenes verweisen. Äußerungen wie (093) in B (73) sind als Reduktionen durch das Rede-bezeichnende Nomen 'Beschwerde' realisiert.

5.3.2 Zur Ermittlung der Dialogstruktur im Text

Um die Frage zu beantworten, wieviel in einer Behandlung gesprochen wurde, und wen der Arzt in seinem Text zu Wort kommen ließ, möchte ich kurz auf die Kriterien eingehen, nach denen ich die Rede-wiedergebenden Äußerungen aus dem Gesamttext herausschneiden werde. Wie aus dem Vorangegangenen ersichtlich wurde, ist nicht mehr eindeutig, ob es sich bei einer Äußerung um eine Redeerwähnung handelt oder um aktuelle Rede.

Graf nennt grundsätzlich drei Möglichkeiten, die Häufigkeiten von Redewiedergaben zu bestimmen: "1. Die Anzahl der Redewiedergaben als solche (wobei als eine Redewiedergabe eine betr.zusammenhängende, von nur einer Redeeinleitung abhängende Passage - unabhängig von ihrer Länge - zu gelten hätte); 2. die Anzahl der Sätze, welche die Redewiedergaben bilden; 3. die Anzahl der in den Wiedergaben vorkommenden Finita" (Graf, 1982, S. 18). Unsere Äußerungseinteilung erlaubt eine Kombination aus diesen Möglichkeiten. Die zusammenhängenden Passagen, welche von nur einer Redeeinleitung abhängen, habe ich in der Tabelle mit römischen Zahlen durchnummeriert. Dadurch werden die bloßen Wiederholungen von Redeeinleitungen ('der hat gesagt, ... hat er gesagt ...') als solche bzw. als Varianten davon ('der hat erzählt, ... meint er') sichtbar. Sodann kann die Anzahl der Propositionen gezählt werden, die eine solche Passage ausmachen, wobei auch abgebrochene, im Anakoluth endende Äußerungen bei der Gesamtzählung berücksichtigt werden können, nicht jedoch bei der Zuordnung zu den einzelnen Formen, wenn sie kein finites Verb enthalten, das Aufschluß darüber geben könnte, ob es sich um direkte, indirekte oder berichtende Rede handelt. Auch können so solche Redewiedergaben zugeordnet werden, innerhalb derer die Wiedergabeform wechselt.

Für den Gesamtwert des dialogischen Anteils im Text werden alle Äußerungen gezählt, die als zu einer Rede-wiedergebenden Passage gehörig ausgemacht werden können, das ist die Rede-einleitende Äußerung, sowie die darauf folgenden direkt oder indirekt zitierten bzw. berichtenden Äußerungen:

B (101) "(122)aber die kommt immer wieder/(123)ich hab ihr das neulich ziemlich deutlich g'sacht/(124)'hab g'sacht/(125)mir haben jetzt nach allen Regeln durchgeguckt/(126)da ist kein wesentlich krankhafter Befund/(127) und Sie sind da immer/(128)und stieren da/(129)hammahm und denken da immer äh an ihre Sachen'/(130)ich hab ihr äh/(131)das war ganz nur ganz wenig Balint-artig/(132) ich hab ihr g'sacht/(133)'also äh äh des hat doch keinen Zweck/(134)weil Sie müssen damit mal leben'/"(13/0).

Dieser Teil einer Rede-wiedergebenden Passage umfaßt 13 Äußerungen, von denen 10 als Redeanteil gewertet werden (nicht (122);(130) und (131)), in diesen 10 wiederum sind drei Rede-bezeichnende Äußerungen ((123);(124);(132)), die bei der Bestimmung der Formen abgezogen werden. Damit umfaßt die Passage dieses Beispiels 10 Äußerungen Redeanteil (= 100%) und sieben Äußerungen in direkter Rede (das sind 70% davon).

Einen Grenzfall stellt die berichtende Rede dar, die zwar als Rede des anderen durch eine Redeeinleitung gekennzeichnet ist, die Inhalte - vor allem wenn es sich um längere Beiträge handelt - werden aber im weiteren Verlauf vom Arzt übernommen. Deshalb habe ich in diesen nur die Redeeinleitung und die direkt davon abhängige nächste Äußerung mit (und trotz) Indikativ als Redewiedergabe gezählt. Bei Wechsel in solchen Passagen zwischen indirekter und berichtender Rede ist die Äußerungszahl nur bei der eindeutig bestimmbaren indirekten Rede angegeben, nicht aber beim Bericht, da der Übergang zur Übernahme in den Wissensbestand des aktuellen Sprechers und damit zur aktuellen

Rede fließend ist. Ich unterscheide also zwischen berichtender und berichteter Rede. Durch diese Definition wird der Anteil an berichtender Rede klein sein.

Metasprachliche Ausdrücke als Kommentierungen zur aktuellen Rede wie 'sag'n wir mal' oder 'deswegen will ich's erzählen' rechne ich nicht zum dialogischen Textanteil, ebensowenig solche Reduktionen, aus denen der Rede-wiedergebende Aspekt nur noch in Formen eines Redesubstantivs als Nebenprodukt zur eigentlichen Absicht des Arztes hervorgeht, die er mit der Äußerung verfolgt hat. Nicht gezählt wird also

B (102) "(030)ähm die Frau kam mit abdominellen Beschwerden vor'm Jahr"(13/0),

denn in dieser Äußerung liegt der Schwerpunkt auf dem Kommen der Frau und auf den abdominellen Beschwerden, während der Aspekt von Rede völlig in den Hintergrund tritt, es geht nicht um 'sich beschweren' wie in B (97). Deutlicher dagegen ist der Hinweis auf Gesprochenes in den beiden nächsten Äußerungen enthalten, die als Reduktionen gewertet werden:

B (103) "(012)und die (Beschwerden) wurden auch sonst immer mal wieder geäußert"(04/0)

oder

B (103') "(103)und zwar im Grunde meistens der Bericht von Niederlagen"(16/0).

Es sei noch erwähnt, daß das Verb 'träumen' in Fall 05/0 teilweise auch als Redeeinleitung verwendet wird, dann wenn es die Traumerzählung ankündigt (z.B. Äußerung (107)). Es ist aus dem Kontext zu entscheiden, wann dies der Fall ist bzw. wann es als ein die Tatsache des Träumens bezeichnendes Verb gebraucht wird (wie in Äußerung (104)).

Schließlich möchte ich noch kurz die Situationen ansprechen, in denen sich der Arzt als Hörer kennzeichnet, und die auch schon bei der Betrachtung des Passivs eine Rolle gespielt hatten; z.B.:

B (104) "(173)und jetzt hab ich gehört/(174)der liegt in der Klinik mit Pneumonie ahm/"(16/O).

Der Sprecher bleibt hier unbenannt, insofern kommt also niemand wirklich zu Wort; auch ist die Äußerung (174) indikativisch formuliert. Lediglich das Verb 'hören' - sozusagen als Negativ einer Redeeinleitung - enthält den Verweis auf Gesprochenes. Diese Äußerung habe ich nicht zu den Redebeiträgen gezählt.

Als noch schwieriger zuzuordnen stellt sich folgendes Beispiel aus Fall 04/O dar, weil dort Phrasen von 'sie hat hören wollen' vorkommen. Was diese Passagen interaktiv ausdrücken, wurde in Kapitel 5.2.2.1.4 ebenfalls schon bei der Untersuchung des Passivs aufgezeigt, doch wie können sie als Redebeiträge gewertet werden?

B (105) "(069)mir schien das so/(070)daß se also hören wollt/(071)es ist gut/(072)das wollt se hören/"(04/O).

Ich habe aus dieser Passage lediglich die Äußerung "(071) es ist gut" als direkte Rede des Arztes (wenn auch nur für Ebene 1, für's Hier und Jetzt bestimmt) gewertet, ohne Redeeinleitung. Diese Entscheidung ergibt sich, wenn man die Äußerung (070) umformuliert in 'sie hat gewollt, daß ihr gesagt wird', respektive, 'daß der Arzt ihr sagt: "(071) es ist gut"'.

Nach dieser Definition der Zuordnungskriterien möchte ich nun die Ergebnisse vorstellen. Mein Versuch, die vielfältigen Beziehungen zwischen im Dialog befindlichen Sprechern und vom Arzt verwendeten Formen quantitativ auszudrücken, mag für den Leser Schwierigkeiten ergeben, weil die jeweiligen Bezugspunkte (100%) sich je nach fokussierter Fragestellung immer wieder ändern. Ich habe mir Mühe gegeben, die Verhältnisse jeweils eindeutig darzustellen, der Leser kann die Ableitung der einzelnen Ergebnisse, wie sie in den verschiedenen Tabellen erscheinen, aber sicher nur im Mitvollzug des Gesamtkonzeptes verstehen. Die folgenden Tabellen bilden die Verteilung der dialogischen Anteile in den einzelnen Texten ab:

5.3.3 Die formale Darstellung der dialogischen Textanteile

Tabelle 12

Häufigkeitsverteilung der Redeanteile über alle Texte

Fall		Redeanteil am Gesamttext	wer kommt am meisten zu Wort?	wie häufig kommen zu Wort? Arzt	Pat	andere
01/0	abs.	39		37	2	
	%	27,86%	Arzt	94,87%	5,13%	-
04/0	abs.	49		27	17	5
	%	31,61%	Arzt	55,10%	34,69%	10,20%
05/0	abs.	21		11	8	2
	%	11,80%	Pat	38,10%	52,38%	9,52%
09/0	abs.	57		26	6	25
	%	40,43	Arzt	45,61%	10,53%	43,86%
13/0	abs.	55		22	14	19
	%	29,89%	Arzt	40,00%	25,45%	34,55%
16/0	abs.	63		31	13	12
	%	32,98%	Arzt	49,21%	20,64%	19,04%
				A+P 'wir'	7	
				'es'	11,11%	

Tabelle 13[15)]

Fall 01/0

Rede-einleitung	Äuß. zahl	'Sprecher' Arzt	Pat	andere	Formen der Redewiedergabe dir	ind	ber	Redukt.
1. sagen	(052)		Pat			1		
2. sagen	(062)	Arzt						1
3. sagen	(069)	Arzt			5			
4. sagen	(086)	Arzt			4			
5. sagen	(090)	Arzt				1		
6. sagen	(104)	Arzt			1			
7. sagen	(119)	Arzt			2			
8. sagen	(127)	Arzt			3			
9. sagen	(146)	Arzt			6			
10. sagen	(172)	Arzt			3			
11. sagen	(178)	Arzt			1			
11					25	2		1

Gesamtäußerungszahl	140 = 100%			
Redeanteil	39	27,86%, davon entfallen	auf den Arzt	94,87%
Redeeinleitungen	11		auf den Pat	5,13%

15) Da die Rede-wiedergebenden Textpassagen unterschiedlich viele Äußerungen umfassen, habe ich die Rede-wiedergebenden Texteinheiten mit Ordinalzahlen versehen und zur Orientierung für den Leser im Text die Redeeinleitung mit der Äußerungsnummer versehen. Dieses Prinzip gilt für die Tabellen 13 - 18.

Tabelle 14

Fall 04/0

Rede- einleitung		Äuß.- zahl	'Sprecher' Arzt	Pat	andere	Formen der Redewiedergabe dir	ind	ber	Redukt.
1.	(äußern)	(012)		Pat					1
2.	meinen	(021)		Pat			1	1	
	äußern	(022)							
3.	fragen	(040)		Pat			1		
	fragen	(042)							
4.	sagen	(045)	Arzt			1	2		
5.	sagen	(050)	Arzt			2	1		
	sagen	(052)							
	sagen	(054)							
6.	sagen	(061)	man			1			
7.	drauf ab-	(066)							
	heben			Pat					
8.	-		Arzt			1			
9.	sagen	(074)	Arzt			1			
	erzählen	(078)							
10.	(fragen)	(079)		Pat					1
11.	erzählen	(101)		Pat		2	1		
12.	erzählen	(111)			(Mutter)	3			
13.	trösten	(115)		Pat			1		
	sagen	(116)							
14.	(erkundigen)	(119)			Söhne				1
15.	sagen	(120)	Arzt				1	3	
16.	sagen	(126)							1
17.	sagen	(150)	Arzt				3		
	19					11	11	4	4

Gesamtäußerungszahl 155 = 100%
Redeanteil 49 31,61%, davon entfallen auf den Arzt 55,10%
Redeeinleitungen 19 auf den Pat 34,69%
auf andere 10,20%

Tabelle 15

Fall 05/0

Rede-einleitung		Äuß.-zahl	'Sprecher' Arzt	Pat	andere	Formen der Redewiedergabe dir	ind	ber	Redukt.
1.	sagen	(038)		Pat		1			
2.	-								1
3.	berichten	(066)		Pat				2	
4.	erzählen	(103)		Pat				1	
5.	erzählen	(109)			(Mitarb.)			1	
6.	erzählen	(112)		Pat					
7.	fragen	(128)	Arzt				2		
8.	-			Pat		1			
9.	fragen	(168)	Arzt				3		
	fragen	(171)							
10.	-			Pat		1			
	8					3	5	4	1

Gesamtäußerungszahl	178 = 100%			
Redeanteil	21	11,80%, davon entfallen	auf den Arzt	38,10%
Redeeinleitungen	8		auf den Pat	52,38%
			auf andere (Personen im Traum)	(9,52%)

Tabelle 16

Fall 09/0

Rede- einleitung		Äuß. zahl	'Sprecher' Arzt	Pat	andere	Formen der Redewiedergabe dir	ind	ber	Redukt.
1.	sagen	(003)		Pat				1	
2.	-			Pat			1		
3.	ausmachen	(018)	Arzt						1
4.	anrufen	(035)			Ehefrau/Pat		4		
	sagen	(039)							
5.	sagen	(048)			Ehefrau/Pat		4	1	
6.	fragen	(054)	Arzt				2	1	
7.	-				Ehefrau/Pat	1		2	
8.	sagen	(086)			Ehefrau/Pat	2	1		
9.	sagen	(088)		(Pat)			1	1	
10.	sagen	(093)	Arzt			3	4		
11.	-				Ehefrau/Pat	2	1		
12.	sagen	(104)	Arzt			4	2	4	
	sagen	(113)							
13.	sagen	(118)			Ehefrau/Pat		1		1
	12					12	21	10	2

Gesamtäußerungszahl 141 = 100%
Redeanteil 57 40,43%, davon entfallen auf den Arzt 45,61%
Redeeinleitungen 12 auf den Pat 10,53%
auf andere, die Ehefrau/Pat 43,86%

Tabelle 17

Fall 13/O

Rede-einleitung		Äuß.-zahl	'Sprecher' Arzt	Pat	andere	Formen der Redewiedergabe dir	ind	ber	Redukt.
1.	sich be-beschweren	(O21)		Pat		1			
2.	(die Red sein)	(O37)		Pat					4
3.	sagen	(O46)		Pat					
4.	zusprechen	(O56)	Arzt				2		
5.	anrufen	(O64)		Pat					
6.	anrufen	(O66)			Ehemann/Pat		1	3	
	anrufen	(O67)							
7.	sagen	(O74)			Ehefrau/Arzt	3			
8.	anrufen	(O78)			Ehemann/Pat				
9.	sagen	(O79)			Ehefrau/Arzt				
1O.	erzählen	(O82)		Pat					2
11.	(sagen)	(O92)			Ehemann/Pat				1
12.	sagen	(O93)			Koll.frau/Arzt	3		1	
	sagen	(O98)							
13.	sagen	(123)							
	sagen	(124)				5			
	sagen	(132)				2			
	sagen	(135)				1			
	sagen	(136)				1			
14.	erzählen	(157)		Pat				1	1
15.	sagen	(16O)	Arzt			2	1		
	19					18	4	5	8

Gesamtäußerungszahl 184 = 1OO%
Redeanteil 55 29,89%, davon entfallen auf den Arzt 4O,OO%
Redeeinleitungen 19 auf den Pat 25,45%
auf andere 34,55%

Tabelle 18

Fall 16/O

Rede-einleitung		Äuß.-zahl	'Sprecher' Arzt	Pat	andere	Formen der Redewiedergabe dir	ind	ber	Redukt.
1.	Anruf	(001)		Pat			1		1
2.	absprechen	(020)	A+P						1
3.	erzählen	(030)		Pat			4	2	
4.	meinen	(048)		Pat				1	
5.	absprechen	(063)	A+P						2
6.	sagen	(075)	Arzt				5		
7.	ausmachen	(086)	A+P					1	
8.	(Bericht)	(103)							1
9.	sagen	(118)	Arzt			3			
10.	merken	(129)				1			
11.	sagen	(138)			Ehefrau/Pat	2			
12.	denken	(141)	Arzt			3			
13.	fragen	(145)	Arzt			1			
14.	denken	(149)	Arzt			4			
	denken	(152)							
15.	fragen	(155)	Arzt			1			
16.	meinen	(158)			Ehefrau/Pat	1	1		
	sagen	(160)							
17.	denken	(161)	Arzt			1	1		
18.	sagen	(165)			Ehefrau/Pat	4			
	19					21	12	4	5

Gesamtäußerungszahl	191 = 100%		
Redeanteil	63	32,98%, davon entfallen auf den Arzt	49,21%
Redeeinleitungen	19	auf den Pat	20,64%
nicht zugeordnet	2	auf A+P (Arzt+Pat ein-geschlossen in 'wir'/'es'	11,11%
		auf Ehefrau/Pat	19,04%

Allgemein ist über diese Ergebnisse zu sagen, daß die Häufigkeit der Redewiedergaben zwar zwischen den Texten ziemlich variiert, es beziehen sich aber praktisch in keinem Text mehr als 40% der Äußerungen explizit auf Gesprochenes. Der dialogische Textanteil bleibt demnach immer hinter dem erzählenden Nicht-Redeanteil zurück. Es ist interessant, daß sich der Arzt nur mit einer Ausnahme von Fall 05/0 immer selbst am meisten zitiert. Dies kann jedoch nicht allgemein als Dominanz des Arztes dem Patienten gegenüber interpretiert werden, weil die Reden des Arztes nicht alle an den Patienten gerichtet sind; auf diesen direkten Dialog werde ich gleich noch eingehen.

Das Gesamtverhältnis von direktem zu indirektem Zitat beträgt ungefähr 5:3. Dieses Überwiegen der direkten Rede entspricht genau dem von Graf (1982, S. 20) gefundenen Ergebnis bei spontanen mündlichen Erzählungen. Dort sind ebenfalls fast die Hälfte der Redewiedergaben direkt zitiert. Es trifft also nicht zu, daß in Falldarstellungen aus Balint-Gruppen etwa der Grad an Direktheit der Rede höher ist als in anderen Erzählungen. Dennoch schwankt die Verwendung von direkter Rede zwischen den einzelnen Texten ziemlich. Es lassen sich von Fall zu Fall Unterschiede im Grad der Direktheit ausmachen, die ich im folgenden darstellen möchte:

Tabelle 19

Grad der Direktheit der Rede

Formen der Redewiedergabe Fall	gesamt abs.		%	davon: dir abs.	%	ind abs.	%	ber abs.	Red. abs.
01/0	28	=	100%	25	89,29%	2	8,00%	-	1
04/0	30	=	100%	11	36,67%	11	36,67%	4	4
05/0	13	=	100%	3	23,08%	5	38,64%	4	1
09/0	45	=	100%	12	26,67%	21	46,67%	10	2
13/0	35	=	100%	18	51,43%	4	11,43%	5	8
16/0	42	=	100%	21	50,00%	12	28,57%	4	5
Summe	193			90		55			

Auch die Wahl der Rede-einleitenden Verben unterscheidet sich in diesen Texten nicht von anderen spontanen Erzählungen. Das Verb 'sagen' dominiert mit Abstand, es nimmt ebenfalls mit 47%,wie in Grafs Material,knapp die Hälfte aller Redeeinleitungen ein. Aber auch hier ist die Variationsbreite zwischen den einzelnen Texten beträchtlich. Die folgende Tabelle zeigt die Belegung der drei am häufigsten gebrauchten Redeeinleitungen:

Tabelle 20

Häufigkeit der Rede-einleitenden Verben

Fall	Redeeinleitungen gesamt	sagen	erzählen	fragen
01/0	11	11	-	-
04/0	19	10	3	2
05/0	8	1	3	3
09/0	12	9	-	1
13/0	11	2	1	1
16/0	20	5	1	1
Summe	81	38		

Außerdem möchte ich die Häufigkeiten der Redebeiträge, wie sie sich auf die einzelnen Sprecher verteilen, noch einmal für alle Texte zusammenstellen. Zwar sind die ausführlichen Einzelergebnisse schon der Dialogstruktur von jedem Text den Tabellen 12 bis 18 zu entnehmen, im Überblick aber läßt sich leichter vergleichend feststellen, in welchem Text der Arzt bzw. der Patient oder eine dritte Person als Sprecher dominiert.

Tabelle 21

Häufigkeitsverteilung der Redebeiträge auf die im Text durch den Arzt zu Wort kommenden Sprecher

Fall	Arzt	Patient	andere
01/0	94,87%	5,13%	-
04/0	55,10%	34,69%	10,20%
05/0	38,10%	52,38%	9,52%
09/0	45,61%	10,53%	43,86%
13/0	40,00%	25,45%	34,55%
16/0	49,21%	20,64%	19,04%

Dieser Tabelle läßt sich entnehmen, wie sich die einzelnen Redebeiträge im Text verteilen, etwa wie häufig der Arzt in Fall 01/0 sich selbst zitiert, wie häufig er dagegen in Fall 05/0 den Patienten zu Wort kommen läßt oder in Fall 09/0 die Ehefrau des Patienten, die ihn allerdings auch direkt in der Praxis aufgesucht hat. Nicht ablesen läßt sich aus dieser Tabelle aber, wie es sich mit der Symmetrie bzw. Asymmetrie des konkreten Dialogs zwischen Arzt und Patient verhält. Ich habe deshalb aus der Gesamt-Dialogstruktur der einzelnen Texte den Anteil an Wechselrede ermittelt, der in den Worten des Arztes 'wirklich' zwischen ihm und dem Patienten stattgefunden hat. Dies erfordert eine Zuordnung der Redebeiträge danach, auf welcher der Kommunikationsebenen sich die Sprecher befinden und an welche Person sich die Redebeiträge richten. Einige Äußerungen, die am Zustandekommen der 94,87% Rede des Arztes in Fall 01/0 beteiligt sind, spielen auf Ebene 1, sind also nur als in Redeform geäußerte Gedanken des Arztes an seine Kollegen in der Gruppe gerichtet. Oder in Fall 04/0 spricht der Arzt nicht nur mit der Patientin, sondern auch mit deren Söhnen in der Praxis. Nur wenn also Arzt und Patient auf Ebene 2 miteinander sprechen, gehören diese Redeanteile zu dem, was 'wirklich' an konkretem Dialog zwischen Arzt und Patient zustande gekommen ist, und nur aus der Verteilung dieser Redeanteile auf die Sprecher läßt sich über die mögliche Dominanz des Arztes als Gesprächspartner des Patienten bzw. die Symmetrie des Dialogs entscheiden.

Ich komme also zur Darstellung des Dialogausschnitts aus dem Gesamtdialog, der sich nur auf Arzt und Patient bezieht. Die folgenden Prozentwerte haben als Bezugspunkt von 100% den jeweils absoluten Gesamt-Dialoganteil eines jeden einzelnen Textes. Dieser absolute Dialog-Anteil ist ebenfalls angegeben, so daß mit einem Blick zu sehen ist, wieviel Äußerungen davon zwischen Arzt und Patient im Text gewechselt wurden.

Tabelle 22

Der konkrete Dialog zwischen Arzt und Patient

Fall	Gesamt-Rede-anteil	Dialoganteil Arzt/Pat auf Ebene 2		davon entfallen auf Arzt		auf Pat	
	abs.	abs.	%	abs.	%	abs.	%
01/0	39	27	69,23%	25	92,60%	2	7,41%
04/0	49	29	59,18%	16	55,17%	13	44,83%
05/0	21	19	90,47%	8	42,11%	11	57,89%
09/0	57	5	8,77%	2		3	
13/0	55	34	61,82%	21	61,76%	13	38,24%
16/0	63	32	50,79%	12	37,50%	13	40,63%
				gemeinsam 'wir'/ 'es'		7	21,88%

Das in der Gesamt-Dialogstruktur gefundene Ergebnis, daß sich der Arzt fast ausschließlich selbst am meisten zitiert, bedeutet nicht unbedingt Dominanz des Arztes gegenüber dem Patienten. Das in Tabelle 12 dargestellte Ergebnis wird etwas relativiert, wenn man die Redebeiträge des Arztes nur dem Patienten gegenüber betrachtet. Nicht nur in Fall 05/0 sondern auch in Fall 16/0 und in Fall 09/0 läßt er den Patienten mehr zu Wort kommen. Allerdings reduziert sich das Gespräch zwischen Arzt und Patient in Fall 09/0 auf ein Minimum, während der Dialoganteil zwischen Arzt und Patient in Fall 05/0 extrem hoch ist. In Fall 09/0 dagegen entfallen nur 5 von 57 Äußerungen auf das Gespräch zwischen Arzt und Patient, während sich der Hauptanteil an Redewiedergaben in diesem Text auf den Dialog zwischen der Ehefrau des Patienten und dem Arzt bezieht (die drei weiteren Äußerungen s. (088)-(090)). Die absolute Dominanz der Ehefrau, wie sie sich schon bei der Verteilung der Gesamtbezugnahmen gezeigt hat (vgl. S. 230), findet im Dialog seine Entsprechung, wie folgende Übersicht zeigt:

Redeanteil gesamt	Dialoganteil Arzt/Pat		Dialoganteil Arzt/Ehefrau-Pat		davon entfallen auf A	auf Ehefr.
absol.	absol.	%	absol.	%	absol.	absol.
57	5	8,77%	49	85,96%	24	25

Damit zeigt sich auch formal, daß das Arzt-Patient-Verhältnis, zumindest die Beziehung des Arztes zu der Person, auf die der Hörer/Leser zunächst als Patienten schließt, auf einem Nebenschauplatz stattfindet, während die Interaktion zwischen Ehefrau und Arzt den Fallbericht sowohl in den Gesamtbezugnahmen als auch im Dialoganteil bestimmt. Paradoxerweise findet in dieser Interaktion der ausgewogenste Dialog zwischen dem Arzt und seiner Gesprächspartnerin statt, ausgerechnet in dem Fallbericht, in dem es um "... dieses ei eigenartige Dreiecksverhältnis/(140) welches mer eigentlich gar net paßt/" geht. Offensichtlich gelingt es dieser Frau, die Aufmerksamkeit des Arztes auf sich zu ziehen und mit ihm einen symmetrischen Dialog herzustellen.

Auch in den Fällen 05/0 und 16/0 bekommen die Patienten viel Gelegenheit zu sprechen. Fall 16/0 ist der einzige, in dem sich die Kooperationsangebote des Arztes durch 'wir' auch formal auf die Kommunikation niederschlagen: 'w i r haben abgesprochen (063) und u n s unterhalten' ((064)/(065)), 'und w i r hatten ausgemacht' (086). Dennoch - dies sei für diesen Fall kurz eingeblendet - wird der Dialog zwischen diesem Patienten und dem Arzt sehr indirekt und reduzierend dargestellt. Der Ehefrau des Patienten gegenüber kann der Arzt dagegen offener sein, mit ihr kommt es zu einem in direkter Rede wiedergegebenen Dialog, welcher aber bei einem Gesamtanteil an der gesamten Dialogstruktur von 30% bei weitem nicht so relevant ist, wie etwa das Gespräch des Arztes mit der Ehefrau des Patienten in Fall 09/0.

Als formal relativ ausgewogen kann auch noch das Gespräch zwischen Arzt und Patient in Fall 04/0 gelten, wohingegen die Asymmetrie des Gesprächs zwischen Arzt und Patient in Fall 13/0 hervorsticht und in Fall 01/0 ein ganz extremes Ausmaß annimmt. Dort bestreitet der Arzt mit 93% so gut wie das ganze Gespräch, die Patientin kommt nur in zwei Äußerungen zu Wort. Offensichtlich tut sie das, was sie im Arzt auslöst, nicht sprechend, sondern handelnd und bringt damit den Arzt dazu, in höchst direkter Weise auf sie einzureden.

Der in diesem Kapitel herausgearbeitete und dargestellte interaktive Aspekt des Dialoganteils in einem Text wurde aufgrund der Repräsentations f o r m ermittelt. Der kommunikative Aspekt der Dialoge im Text, respektive des Dialogs zwischen Arzt und Patient, ist dagegen weit mehr semantisch, d.h. vom Inhalt her bestimmt. Aus der formalen Dialogstruktur zwischen Arzt und Patient, wie sie der Tabelle zu entnehmen ist, ließe sich nun leicht weiter ermitteln, wie z.B. die Worte des Arztes seiner Wiedergabe nach tatsächlich gelautet haben, welche er an den Patienten gerichtet hat. Es ließe sich daran feststellen - was ja im Laufe des Balint-Gruppen-Trainings gelernt werden soll -, wie der Arzt seine Worte als Instrument zu verbalen Eingriffen gebraucht, d.h. ob seine Interventionen zumindest an einigen Stellen als Klarifikationen, Konfrontationen oder gar Deutungen und damit als spezielle sprachliche Handlungen im psychoanalytischen Sinn zu verstehen sind. Doch die Untersuchung des Werkzeugcharakters der ärztlichen Rede soll im nächsten Kapitel seinen Platz bekommen, in dem es nicht nur um das 'wer spricht wie' gehen wird, sondern auch um das 'was wird dabei gesagt' und vor allem 'was wird damit getan' (vgl. Quasthoff, 1980, S. 146).

5.4 Zur Stringenz der Formulierung. Verzögerungsphänomene

Bevor ich zur Zusammenstellung aller bisher bearbeiteten sprachlichen Merkmale komme, möchte ich kurz noch auf einen Wert eingehen, den ich mit Stringenz der Formulierung bezeichnen möchte und ebenfalls für alle Texte ermittelt habe. Durch ihn soll die Tatsache berücksichtigt werden, daß kein Text gesprochener Sprache ohne Verzögerungsphänomene, d.h. ohne Pausen, 'äh's, Fehlstarts mit und ohne Korrektur zustandekommt. Denn der Weg zwischen Textplanungsprozeß und dessen linearer Realisierung ist störanfällig. Eine genaue Untersuchung der verschiedenen möglichen Gründe für Irritationen bei der Formulierung wäre zwar sicher auch gerade im Hinblick auf Motivationen für unbewußte Verzögerungsvorgänge eine lohnenswerte Aufgabe, würde aber in dieser Arbeit zu weit führen[16], zumal wir

---

16) Ausführlicheres über Verzögerungsphänomene findet sich bei Giesecke und Rappe (1981), Goldmann-Eisler (1960), Maclay und Osgood (1959) und Quasthoff (1980).

solche paraverbalen Phänomene von vorne herein aus unserer Untersuchung ausgeschlossen hatten. Da sie jedoch nicht ganz auszuschließen sind, - die Definition unserer Äußerungseinheiten läßt ja vollständige und unvollständige Äußerungen gleichwertig nebeneinander stehen (vgl. Kap. 3.2.1), und mit 'äh' gefüllte Pausen sind in unserer Verschriftung mit aufgenommen, - möchte ich hier kurz das Zustandekommen des Zahlenwertes erläutern, den ich in dieser Untersuchung für Stringenz benütze. Er kann nur einen Richtwert darstellen, da wir - wie gesagt - keine ganz scharfen Kriterien für den Umgang mit Verzögerungsphänomenen bei der Verschriftung erarbeitet und angewandt haben. Ungefüllte Pausen z.B. sind in keiner Weise quantitativ erfaßt.

Der Stringenzwert setzt sich aus mehreren Aspekten zusammen:

1. aus dem Gesamtanteil an abgebrochenen Äußerungen; gleichgültig, ob diese noch soweit verständlich waren, daß sie bei der Zuordnung zu den Bezugnahmen berücksichtigt werden konnten oder ob sie zur Kategorie der nicht zuordenbaren Äußerungen gerechnet wurden;
2. aus der Anzahl der bei der Verschriftung im Text berücksichtigten 'äh's bzw. anderer gefüllter Pausen oder Mikrokorrekturen, z.B.:

B (106) "(095) – ähm daß – daß sie hierherkommt/.../
(104)und – äh dann hab ich g'sagt/"(09/0).

Diese beiden Äußerungen enthalten drei Verzögerungsmomente. Die Summe aus den absoluten Zahlen der abgebrochenen Äußerungen und den innerhalb einer Äußerung registrierten Füllseln, sowie Wortwiederholungen habe ich dann bezogen auf die Gesamtäußerungszahl für jeden Text zu einem Prozentwert verrechnet.

3. Der letzte Anteil am Gesamt-Stringenzwert berücksichtigt die Schauplätze des Geschehens und die dort angestellten Überlegungen zur Störanfälligkeit beim Erzählen, als es um die Belegung der Kommunikationsebenen ging (s. S. 232).

Der endgültige, unten dargestellte Stringenzwert beim Formulieren setzt sich also zusammen aus der Summe der soeben dargestellten Prozentwerte. Danach ergeben sich für die einzelnen Texte folgende Ergebnisse:

Tabelle 23

Stringenz der Formulierung

Fall	01/0	04/0	05/0	09/0	13/0	16/0
	40,00%	33,56%	51,56%	40,43%	40,21%	51,31%

Es zeigt sich, daß der Arzt in Fall 05/0 die meisten Schwierigkeiten hat, den Fall darzustellen. Offensichtlich versetzt dieser Fall den Arzt in große Irritation. Dagegen ist interessant, daß er den 4. Fall, in dem es um eine sterbende Patientin geht, extrem konsistent erzählen kann. Von der Sache d.h. von der Diagnose her, ist diese Fallgeschichte sehr klar, sie bereitet dem Arzt keine Strukturierungsschwierigkeiten, sein emotionales Problem schlägt sich in diesem Fall also relativ geringfügig als Problem einer stringenten Formulierung nieder. Anders beim zweiten somato-psychischen Fall, hier tut sich der Arzt ebenfalls sehr schwer, die Geschichte flüssig vorzutragen.

In den Fällen 09/0, 13/0 und 01/0 dagegen hat der Arzt etwas geringere aber sehr ähnliche Schwierigkeiten.

5.5 Das formale Profil der Arzt-Patient-Beziehungen. Zusammenfassung der Ergebnisse

Ich möchte nun die in diesem Kapitel untersuchten verschiedenen sprachlichen Phänomene in ihren Ergebnissen zusammenfügen und zusammenfassen zu einer formalen Konfiguration, einem Profil der Interaktion zwischen Arzt und Patient. Um aus der Verschiedenheit der untersuchten Merkmale und der Komplexität der Kommunikationsebenen, auf denen sich die Untersuchung bewegt, ein einheitliches und vergleichbares Bild der Arzt-Patient-Beziehungen zu erhalten, habe ich die Prozentwerte der Hauptergebnisse entlang der Ordinate auf eine fünfstufige Skala übertragen mit den Punkten: extrem viel, viel, mittel, wenig, extrem wenig. Auf der Abszisse sind dann die einzelnen Merkmalskategorien aufgetragen.

Diese neuerliche quantitative Zuordnung der Ergebnisse entlang der Wertigkeiten 'viel', 'mittel', 'wenig' etc. habe ich einer strikten Rangreihe vorgezogen. Denn dadurch konnten geringe Abstände zwischen einzelnen Werten relativiert werden, z.B. habe ich die Ergebnisse beim Passivgebrauch - in Fall 01/0 19,29% und in Fall 04/0 19,35% - beide als extrem hoch eingestuft, relativ zu den weit unter diesen Werten liegenden vier anderen Fällen. Entsprechend habe ich den mittleren Bereich mehrfach vergeben, wenn sich die Prozentwerte jenseits der Extreme nur wenig unterschieden. Diese Lösung bewahrt meines Erachtens die Differenziertheit der Daten, weist aber gegenüber einer maßstabsgetreuen Übertragung der Prozentwerte auf die Ordinate mehr Übersichtlichkeit und Klarheit auf.

Es ergeben sich für die sechs Texte folgende Profile:

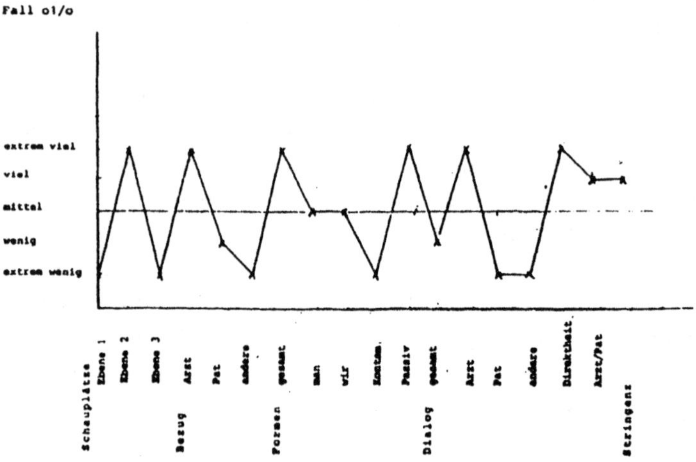

Fall o4/o

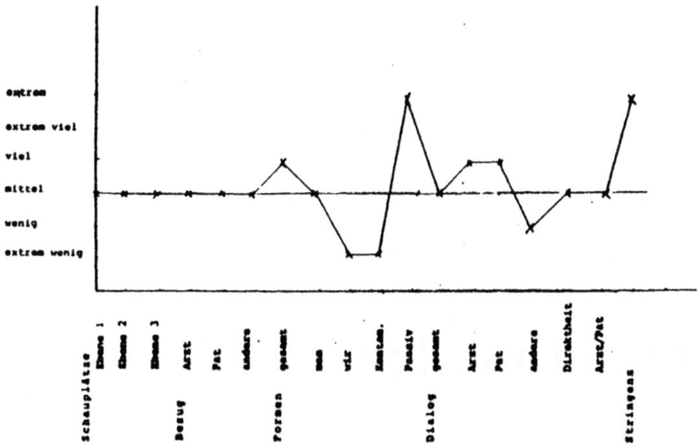

Fall o5/o

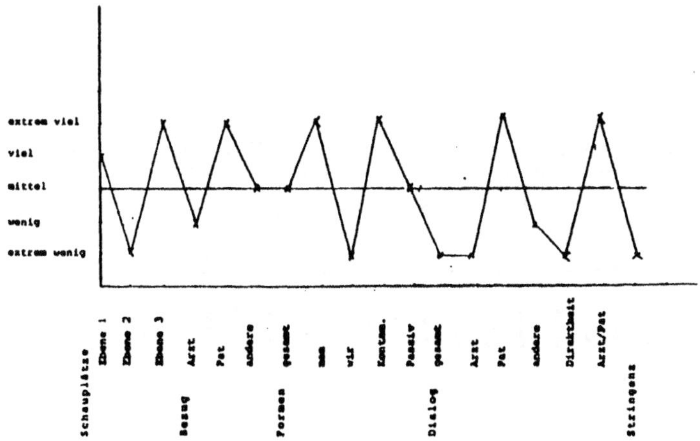

Fall o9/o

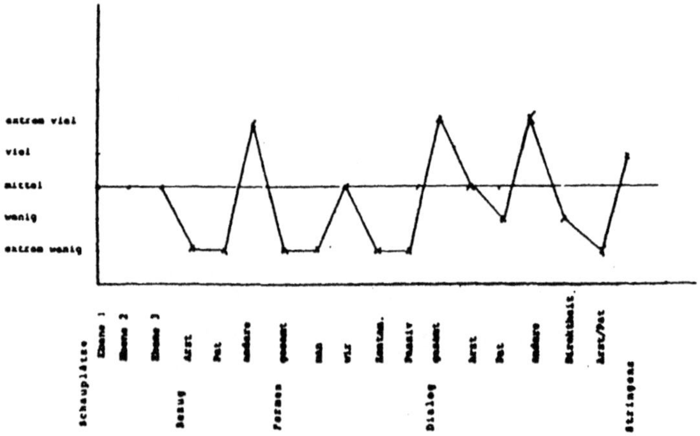

Fall 13/o

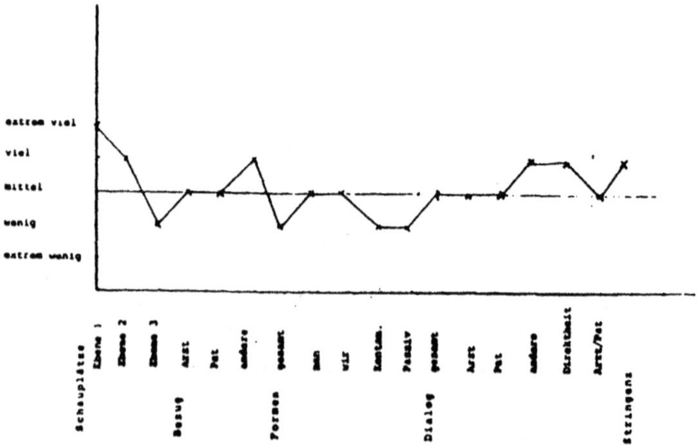

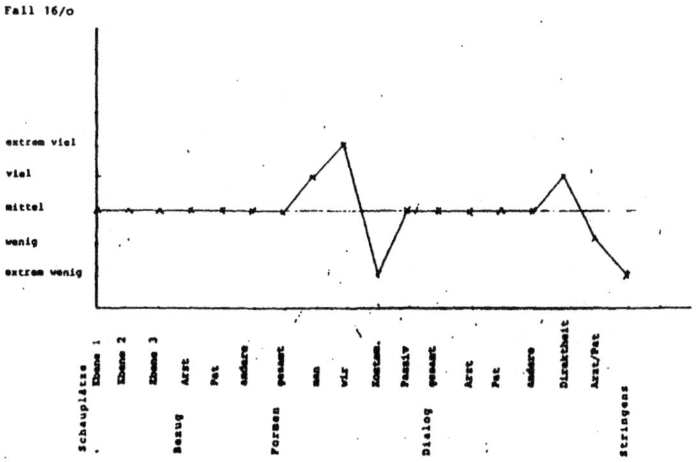

Die Gestalt, in der sich das Verhältnis des Arztes zu seinem Patienten in jeder einzelnen Beziehung zeigt, ist keineswegs homogen. Manche Beziehungsfiguren weisen große Schwankungen in der Belegung der Kategorien auf, wie die Fälle 01/0 und 05/0. Bei diesen beiden Fallberichten zeigt sich darüber hinaus, daß das spannungsreiche Abbild des Arzt-Patient-Verhältnisses, zustandegekommen durch Extremwerte, genau gegensätzlich aussieht: ist die Kommunikationsebene 2 in Fall 01/0 extrem hoch belegt, ist sie es in Fall 05/0 extrem wenig; beziehen sich die meisten Bezugnahmen und Reden in Text 01/0 auf den Arzt, während der Patient sehr selten vorkommt, so ist das in Fall 05/0 genau umgekehrt etc.

Zwei ganz andere, ebenfalls vergleichbare, aber überwiegend ausgewogene Beziehungsmuster treten interessanterweise in den beiden somato-psychischen Fällen auf (Fall 04/0 und Fall 16/0), d.h. bei den Patienten, bei denen die vitale Bedrohung im Vordergrund steht und die den Arzt mehr als die anderen auch in seiner klassisch medizinischen Fähigkeit, Patienten zu betreuen, herausfordern. In beiden Fällen sind sowohl die Schauplätze des Geschehens ausgewogen dargestellt, als auch die Bezugnahmen auf die vorkommenden Personen insgesamt und im Dialog. Lediglich in den Besonderheiten der Formverwendungen treten Unterschiede auf.

Das Profil vom Fall 09/0 zeigt deutlich, daß das Arzt-Patient-Verhältnis erstaunlich im Hintergrund steht - betrachtet man die zunächst vom Arzt eingeführte Person als den Patienten. Die Extremwerte bilden die Spezifik dieses Falles ab, nämlich, daß der Fall durch einen extrem hohen Redeanteil konstituiert wird, und die Bezugnahmen sowohl insgesamt als auch im Dialog 'andere' betreffen, - wie wir wissen, die Ehefrau des Patienten.

Das Profil von Fall 13/0 bewegt sich unauffällig im mittleren Bereich. Es kommt mir an dieser Stelle weniger auf die differenzierte Interpretation der Inhalte an, die sich aus der Analyse der Formen ergeben haben, denn dies soll zu Beginn einer jeden Textbetrachtung unter handlungstheoretischem Aspekt im nächsten Kapitel geschehen.

Worauf ich mit diesem eher groben Vergleich der einzelnen Textprofile im Augenblick hinweisen möchte, ist die große

Unterschiedlichkeit, mit der ein- und derselbe Arzt von der Vielfalt der sprachlichen Mittel Gebrauch macht, je nachdem mit welchem Patienten er es zu tun hat. Es ist also keineswegs so, daß der Arzt in einer für ihn typischen Weise Präferenzen in der Formulierung hat, die zu einer jeweils ähnlichen Sprachfigur führen. Wäre dies der Fall, so dürften sich die einzelnen ermittelten Werte nicht in dem Ausmaß unterscheiden, da sie ja als Prozentwerte immer auf die Gesamtäußerungszahl eines jeden Textes bezogen sind. Die 'Handschrift' des Arztes bestimmt also wesentlich weniger das sprachliche Bild seiner Beziehung zum Patienten; den größeren Einfluß auf seine Sprachverwendung scheint tatsächlich die unbewußte Wirkung des Patienten auf ihn zu haben.

Zwar gäbe es wesentlich mehr sprachliche Phänomene in jedem Text zu untersuchen als ich dies getan habe - und ein Linguist, der über stilistische Eigenarten forscht, könnte möglicherweise bei diesem Arzt typische Stilmerkmale feststellen, die über die verschiedenen Texte hinweg stabil bleiben -, was aber die von mir für die Arzt-Patient-Beziehung als relevant definierten sprachlichen Kriterien anbelangt, so zeigen sich erstaunlich verschiedene Umgangsformen des Arztes mit seinem jeweiligen Patienten. Oder anders gesagt, die formale Interaktionsstruktur zwischen ein und demselben Arzt und verschiedenen Patienten ist wesentlich vom unbewußten Problem des jeweiligen Patienten geprägt.

Wie sich die Beziehung zwischen Arzt und Patient auf der Ebene von latenter Kommunikation darstellt, soll Aufgabe des nächsten Kapitels sein, in welchem die Handlungszusammenhänge und Sinnstrukturen herausgearbeitet werden.

6. Qualitative Analyse: Sprache als Werkzeug. Die Ebene der Handlungs- und Sinnzusammenhänge

Im vorigen Kapitel 5 wurde entlang der einzelnen Äußerungen herausgearbeitet, wie sich die Arzt-Patient-Beziehung durch die Formulierungen hindurch abbildet. Diese 'subkutane' Struktur - subkutan deshalb, weil sie auf Informationen unmittelbar unter der sprachlichen Oberfläche beruht, d.h. auf den semantischen Implikationen der syntaktischen Struktur - erweist sich zwar von Text zu Text als verschieden, ist jedoch immer noch relativ abstrakt. Sie stellt gewissermaßen den Knochenbau der jeweiligen Arzt-Patient-Beziehung dar.

Aufgabe dieses Kapitels soll es nun sein, diese Globalstruktur auf interaktioneller Ebene durch die Explikation der Handlungs- und Sinnzusammenhänge mit 'Fleisch und Blut' zu versehen und die latente Dynamik zwischen Arzt und Patient herauszupräparieren. In diesem letzten Untersuchungsabschnitt geht es also um den Werkzeugcharakter von Sprache, indem die Handlungen, also das, was der Arzt t u t , wenn er spricht, und was er den Patienten t u n l ä ß t , wenn er ihn wiedergibt, ins Zentrum der Aufmerksamkeit gerückt werden.

Ich möchte aber betonen, daß diese beiden Funktionen von Sprache, zum einen die Wirklichkeit abzubilden, zum anderen in die Wirklichkeit einzugreifen, die ich hier in zwei Kapiteln unterscheide, nicht voneinander zu trennen sind. Denn da Sprache selbst Teil der Wirklichkeit ist, ist sie auch Werkzeug des Abbildens, und indem sie abbildet, konstituiert sie Realität. Das Verhältnis zwischen einer so und nicht anders gewählten Formulierung und der dadurch zum Ausdruck gebrachten, ja dadurch erst wirksam werdenden sprachlichen Handlung, ist ein dialektisches. Hinzu kommt die besondere Situation des Fallvortrages in einer Balint-Gruppe, die als Erzählung auf Vergangenes rekurriert, also notgedrungen Interaktion a b b i l d e t und nicht als ein im Hier und Jetzt entfalteter Dialog zwischen real anwesenden Gesprächspartnern Interaktion k o n s t i t u i e r t . Sprache ist immer gleichzeitig Rekonstruktion und Konstruktion - Piaget (zit. nach Szagun, 1983) spricht von der figurativen und der operativen Sprachfunktion -; aber dennoch sind die beiden Funktionen voneinander zu unterscheiden und werden von mir hintereinander in zwei Kapiteln (5 und 6) behandelt.

Die Methode meines jetzigen Vorgehens läßt sich als t e x t i m m a n e n t e D i s k u r s a n a l y s e auffassen. Diskursanalyse bezeichnet ein Verfahren, welches aus den Entwicklungen der Textlinguistik hervorgegangen ist. Ich werde mich nun also wieder der Texthaftigkeit des Materials zuwenden. Wunderlich führt aus: "Ein Text muß primär nicht als Abfolge von Sätzen, sondern als Ergebnis einer Abfolge von Sprechakten (oder Schreibakten) angesehen werden, und deren Abfolge ergibt sich nicht allein aus den syntaktisch-semantischen Eigenschaften der Äußerungen, sondern außerdem aus dem institutionellen Kontext der Textproduktion und -rezeption. Mit dieser theoretischen Umorientierung verschiebt sich auch der Schwerpunkt der Untersuchungen von monologischen und schriftlichen Texten zu dialogischen und mündlichen 'Texten', die ich allgemein auch Diskurse nennen will" Wunderlich, 1978, S. 295f). Der Diskurs, auf den ich meine Untersuchung fokussieren werde, ist der textimmanente Diskurs zwischen Arzt und Patient. Denn bei Fallvorträgen aus Balint-Gruppen, respektive aus dieser von mir untersuchten Balint-Gruppe, haben wir es mit mündlichen, weitgehend monologischen Texten zu tun, sofern man sich auf die Falleinbringung selbst beschränkt und den Diskurs der

Kollegen untereinander, wie er sich in der Diskussion entfaltet, außer acht läßt. Dann aber erscheint das Diskursive des Textes auf einer Metaebene von Interaktion. Denn der kommunikative Austausch zwischen Arzt und Patient erscheint durch die Darstellung des vortragenden Arztes gebrochen, welcher nachträglich vorspielend beide Rollen der Gesprächspartner übernimmt und gegebenenfalls kommentiert.

Für die Diskursanalyse aber, die den institutionellen Kontext der Textproduktion und -rezeption miteinzubeziehen trachtet, tauchen nun theoretisch weitreichende Fragen auf, etwa nach dem handlungstheoretischen Status der Sprechakte, nach dem Verhältnis der Sprechakte zum außerverbalen Kontext, nach den verschiedenen Arten, einen bestimmten Sprechakt durch verbale und eventuell auch nicht-verbale Mittel zu realisieren, nach der sequentiellen Abfolge von Sprechakten und nicht zuletzt nach den institutions-spezifischen Modifizierungen von Sprechakten (vgl. Wunderlich, 1978, S. 296). Hier liegt - wie auch schon in Kapitel 2.1.1 ausgeführt - der Nerv der Linguistik als Diskursanalyse. Denn wenn sich die Spezifik der Kommunikation zwischen Arzt und Patient gerade durch die Anwendung psychoanalytischer Erkenntnisse konstituiert, dann wäre die adäquate Diskursanalyse für Texte aus psychoanalytischen Institutionen letztendlich in der Metapsychologie und der Theorie der Technik der Psychoanalyse enthalten. Ganz überspitzt gesagt: der Linguist müßte Analytiker sein,um ins Zentrum des psychoanalytisch Relevanten zu treffen bzw. der Analytiker wäre - was die Rekonstruktion der spezifisch psychoanalytischen Kommunikation anbelangt - der bessere Linguist.

Von diesem Dilemma sind nicht alle Anwendungsgebiete von Linguistik gleichermaßen betroffen. Es ist zwischen linguistischer Pragmatik und Psychoanalyse besonders groß, weil der Wirkfaktor psychoanalytischer Kommunikation direkt in der Anwendung bestimmter - neuer - sprachlicher Handlungsregeln besteht. Das Neue beruht auf der Berücksichtigung der in der Begegnung mit dem Patienten entstandenen Gefühle und Stimmungen, welche für das psychologische Argumentieren die Prämissen abgeben. Aus ihnen leitet sich als Konklusion der verbale ärztliche Eingriff ab. Er besteht nach Loch "im Rahmen einer beziehungspsychologisch orientierten Medizin in aller Regel in einer verbalen Intervention, einer sprachlichen Formulierung. Es hängt infolgedessen von der Struktur dieser Formulierung und ihrem Inhalt ab, ob die Intervention einen kurativen Effekt erzielen wird oder ob etwas gesagt werden wird, was keine Einwirkungen auf den Zustand des Patienten hat, also frustran bleibt oder sogar diesen Zustand ungünstig beeinflußt" (Loch, 1979b, S. 37).

Die Absichten einer linguistischen und einer psychoanalytischen Handlungstheorie stammen zwar aus verschiedenen Forschungsinteressen, die Ziele liegen hier aber besonders nahe beieinander. Und genau das macht Material aus psychoanalytischen Bereichen für linguistische Untersuchungen so reizvoll. Vielleicht läßt sich noch ein kleiner Unterschied anführen: in der Linguistik liegt der Schwerpunkt einer Theorie des sprachlichen Handelns auf der Illokution also der kommunikativen Funktion einer Äußerung, während die Perlokution, d.h. die Wirkung einer Äußerung auf den Sprecher, eher am Rande untersucht wird (Schlieben-Lange, 1974, 1976; Holly, 1979; Quasthoff, 1980); demgegenüber geht es der Psychoanalyse weit mehr um die Wirkungen des sprachlichen Handelns auf die Gesprächspartner.

Und schließlich ist psychoanalytische Kommunikation so

vielschichtig und mehrfach determiniert, daß es d i e e i n e ausschließlich relevante Interpretation nicht geben kann. Dem Linguisten bleibt also sein wichtiger Platz beim Zusammentragen von Indizien für psychoanalytisch Relevantes durchaus erhalten, weil er die Machart der Kommunikation zu analysieren versteht, indem er Informationen über den Umgang der Interaktionspartner mit Sprache ans Licht hebt, z.B. auf der Ebene der Illokutionen, die dem Analytiker entweder entgangen waren oder die allenfalls intuitiv und damit nicht systematisch in seine Interpretation mit eingegangen sind. Der linguistische Blick hilft,das Material also differenzierter aufzubereiten.

Dennoch genügt ein rein pragma-linguistischer Zugang nicht. Die Bedingungen zu erforschen, unter denen sich das Gesagte als eine bestimmte sprachliche Handlung verstehen läßt, und diese Ergebnisse anzuwenden z.B. auf Texte aus einer Balint-Gruppe, ist zwar für die allgemein-mitmenschliche Sprachwahrnehmung bedeutsam und sinnvoll, um jedoch hinter die verborgenen Beziehungsverschränkungen in der Kommunikation zwischen Arzt und Patient zu gelangen, bedarf es noch einer anderen, einer empathisch-hermeneutischen Wahrnehmung. "Der hermeneutische Wahrnehmungsvollzug setzt spürbar ein, wenn das gesamte Material einer Beziehung in seiner umgangssprachlichen Bedeutung zurücktritt und Wahrnehmungs- und Denkprozesse gegen die Gewohnheit des Alltäglichen operieren" (Argelander, 1974, S. 1068).

Anders ausgedrückt: je nach I n t e r p r e t a t i o n s t i e f e (vgl. das Schema von Wunderlich in Kap. 2.1.2) ändern sich Anzahl und Art der Interpretationsprozeduren. Für den Linguisten hängt die Interpretationstiefe und damit Art und Anzahl der Interpretationsprozeduren von der Kombination der wörtlichen Bedeutung mit dem Kontext, sowie von der Eindeutigkeit der Kontextstrukturen und der Explizitheit der Formulierung ab. "In den meisten Fällen ist ein Verstehen ohne Beachtung spezifischer Kontextmerkmale unmöglich oder unzureichend. Dann wird die Anwendung spezieller Interpretationsstrategien notwendig, die die relevanten Kontextmerkmale auswählen und ihnen einen Platz im Interpretationsverfahren zuweisen" (Franck, 1980, S. 132). Dieses Vorgehen trifft für alltagssprachliches Verstehen sicher zu und ist dort auch praktikabel. Um aber auf eine im psychoanalytischen Sinn dynamisch unbewußte Tiefenschicht zu treffen, bedarf es eines Verstehensmodells für unbewußte Sinn- und Beziehungsmuster, welches auf "szenischem Verstehen" beruht (vgl. Argelander, 1970; Lorenzer, 1983; Horn u.a., 1983, S. 51f).

Ich stimme durchaus mit Franck überein, daß der Ausgangspunkt der Interpretation immer die wörtliche Bedeutung ist (Franck, 1980, S. 132) - 'die Tiefe läßt sich am besten an der Oberfläche verbergen' - , was aber aus dieser wörtlichen Bedeutung beim Rezipienten entsteht, hängt von der Bedeutungskategorie ab, die er darauf anwendet. Der Mensch hat nämlich die Fähigkeit, Sinnzusammenhänge nach zwei verschiedenen Denkorganisationen herzustellen, nach objektiven und nach subjektiven. Szenisches Verstehen ist eine ältere Form der Sinnerfassung, die nicht nach linearen logischen Denkgesetzen verläuft (Argelander, 1981).

In meinem Interpretationsvorhaben versuche ich, sowohl objektive als auch subjektive Sinnzusammenhänge zu erfassen und orientiere mich zum einen dabei an linguistischen und nicht-linguistischen Handlungstheorien, um der spezifischen Interaktion zwischen Balint-Arzt und Patient gerecht zu werden, welche sich vom analytischen Setting vor allem dadurch unterscheidet, daß durchaus nicht 'nur' gesprochen wird. Sprachliche Handlungs- und Be-handlungsformen, wie sie zwischen Arzt und Patient auftreten, sind vielfältig eingebettet in nicht-sprachliche, materielle Handlungen. Verbale Eingriffe bilden nur einen Teil des ärztlichen Handlungsrepertoires, so wie umgekehrt das, was der Patient sagt, nur einen Teil seines Tuns beim bzw. mit dem Arzt umfaßt. Mir geht es also um die Explikation dessen, was sich zwischen Arzt und Patient sprechend und nicht-sprechend abspielt.

Zum anderen lehne ich mich mit meiner Methode in einigen Aspekten an die objektive Hermeneutik an (Caesar und Roethe, 1979; Oevermann u.a., 1979; Schröter, 1982). Die Frage nach dem Verhältnis von psychischer Ausstattung der Interaktanten und objektiver Textstruktur (vgl. Oevermann u.a., 1979, S. 368) ist auch für meine Untersuchung zentral. Darüberhinaus gehe auch ich davon aus, "... daß in Interaktionen Bedeutungsstrukturen emergieren, die von den an der Interaktion beteiligten Subjekten nur zu einem kleinen Teil intendiert oder nachträglich realisiert werden" (Schröter, 1982, S. 194); - u n b e w u ß t intendiert möchte ich hier hinzufügen.[17] Denn Sprechen ist immer absichtsvoll, zweckgebunden und zielgerichtet, nur braucht die sich manifestierende bzw. leicht aus der Textoberfläche rekonstruierbare Intention nicht unbedingt mit der oder einer latenten, d.h. unbewußten Absicht identisch zu sein, ja sie kann bei Vorliegen eines Konfliktes sogar konträr zu dieser sein. Und schließlich geht es auch mir um eine "extensive Textauslegung" (vgl. Caesar und Roethe, 1979, S. 503; Oevermann u.a., 1979, S. 393) welche die latenten, dem Bewußtsein verborgenen Sinnstrukturen und Handlungen ans Licht bringen soll. Ich kann allerdings als 'Einzelforscher' nicht den Grad an Objektivität einlösen, der in

17) Auch Oevermann u.a. (1979, S. 292) kommen anhand der 'latenten' Sinnstrukturen auf die Notwendigkeit eines Begriffes des Unbewußten, obwohl sie ursprünglich nicht von der Psychoanalyse her argumentieren.

der objektiven Hermeneutik nicht zuletzt durch die Vielfalt und schließlich den Konsens der Gruppe zustandekommt. Auch kann meine Analyse nicht den Grad an Differenziertheit für sich beanspruchen wie die Feinanalyse der objektiven Hermeneutik. Dazu ist mein - gemessen am Gesamtcorpus - weniges Material immer noch viel zu umfangreich.[18)]

Im Fokus meiner Textauslegung stehen durchaus weiterhin die Implikationen, die direkt in der Art der Formulierung stecken. Ich benütze diese aber jetzt für das Auffinden und die Interpretation der Sprechakte, welche auf größeren, die Grenze der Äußerungseinheiten überschreitenden Textteilen beruhen können. Damit begebe ich mich, wie gesagt, auf die 'tieferen' Ebenen der Sinn'-Funktionen, eben auf die der 'latenten' Zusammenhänge. Sofern sich Sprechakte im Text auffinden lassen, die von seiten der linguistischen Pragmatik schon hinsichtlich ihrer Präsuppositionen systematisiert worden sind (z.B. Fragen; vgl. Gutwinski, 1981b), können die allgemeinen und bekannten Handlungsregeln auf den exemplarischen Redebeitrag angewandt werden, um diesen zu erläutern. Da die Kategorie des Sprechaktes jedoch in der Diskursanalyse nicht leicht festzumachen ist (Wunderlich, 1978), wird in den häufigeren Fällen einer intuitiven Analyse der Funktion des jeweiligen Redebeitrages im (immanenten) Diskurs der Vorzug gelassen werden müssen, zustandegekommen aufgrund von szenischem Verstehen und psychoanalytischem Wissen. Denn nicht zuletzt hat auch und gerade die Psychoanalyse die impliziten Momente des Alltagsdialogs methodisiert (Horn u.a., 1984).

---

18) Es sei daran erinnert, daß das Verfahren der objektiven Hermeneutik noch weit aufwendiger ist als meines, ein Team von bis zu acht Personen beschäftigt sich dort mit einem Text.

Die Beurteilung dieses latenten Interaktionsgefüges - sei es aufgrund von schon linguistisch Erforschtem und/oder einem empirisch-hermeneutischen Vorgehen zustandegekommen, geschieht dann durchaus vor den Zielen der Balint-Arbeit. Ich habe drei Fragen an das Material gestellt:[19)]

- was ist das Problem des Patienten?
- was ist das Problem des Arztes damit?
- und was läßt sich zur Diagnose des Arzt-Patient-Verhältnisses sagen?

Ich bin mir bewußt, daß ich damit die Sprachwissenschaft im engeren Sinne verlassen habe. In einem weiteren Sinn betrachte ich mein Vorgehen aber durchaus noch als sprachwissenschaftlich, denn die Verstehensleistung erfolgt am Text, d.h. an den Daten und nicht an der Lebenssituation selbst.

In diesem Kapitel möchte ich mit den Textanalysen den Anschluß herstellen zum Ausgangspunkt dieser Arbeit, erstens an die Frage: wie steckt die psychische Dynamik des Patienten in der Arzt-Patient-Beziehung und wie in der Sprache des Arztes, der darüber berichtet? Und zweitens, gelingt es dem Arzt an irgendeiner Stelle, eine neue Dimension der krankheitsrelevanten Objektbeziehungen in sein 'schulmedizinisches' Wissen und Handlungsrepertoire zu integrieren (Gutwinski-Jeggle, 1983). Denn stößt der Arzt mit seinem Patienten an die Grenzen des herkömmlichen Paradigmas 'Krankheit', so muß es zu einem 'Paradigmawechsel' (Kuhn, 1976) kommen, andernfalls treten Arzt und Patient auf der Stelle. Diese neue Dimension, die aufgrund einer gewissen psychotherapeutischen Kompetenz hergestellt

---

19) Ich möchte an dieser Stelle Herrn Professor Loch und Peter Wegner für hilfreiche Anregungen danken.

wird, muß im Text festmachbar sein. Sie äußert sich, wie Argelander (1979a) ausführt, als neues Thema im Dialog zwischen Arzt und Patient, welches sich aus neuen Bedeutungen des gleichen Materials zusammenfügt.

Da der Lernprozeß in der Balint-Gruppe nicht linear vonstatten geht und nach eineinhalb Jahren (auf diesen Zeitraum beschränkt sich meine Materialauswahl) sowieso nur punktuell erfolgt sein kann, habe ich mich entschlossen, bei der Bearbeitung der Texte nicht ganz chronologisch, sondern der Vergleichbarkeit nach vorzugehen. Zwar beginne ich mit der Falleinbringung 01/0 und ende mit 16/0; es bot sich jedoch an, die beiden extrem gegensätzlich formulierten Texte 01/0 und 05/0 hintereinander zu stellen, und danach Fall 13/0, der von der Komplikation her Fall 01/0 so ähnlich ist, daß er nicht erst an fünfter Stelle betrachtet werden sollte. Auch legte die Art der Komplikation in diesen Fällen die Verwendung des Handlungsschemas der TOTE-Einheit nach Miller, Galanter und Pribram (1973) nahe, welches jedoch nur auf diese beiden Texte anzuwenden Sinn machte. Auf die Interpretation von Fall 13/0 folgt die von Fall 09/0 und erst danach Fall 04/0, so daß auch die beiden somato-psychischen Fälle, die sich in ihrer formalen Struktur sehr ähneln, nicht auseinander liegen.

Die Struktur der Subkapitel ist für alle Fallberichte dieselbe: zunächst wird der Text im Wortlaut vorgestellt, dann folgt eine kurze Rekapitulation und Zusammenfassung der Ergebnisse des quantitativen Teils, und daran ist dann die eigentliche Interpretation der Kommunikation zwischen Arzt und Patient angeschlossen.

6.1 Fall 01/O

6.1.1 Der Text im Wortlaut

I

(001) die Frau is ungefähr vier-
(002) zweiundvierzig
(003) zwei Kinder
(004) verheiratet
(005) ah und wohnt in der Nachbarschaft der Praxis
(006) das fing so an
(007) daß daß der Mann kam /.../
(047) und und paar Monat später war sie dann selber da
(048) die Frau
(049) also bei dem Mann hat sich dann hinterher nichts mehr rausg'stellt
(050) des war an normaler Befund ne

II

(051) und dann kam se selber
(052) und hatte also so verschiedene Beschwerden
(053) sachte auch
(054) sie sei also schon vielfältig untersucht worden wegen vielfältiger Beschwerden
(055) und hatte Kloßgefühl
(056) typische Beschreibung von Kloßgefühl
(057) und - - -
(058) mhm no ja ich hab sie dann noch untersucht
(059) un 'n irgendwie ich hab - - Hals
(060) -- und was mer da halt so macht
(061) ah da kam nix dabei raus
(062) und ich hab ihr des auch g'sacht
(063) was ich da davon halt
(064) weil's meiner Meinung nach sehr gut ins G'samtbild gepaßt hat

III

(065) aber sie kam also pausenlos wieder
(066) und dann hatte sie mr also irgendwie blutig noch
(067) und Blutungen gehabt
(068) und das ging so über'n paar Monat
(069) no hab i g'sacht
(070) so
(071) und jetzt wird
(072) jetzt wird da also ah
(073) ah ah öh ösophagoskopiert
(074) jetzt wird also genau nachgeguckt
(075) des war etwas schwierig

(076) weil wir an der einen Stelle -
(077) ich hab sie also gezwungen
(078) das zu machen
(079) das hat sie auch gemacht
(080) 's war kein Vergnügen
(081) sie fuhr dann mehrmals in die Stadt rein
(082) und die haben dann einmal mit mangelhaftem Erfolg - das gemacht
(083) es wurd dann wieder abgebrochen
(084) und dann wurd's wieder
(085) und jetzt wird das gemacht
(086) hab ich gesacht
(087) jetzt bist du stur
(088) die hat stur ihre Beschwerden gehabt
(089) jetzt wird auch die Untersuchung gemacht
(090) ah und hinterher hab i g'sagt
(091) also naja erfreulicherweise da wär ja nu nix

IV

(092) und dann kam'n mit dr Zeit halt wieder irgendwelche harmlosen
(093) oder was'n - Beschwerden
(094) immer et eigentlich ängstlich vorgetragen
(095) im vergangenen Herbst fing's dann an mit Hämorrhoiden
(096) ne die muß mer also
(097) da mußt mer also schmieren
(098) und Sitzbäder
(099) und also alles mögliche
(100) des kam immer in anderen Variationen
(101) aber u und sie wollt halt partout geröntgt werden
(102) oder rektoskopiert
(103) ich hab's net gemacht
(104) i hab g'sacht
(105) das sind Hämorrhoiden

V

(106) und wie ich aus 'm Urlaub wiederkam
(107) war sie in Urlaub gewesen
(108) und da hat sich über irgend jemand anders also da hinschicken lassen
(109) wo wo sowas dann auch gemacht wird
(110) und ah ich hab mich anfangs geärg
(111) ich hab mich also geärgert
(112) wie ich's gemerkt hab ne
(113) ja aber ah ich war
(114) sag' mer mal
(115) ja mir hatten 'n Todesfall in der Familie grad kurz zuvor gehabt
(116) und ich war also persönlich g'stimmt
(117) i isch ich war also entschlossen
(118) mich net zu ärgern
(119) un hab also g'sacht
(120) naja also ah laß mal

(121) des war halt nix ne
(122) des war
(123) ah ich weiß genau
(124) daß ich -
(125) wenn ich in anderer
(126) in in besserer Verfassung gewesen wär
(127) hätt ich g'sagt
(128) da gehn Sie halt hin
(129) wo Sie hin wollen
(130) ah ich mach das net ne
(131) ich hab mich geärgert
(132) ja

VI

(133) und dann war also Weihnachten
(134) und in dem Dezember war's im Dezember
(135) daß also Magenbeschwerden waren
(136) und dann -
(137) na den Beschwerden.nach - -
(138) tja brauch mer nix machen
(139) ich wußte
(140) daß die sich also in den letzten Jahren also mehrmals von anderer Seite her
(141) Nieren
(142) Kolon
(143) Magen
(144) alles hat röntgen lassen net
(145) mehrmals
(146) ich hab g'sacht
(147) ich seh keine Veranlassung
(148) außerdem wurd ja neulich die Gastroskopie gemacht
(149) und aber auch der Magen beguckt worden
(150) da is nix
(151) und es is auch nix
(152) und da mach mer auch nix

VII

(153) un ah als ich aus dem Urlaub wieder kam
(154) daaa da hatte
(155) da hab ich erstens gehört
(156) daß sie den Urlaub abgebrochen hat
(157) und zweitens
(158) daß sie inzwischen wieder in einem Krankenhaus gewesen war
(159) und sich hatte röntgen lassen
(160) ne da hatt mer wieder den Befund
(161) des wollt se aber nicht wahr ha ah
(162) das hat die selber gewundert
(163) ich weiß auch gar net
(164) wie der Befund an mich kam
(165) jedenfalls hatt ich den Befundbericht plötzlich vor mir
(166) und hab ihr den auch gezeigt

(165) des betreffenden Krankenhauses an den andern Arzt[20]
(167) und der war da plötzlich bei mir der Befund
(168) ich weiß net wie
(169) und da hat se 'n roten Kopf gekriegt
(170) und dann naja
(171) wie das so geht
(172) da hab ich gesagt
(173) des war halt
(174) 's war ja gut
(175) daß es nichts war

VIII

(176) un des wär's eigentlich
(177) jetzt wart ich auf 's nächste
(178) ich hab ihr g'sacht
(179) nach Ostern geh ich 'ne Woche in Urlaub

Lachen

6.1.2 Zur Interaktion zwischen Arzt und Patient

Was wir vom Text bereits wissen sei im Interaktionsprofil noch einmal vergegenwärtigt:

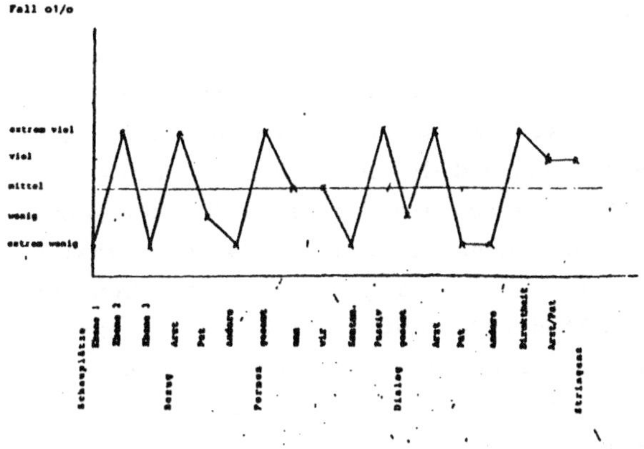

20) Wenn zwei Äußerungen dieselbe Nummer haben, handelt es sich um ein und dieselbe Äußerung, die durch einen Einschub unterbrochen wurde.

1. Es handelt sich um eine extrem asymmetrische Beziehung zwischen dem Arzt und dieser Patientin.

   a) Der Arzt spricht nur in diesem Fall mehr über sich als über die Patientin. Die Äußerungen, die sich weder auf ihn, noch auf sie beziehen, betreffen überwiegend die 'Krankheit', also technisch-medizinische Angaben.

   b) Der Arzt zitiert sich selbst extrem häufig (95%), während er die Patientin fast gar nicht zu Wort kommen läßt (5%). Der Grad an Direktheit der Rede ist extrem hoch (89%). Der Arzt führt praktisch das, was er der Patientin in der Praxis gesagt hat (konkreter Dialog zwischen Arzt und Patient: 69%), in Szene vor.

2. Der Fallbericht ist ganz auf die Interaktion zwischen dem Arzt und der Patientin beschränkt. Andere Personen (Mann, Kind, ärztliche Kollegen) werden zwar erwähnt, treten aber weder direkt durch Kontaktaufnahme zum Arzt, noch indirekt in Episoden aus der Lebenswelt der Patientin wesentlich in Erscheinung.

3. Dieser Eindruck von Unmittelbarkeit des Arzt-Patient-Verhältnisses, hervorgerufen durch die Ausschließlichkeit dieser Beziehung und die Direktheit im Dialog, wird noch verstärkt durch die Tatsache, daß der Hauptschauplatz des Geschehens die Praxis (Ebene 2: 75%) ist. Der Text weist eine geringe Breitendimension auf. Aus der Lebenswelt der Patientin erfahren wir sehr wenig (Ebene 3: 10%), auch tritt der Arzt kaum aus der Geschichte kommentierend oder explizit strukturierend heraus (Ebene 1: 6%).

4. An Besonderheiten in den Formulierungen ist dieser

Fall mit 25% der reichste;

a) zwar gibt es unauffällig viel Distanzierung durch das unbestimmte Subjekt 'man' (drei Belege),
b) versuchte Nähe durch 'wir' in drei Belegen,
c) keine Objektkontaminationen in der Sprache,
d) aber extrem viel passivische Wendungen. Die passiven Äußerungen, die sich auf den Arzt beziehen, betreffen allerdings eine besondere Form der direktiven, ja imperativen Willenskundgabe.

5. Die Formulierung ist eher stringent.

6. Die Komplikation besteht in einer Ereigniskette aus sich wiederholenden, gleich negativ endenden Episoden. Die Lösungsversuche des Arztes führen zu keinem Erfolg.

6.1.3 Zur Kommunikation zwischen Arzt und Patient

Kommen wir nun zur zwischenmenschlichen Bedeutung dessen, was sich als kommunikatives Handeln zwischen Arzt und Patient aus dem Fallvortrag des Arztes herausarbeiten läßt. Die einzelnen Äußerungen werden dazu wieder in den Kontext der Gesamt-Textstruktur zurückgestellt, durch welchen sie sich zu größeren, neuen Einheiten zusammenfügen, zu Handlungen und Sprechakten.

Ich beginne bei Abschnitt II (051), d.h. da, wo die Patientin selbst direkt wegen ihrer Beschwerden Kontakt zum Arzt aufnimmt und behalte die orientierenden Informationen über die Patientin ((001)-(005)) als Kontextwissen im

Hinterkopf, so wie auch die Tatsache, daß die Geschichte damit anfing, das d e r M a n n kam ((006)/(007))[21].

Wegen der Art der Komplikation in diesem Fall - der Arzt kommt zu keiner neuen Dimension des Umgangs mit der Patientin -, bietet sich als Untersuchungsfolie das Handlungskonzept von Miller, Galanter und Pribram (1973) an. Das ärztliche Verhalten läßt sich in jedem Abschnitt als ein Gefüge zielgerichteter Operationen interpretieren, die im Rahmen der sogenannten TOTE-Einheit strukturiert sind.

Was unter einer TOTE-Einheit zu verstehen ist, möchte ich im folgenden entwickeln: Die Patientin, die mit Beschwerden und der Bemerkung, ja Warnung, sie sei schon vielfältig untersucht worden (054), zum Arzt kommt, möchte mit seiner Hilfe eine Änderung ihres Zustandes herbeiführen. Der Arzt geht auf diese an ihn herangetragene Aufgabe ein, und versucht zunächst, sich ein "Bild" (Miller u.a., 1973, S. 27) von der vorgefundenen Situation der Patientin zu machen, indem er die Informationen, die er von ihr erhält, in Beziehung setzt zu seinem beruflichen Wissen und seinen Erfahrungen als Arzt (Testphase I: T). Daraus ergibt sich für ihn ein Handlungsplan (welcher als Bestandteil des Bildes anzusehen ist); der Arzt wirkt entsprechend seinem Handlungsrepertoire auf die Patientin ein (Handlungs- bzw. Operationsphase: O). Sodann prüft er das Er-

---

21) Daß ich die Krankengeschichte des Mannes aus dem Fallbericht gekürzt habe, mag von psychoanalytischem Standpunkt aus nicht gerechtfertigt sein. In diesem Fall waren sich aber der Gruppenleiter und ich einig, daß der Arzt in seinem ersten Fall, das Vorgehen, über e i n e n Patienten zu sprechen, noch nicht gut genug kannte.

gebnis, indem er es mit der Ausgangssituation und seinem Wissen vergleicht (zweite Testphase: T). Die Rückkoppelungsschleife bricht ab (Exit: E), wenn das Ziel erreicht ist.

Beginnen wir in der ersten TOTE-Einheit ((051)-(064)) zunächst mit der Ausgangssituation: die Patientin kommt mit verschiedenen Beschwerden (052) und fügt hinzu, sie sei just wegen vielfältiger solcher Beschwerden schon vielfältig untersucht worden (054). Damit warnt sie den Arzt auf einer latenten Ebene, aus ihren Beschwerden nicht wieder dieselbe Handlungskonsequenz 'Untersuchung' zu ziehen, wie es die Kollegen vor ihm getan haben, denn wenn die Untersuchungen dort zu einer Lösung ihres Problems geführt hätten, so wäre sie nun nicht hier. Zwar betrachtet Dr. H diese Bemerkung als diffus relevant, sonst würde er sie den Kollegen in der Balint-Gruppe nicht mitteilen, er untersucht jedoch nicht genauer, was für eine Mitteilung an ihn darin verborgen sein könnte. Vielmehr greift er zunächst aus den 'verschiedenen Beschwerden' (052) eine Klage heraus, die er als Kloßgefühl (056) festmacht (T I), und - - ? Äußerung (057) endet im Anakoluth. Die Stringenz der Formulierung erleidet einen Einbruch, aus dem sich Dr. H nur schwer erholt. Die ganze Operationsphase (O) als Konsequenz seiner Diagnose 'Kloßgefühl' wirkt vage, "(059) mhm no ja .../(060) un 'n irgendwie ... - Hals". Schließlich fängt er sich in der verallgemeinernden Äußerung "(060) und was mer da halt so macht", indem er sich durch das unbestimmte Subjekt 'man' in die Gruppe der Ärzte einreiht und sich in seiner persönlichen Verantwortung für das Problem dieser einen Patientin hinter einer abstrakten Norm verbirgt. Das Ergebnis seiner Untersuchung lautet "(061) ah da kam nix dabei raus" (T II). Der Arzt hält diesen negativen, sehr unklar formulierten Befund für ein Ergebnis, und teilt 'des' (062) der Patientin mit (E). Vermutlich soll 'des' auf die in ((058)-(061)) ausgeführten Sachverhalte,also auf die Untersuchungen verweisen.

Auch bleibt unklar, welches Relat die deiktischen Prozeduren in den nächsten beiden Äußerungen haben: "(063) was ich da davon halt/(064) weil 's meiner Meinung nach sehr gut ins G'samtbild gepaßt hat". Wovon hält der Arzt was? und was paßt in welches Gesamtbild? Auf einer manifesten Ebene mag sich die 'irgendwie' (059) angedeutete Untersuchung und die Tatsache, daß 'da dabei nix raus kam' (061) auf das oben benannte Kloßgefühl (055) beziehen. Widersteht man jedoch der alltagssprachlichen Transparenz dieser Passage, so zeigt sich, daß der Bezugspunkt, auf den sich das Handeln des Arztes richtet, d.h. das eigentliche Untersuchungsobjekt, verborgen bleibt. Obwohl eine genaue Betrachtung der Ausdrucksweise des Arztes ans Licht bringt, daß das Objekt des Verweisens nicht bekannt ist, scheint dies dem Arzt nicht bewußt zu sein. Er hält die TOTE-Einheit für abgeschlossen und die Begegnung zwischen ihm und der Patientin für beendet.

'Aber sie kam pausenlos wieder' (065)! Durch die Einleitung des nächsten Textabschnittes III mit der Konjunktion 'aber' wird ein adversatives Verhältnis zum vorher Gesagten ausgedrückt. Auch die Information, daß die Patientin 'pausenlos' wiederkam, deutet darauf hin, daß für die Patientin die Handlungen (O) ihres Arztes und deren Ergebnisse keineswegs in Übereinstimmung mit dem von ihr gewünschten Endzustand stehen. Durch ihr Wiederkommen zeigt sie, daß sie mit den Handlungen ihres Arztes und deren Bewertungen durch ihn keineswegs zufrieden ist, sie verlangt von ihm, sich von neuem auf eine TOTE-Einheit einzulassen. Zu ihren bisherigen Beschwerden kommen Blutungen ((066)/(067)). Tatsächlich faßt Dr. H einen neuen Vorsatz, er setzt die Patientin von seinem neuen Handlungsplan in Kenntnis, der diesmal von Fachspezialisten durchgeführt werden soll ((069)-(074)). In direkter Rede, auf hoch direktive Art, wenn auch passiv formuliert - d.h. es gibt keinen Täter - spielt der Arzt den Kollegen in der Gruppe vor, wie er die Patientin von seinem Vorhaben unterrichtet hat. "(069) no hab i g'sacht/(070) so/(071) und jetzt wird/(072) jetzt wird da also ah/(073) ah ah öh ösophagoskopiert/(074) jetzt wird also genau nachgeguckt"! Es ist möglich, daß diese Rede aufgeladen ist von einem ärgerlichen Affekt, den der Arzt damals in der Praxis gespürt hat, als er mit der Patientin sprach, und der in der Erinnerung wiederkommt, so daß seine Worte jetzt heftiger klingen, als wenn er der Patientin gegenüber stünde. Allerdings fällt auf, daß ihm die Benennung der Operation (O), der Ösophagoskopie, schwer über die Lippen geht. Er scheint dabei eine psychische Barriere überwinden zu müssen ((071)-(073)). Die Durchführung seines Planes gestaltet sich als schwierig ((075)-(084)). Wieder fällt auf, daß in vagen pronominalen Formen auf ein nicht ganz klares Objekt referiert wird, '<u>des</u> war etwas schwierig' (075), '<u>das</u> (was?) zu machen' (078), '<u>das</u> hat sie auch gemacht' (079), '<u>'s</u> war kein Vergnügen' (080), 'die haben <u>das</u> gemacht' (082), '<u>es</u> wurde abgebrochen' (083), '<u>es</u> wurd wieder' (084) etc. etc. Der Arzt besteht jedoch auf der Untersuchung, ja es ist ihm sogar bewußt, daß er die Patientin zwingt (077), daß er Gewalt ausübt, könnte man paraphrasierend hinzufügen. Aus der Tatsache jedoch, daß er auch sich selbst zwingen muß, diese 'sture' Haltung beizubehalten ((085)-(089)), läßt sich schließen, daß sich der Arzt unbewußt in einem Interaktionsgefüge befindet, durch das er in eine Rolle gedrängt wird, die ihm nicht ganz selbstverständlich ist.

Schließlich führt die Prüfphase (T II) zu demselben Ergebnis wie im vorigen Abschnitt, und wie beim erstenmal teilt der Arzt der Patientin das Ergebnis mit "(091) also naja erfreulicherweise da wär ja nu nix". Der harte Sachverhalt 'da ist nichts' wird vom Arzt abgeschwächt, "weich gemacht" (Herrmann, 1978, S. 10) durch etliche modalisierende sprachliche Mittel wie 'also', 'naja', 'ja' und 'nu', sowie durch indirekte Rede, welche den festen Charakter der Feststellung ebenfalls relativiert. Auch das Adverb 'erfreulicherweise' soll dem nicht weiterhelfenden Sachverhalt eine positive Wendung geben. Eine Übereinstimmung zwischen Ist- und Sollzustand läßt sich aber für die Patientin trotz dieses Versuches, ihr das Ergebnis als ein positives nahe zu bringen, nicht sehen. Sie kann den Befund des Arztes nicht als Exit (E) akzeptieren.

Für den Arzt stehen nun in Abschnitt IV die Beschwerden ganz im Vordergrund, hinter denen die Patientin als Person zurücktritt: es kamen ... 'wieder irgendwelche harmlosen/ oder was'n - Beschwerden' ((092)/(093)). Doch dieser Satz hat einen Sprung. Das kleine Innehalten in der Äußerungsabfolge, der zögernde Einschub 'oder was 'n', der sofort einer Korrektur weicht, zeigt jenen winzigen Spalt an der sprachlichen Oberfläche, durch den einen Moment lang Unbewußtes hervorschimmert, nämlich, daß das Wichtige vielleicht doch nicht die Beschwerden sind, die die Patientin h a t , sondern daß ihr etwas anderes f e h l t . Der Arzt jedoch übergeht die Information, die in seiner mißglückten Äußerung steckt, - die halbe Frage nämlich 'oder was 'n?', 'um was (für ein Objekt) geht es eigentlich?' - und trachtet vor allem danach, seinen manifesten Gedanken korrekt zu Ende zu führen, der die Beschwerden der Patientin thematisiert. Dagegen muß 'man' alles mögliche tun ((096)-(099)). Die Handlungsvorschläge der Patientin, geröntgt (101), d.h. durchleuchtet zu werden, damit etwas bisher Unsichtbares sichtbar wird, oder rektoskopiert (102), d.h. von einem Instrument penetriert zu werden, prüft der Arzt lediglich vor seinem herkömmlichen ärztlichen Wissen und entscheidet sich auf dieser Ebene gegen die Untersuchungen (103). Die TOTE-Einheit endet mit der Feststellung des Arztes "(105) das sind Hämorrhoiden". Mit dem Sprechakt einer Feststellung erhebt der Sprecher einen Wahrheitsanspruch (vgl. Flader und Grodzicki, 1982, S. 165). Wahr aber ist die Äußerung des Arztes in seinem medizinischen Bezugssystem, während die Patientin offensichtlich nach einer anderen Versicherung über sich selbst sucht.

Bis zu diesem Zeitpunkt im Text hatte die Patientin durch ihr ständiges Wiederkommen dem Arzt indirekt unterstellt, daß er eine Operation (O) finden könnte, mit deren Hilfe ein für sie befriedigenderes Ergebnis zu erzielen sei, würden nur oft genug Durchläufe von TOTE-Einheiten vorgenommen. Nun aber, nach diesen dreimaligen Erfahrungen, benutzt die Patientin den Urlaub ihres Arztes, um einen Kollegen aufzusuchen, der die Handlungen vornimmt, von denen sie sich Besserung verspricht. Daß es der Patientin gelingt, andere dazu zu bewegen, sich für sie einzusetzen, ohne daß ihre Aktivität daran deutlich wird, zeigt die Formulierung von Dr. H "(108) und da hat sich über irgend jemand anders also da hinschicken lassen/(109) wo wo sowas dann auch gemacht wird". Jemand schickt sie, aber sie hat ihn veranlaßt. Und wieder drückt sich Dr. H in einer schon bekannten Weise vage aus. Es wird nicht deutlich, was das 'sowas' genau ist, d.h. was genau die Kollegen während seiner Abwesenheit mit der Patientin gemacht haben. Darum scheint es offensichtlich auch nicht zu gehen, Hauptsache die Ärzte nehmen instrumentelle Handlungen an ihr vor.

Doch die erhoffte Besserung bleibt aus, die Patientin kehrt nach diesem 'Fremdgehen' zu Dr. H zurück, der sich ärgert, ohne diesen Ärger als Spur benützen zu können, welche ihn vielleicht auf eine andere Dimension hätte bringen können. Vielmehr löst der Ärger in ihm heftige Impulse gegen die Patientin aus, er hätte ihr nämlich beinahe gesagt: "(128) da gehn Sie halt hin/(129) wo Sie hin wollen". Dafür, daß er diesen Gedanken aber nicht in die Tat umgesetzt hat, glaubt der Arzt sich rechtfertigen zu müssen. Während es ihm in Abschnitt III noch gelungen war, der Patientin gegenüber innerlich eine sehr strenge Haltung einzunehmen, zu der er sich allerdings explizit zureden mußte ((086)-(089)), verbeißt er sich diesesmal seinen Impuls, sehr sadistisch mit der Patientin umzugehen, meint aber, sich mit persönlichen, stockend vorgetragenen Gründen für diese 'Schwäche' entschuldigen zu müssen ((113)-(124)).

Das Spiel, das die Patientin in ihrer Not mit den Ärzten treibt, heißt, diese mit ihren Beschwerden, die sich an den verschiedensten Körperteilen manifestieren ((056); (067); (095); (141)-(143)), durch deren ganzes Handlungsrepertoire zu jagen ((073); (097); (098); (144)), auf der Suche nach - etwas. Denn es scheint sie am wenigsten zu beruhigen, wenn sich kein Befund ergibt. Aber Dr. H gelingt es nicht, eine Planänderung in seinem Verhalten zu erreichen. Obwohl ihm bewußt ist, daß die Beschwerden der Patientin nicht die von ihr gewünschten Eingriffe erfordern ((137)/(138)), kann er keinen anderen Zugang zur Bedeutung ihrer Beschwerden finden, so daß das altbekannte Ergebnis, das er der Patientin am Ende von Abschnitt VI in unabgeschwächter Form einzuhämmern versucht "(150) da is nix/(151) und es is auch nix/(152) und da mach mer auch nix", für sie keine Erleichterung bringt. Zwar versucht Dr. H noch, durch den zweimaligen Gebrauch von 'wir' ((138); (152)) in diesem Abschnitt, ein minimales Kooperationsangebot zu machen, aber ohne Erfolg.

Der nächste Urlaub des Arztes stellt für die Patientin eine neue Krisenzeit dar. Der Versuch, es ihm gleich zu tun und ebenfalls Ferien zu machen, scheitert. Sie muß den Urlaub abbrechen (156) und in einem Krankenhaus wieder eine unglückliche Beziehung zu einem Arzt aufnehmen (158), der sie - auf der Suche nach einem Befund - mit Röntgenstrahlen durchdringen soll. Abschnitt VII erzählt die Geschichte ihres nächsten 'Fremdgehens'. Interessant ist, daß so eindeutig und oft und in positiver Ausdrucksweise von d e m Befund die Rede ist ((160); (164)/(165); (167)), der ja offensichtlich darin besteht, k e i n Befund zu sein. Im ganzen Text geht es um auf verschiedenen Wegen erhobene Befunde über letztendlich ein unbekanntes Objekt, wenn man den Text ganz genau von seiner buchstäblichen Machart her liest. Und von daher gerät die positive Bestimmung des negativen Befundes auch zu einer stereotypen und immer verzweifelteren Beteuerung des Arztes "(174) 's war ja gut/(175) daß es nichts war". Und damit tut er es ungewollt seiner Patientin gleich, wenn er von ihren Beschwerden sagt "(100) des kam immer in anderen Variationen", denn auch seine hilflosen Äußerungen ihr gegenüber sind nichts anderes als immer nur Variationen ein und desselben Urteils von 'da is nix', welches zwar aufgrund seines besten ärztlichen Wissens zustande gekommen sein mag, aber die B e - d e u t u n g des Problems der Patientin in keiner Weise trifft. Zwar hatte die Patientin den Arzt in der einzigen Bemerkung, die er von ihr indirekt zitiert hat (054), darauf aufmerksam gemacht, daß untersuchen nichts nützt, gleichzeitig hat sie diese unbewußte Erkenntnis aber unterlaufen, indem sie ständig Ärzte auf sehr aktive Weise dazu gebracht hat, sie selbst in eine passive Rolle zu bringen, nämlich eine, in der sie untersucht w i r d .

Diese Falleinbringung endet mit dem Schlußsignal in Abschnitt VIII "(176) un des wär's eigentlich", an welches der Arzt aber noch eine kurze Bemerkung anschließt: "(177) jetzt wart ich auf's nächste/(178) ich hab ihr g'sacht/ (179) nach Ostern geh ich 'ne Woche in Urlaub". Die Tatsache, daß dieser kleine 'Nachschlag' mit Lachen beantwortet wird, zeigt, daß die Kollegen ihn als Witz verstanden haben. Eine ausführliche linguistische Analyse dieses Witzes findet sich in Gutwinski-Jeggle (1983). Er enthält in doppelt verdichteter Weise die Zwiespältigkeit des Arztes dieser Patientin gegenüber; zum einen wartet er 'auf's nächste' von ihr, zum anderen sagt er ihr, er gehe bald wieder in Urlaub, er verlasse sie also bald. Der Konflikt zweier widerstreitender Impulse - auf sie warten und gleichzeitig sie loswerden wollen - ist dann nocheinmal in der ironischen Äußerung 'nach Ostern geh ich 'ne Woche in Urlaub' (179) selbst enthalten. Nach allem, was wir von diesem Arzt-Patient-Verhältnis wissen, fordert der Arzt die Patientin mit dieser Bemerkung indirekt auf, sich einen anderen Arzt zu suchen. Durch die Ironisierung, die definiert wird als "das Gegenteil von dem sagen, was man meint" (Willer und Groeben, 1980, S. 291), nimmt er diese indirekte Aufforderung aber sofort wieder zurück, ja verkehrt sie ins Gegenteil, in die indirekte Aufforderung, die Patientin solle ja nicht wieder 'fremd gehen'. Als Wirkung beim Hörer/Leser bleibt die Ambivalenz des Arztes zurück, der frustriert ist von einer Patientin, die er nicht zufriedenstellen kann. Die Durchläufe von TOTE-Einheiten führten zu keinem befriedigenden Abschluß.

Zusammenfassend läßt sich von dieser ersten Falleinbringung dieses Arztes festhalten, daß in der Struktur ihrer Textabschnitte eindrucksvoll deutlich wird, wie gefangen der Arzt in seinem herkömmlichen Bild von Krankheit und seinem dafür zuständigen Handlungsrepertoire ist, das bis in die sprachlichen Handlungen hinein Stereotypen aufweist. Auch fällt auf, welch geringer Raum der Patientin als ganzer Person zukommt. Der Arzt hält an einer starren Auffassung fest, lediglich Körperteile in den Blick zu nehmen, anstatt der Patientin selbst einmal genau zuzuhören.

Die Kooperation zwischen Arzt und Patientin ist in diesem Text gering. Der Feststellung Balints "Therapie spielt sich weder im Arzt noch im Patienten allein ab, sondern zwischen beiden" (Balint, 1965, S. 21) wird keineswegs Genüge getan. Allenfalls spielt sich hier zwischen Arzt und Patientin ein Kampf ab - eine typische Situation, die auch von Balint in vielen Fällen beobachtet wurde, z.B. wenn er schreibt: "Die Patientin versucht den Doktor zu überzeugen, daß sie körperlich krank sei, der Arzt dagegen, bestärkt durch alle Fachkollegen, versucht sie zu überzeugen, daß sie nicht krank sei" (Balint, 1965, S. 95). Dr. H weiß noch nichts von Balints Erfahrung, "... daß der Spruch des Arztes, es sei 'alles in Ordnung', in der Hälfte der Fälle gar keine Wirkung hat" (Balint, 1965, S. 181): und "daß die Diagnose 'Ihnen fehlt nichts' keine Antwort auf die brennende Frage des Patienten nach einem Namen für seine Krankheit ist" (Balint, 1965, S. 46).

Die Häufung der in dieser Beziehung gebrauchten stereotypen TOTE-Einheiten mit immer demselben Ende von 'da is nix' ist auffällig. Dieses 'da is nix' ganz wörtlich genommen, als einen 'durchsichtigen Satz' gewissermaßen (vgl. S. 84ff), bedeutet zum einen, daß der Arzt ein Objekt, das nach Meinung der Patientin zu finden sein müßte - sei es ein Phallus oder ein böses Introjekt - weder durch Untersuchungen noch durch Röntgen etc. finden kann. Durch die Maßnahmen seiner Suche aber wird der Arzt selbst zum phallisch eindringenden Objekt, jedoch ohne die Patientin auf diese Weise wirklich befriedigen zu können. Das Muster der Objektbeziehungen dieser Patientin scheint zu sein, Ärzte unbewußt in ihrem herkömmlichen Handlungsrepertoire impotent zu machen bis sie ärgerlich werden und dann eine sadistisch penetrierende Rolle ihr gegenüber einnehmen, so daß am Schluß Arzt und Patientin frustriert sind.

Die fehlende Kooperation auf der Handlungsebene entspricht genau der extremen Asymmetrie der formalen Interaktionsstruktur in diesem Text, der Einseitigkeit im Dialog und dem Überwiegen der Bezugnahmen des Arztes auf sich selbst. Die Patientin geht mit ihren Beschwerden als Datum in das ärztliche Bild von Krankheit und entsprechend von Behandlungsmöglichkeiten ein, ohne daß die Beziehung zwischen den beiden Partnern benützt werden kann, aus der der Arzt neue Anhaltspunkte für sein Verhalten von der Patientin aufnehmen könnte. Aber dynamische Änderungen im Bild vorzunehmen - besonders in bezug auf die bewertenden Aspekte - um dadurch Planänderungen und schließlich Verhaltensänderungen zu erzielen, steht den Ärzten in dieser Anfangsphase der Gruppe ja auch noch bevor. Ich beziehe mich wieder auf Miller u.a.: "Die Änderung des Bildes ist ein wichtiger dynamischer Mechanismus, der unsere Pläne, und damit unser Verhalten ändert" (Miller u.a., 1973, S. 70). Aber die Autoren fügen auch noch hinzu: "Wenn jemand mehr oder weniger plötzlich inne wird, daß ein schon lange benützter Plan auf strategischer Ebene geändert werden muß, bringt ihm das viel emotionale Aufregung, ..." (Miller u.a., 1973, S. 113). "Das Aufgeben eines Planes kann sich derart auf das Selbstbild auswirken, daß es schwerfällt, sich damit abzufinden" (S. 114). Dennoch kann unterstellt werden, daß Dr. H auf Vorschläge aus der Gruppe hofft, mit Hilfe derer er sein Bild und sein Verhalten ändern könnte, denn die Tatsache, daß er gerade diesen Fall vorstellt, zeigt, daß ihm bewußt ist, daß er nicht gut damit zurecht gekommen ist.

6.2 Fall 05/0

6.2.1 Der Text im Wortlaut

I

(001) das is an Mann
(002) ungefähr vierundvierzig Jahre
(003) auch so Abteilungsleiter einer mittelgroßen
(004) oder -
(003) ja mittelgroßen Fabrik
(005) verheiratet
(006) aah so an stattlicher Mann
(007) so an großer
(008) so an schöner
(009) mindestens meint er das sicher
(010) und seine Frau auch

II

(011) die kamen anfangs immer eigentlich nur mit Kleinigkeiten
(012) und hatten da ziemliche Ansprüche für ihn
(013) weil ihm die Schulter so weh getan hat
(014) ich red jetzt also auch von ihr
(015) wenn mer dann also mal Tennis gespielt hatte an wenig zuviel
(016) ne dann will mer da gleich Massa-
(017) also alles mögliche
(018) und Salbe
(019) und viele Vorschläge wegen eigentlich kaum - kaum was

III

(020) ähm - - ungefähr vor am halben Jahr
(021) ach na
(022) ich glaub
(023) ich muß an bißl was dazu sagen
(024) ich halt ihn für ver- ver-
(025) ehrgeizig
(026) er ist also aah Techniker
(027) und Kaufmann
(028) glaub ich
(029) und und übt also diesen Posten aus
(030) und fährt da
(031) und fährt da immer auf die Messe
(032) und wieder zurück
(033) und macht dies
(034) und das
(035) und und gibt sich
(036) äh engagiert sich da

(037) der vermeidet immer nach Möglichkeit
(038) ah und des sagt er dann auch
(039) also krank auf keinen Fall
(040) es
(041) er will da sein
(042) betont das - net
(043) aber er will also an seinem Posten sein
(044) und gleichzeitig geben sie sich - äh äh sportlich Mühe
(045) fit zu bleiben
(046) und treiben schwimmen
(047) und er fährt
(048) ich seh ihn gelegentlich mit am Fahrrad ah von der Firma in der Mittagspause heim
(049) und schwimmen
(050) ja Gymnastik macht er morgens

IV

(051) vor Jahren war er wegen irgendwelcher Kreislaufschwierig- äh -störungen
(052) ich kannte ihn da no net
(053) war auch mal in Kur

V

(054) vor einem halben Jahr hat er ah wieder derartige Kreislaufstörungen gehabt
(055) die heißen dann Kreislaufstörungen
(056) da fiel mir eigentlich auf
(057) daß der -
(058) der Blutdruck war eigentlich immer normal
(059) auch jetzt beim ausgedehnten B-Test ganz normal
(060) aber er is ausg'sprochen bradikard
(061) und vom ganzen Typ her vagoton
(062) dabei aber -- stark ehrgeizig
(063) ähm meinem Gefühl nach

VI

(064) - vor einem halben Jahr kam er
(065) ziemlich in sich selbst erschüttert
(066) und berichtet
(067) daß er bei längerem Autofahren
(068) Autobahnfahren auf freier grader Strecke schwindlig wird
(069) und einstweilen
(070) ah ah wird dann unsicher im Fahren
(071) und einstweilen besonders schlimm
(072) er hat also ein'n --- Mann anscheinend von seiner Firma mit dabei gehabt
(073) der saß auf dem Neben-
(074) und dann merkte der
(075) wie's ihm schwindlich wird
(076) und nu-

(077) wie er eigentlich net mehr fahrfähig war
(078) und er mußte es also durchbeißen
(079) weil er ja keine Schwäche zeigen konnte
(080) das muß also sehr knapp an einem Fiasko vorbeigegangen sein

VII

(081) und jetzt war er wieder da
(082) ähnlich
(083) er war auf der Messe --
(084) und auf der Rückfahrt -- kam das wieder
(085) er hat dann seine Frau fahren lassen müssen
(086) -- auf der
(087) da sind se von der Autobahn runter
(088) auf der Landstraße ging's
(089) wenn er sich anspannen muß um Kurven rum
(090) dann geht's
(091) dann mußten sie wieder an Stück Autobahn fahren
(092) und da kam dasselbe wieder
(093) -- Schwindelzustände
(094) Unsicherheit
(095) und zwar immer nur in der Ebene
(096) er is also gern äh im im Mittelgebirge
(097) oder in in in den Alpen
(098) da geht er dann auch hin in Urlaub
(099) und so
(100) aber die Ebene
(101) das vertägt er net
(102) das is das eine

VIII

(103) und dann erzählt er
(104) er hat geträumt
(105) er ist nachts aufgeschreckt
(106) und erinnert sich
(107) daß er geträumt hat
(108) es kommt ein Mitarbeiter in sein Büro rein
(109) und erzählt
(110) im Nebenraum hat sich einer stranguliert an der Maschine mit seinem Schal
(111) und den hat mer dann also fortg'schafft
(112) und er erzählt noch an Traum
ZF (=Zwischenfrage): (inhaltliche Unklarheit, deshalb Nachfrage)
(113) ein Arbeiter hat sich an der an der
(114) an der Maschine äh vermutlich versehentlich stranguliert
(115) er mußte da noch dazu mithelfen
(116) man hat den Mann dann weggeschafft
(117) das hat ihn also sehr stark mitgenommen
(118) wie er dann morgens
(119) äh wie er wie er dann aufg'schreckt is
(120) und offenbar noch länger
(121) er hat das erzählt

(122) ziemlich frei weg sogar
(123) obwohl der Famulus dabei saß
(124) ich hab mich gewundert
(125) ich ich hatt an Famulus dabei
(126) und na hat man oft die äh die die Beobachtung gemacht
(127) daß die Leut dann viel weniger noch was erzählen
(128) ich hab ihn gefragt
(129) ob er schon amal so ähnlich so da -
(130) ööfter so träumt
(131) ja
(132) vor sechs Jahren is er in Schießclub
(133) in
(134) wie nennt mer -
(133) Schützenverein gegangen
(135) und da hat er bald drauf geträumt
(136) er stand da
(137) und hat da zugeguckt
(138) er hat gar net selber geschossen
(139) und irgend einer war vorne an den Scheiben
(140) und plötzlich brach der also blutüberströmt zusammen
(141) und war tot von irgend jemand
(142) er wußt net
(143) von wem
(144) so Sachen träumt er ---

IX

(145) er hat zwei Kinder äh
(146) glaub ich
(147) so zwölf/dreizehn
(148) die spielen also sonst gar keine Rolle
(149) von denen wird eigentlich nicht gesprochen
(150) ahm -- ich hab ihn dann so'n bißchen
(151) also ich hab ihn körperlich untersucht
(152) da hab ich nichts dabei besonders gefunden
(153) es is dann noch ein ne en äh ne ne Vestibularisprüfung -
(154) ne Augenprüfung passiert
(155) des is alles in Ordnung
(156) ich find
(157) ich find da nix
(158) -- ich find nur eine ausgeprägte Neurotonie bei einem stark ahm ehrgeizigen Mann
(159) -- meinem G'fühl nach
(160) und da is a ziemliche Diskrepanz
(161) und ich komm net ganz damit
(162) ich ich komm net damit zurecht
(163) ich weiß jetzt net
(164) was ich da machen soll
(165) äh ich hab ihn dann noch
(166) weil ich -
(167) ah weil mich diese Träume beeindruckt haben
(168) hab ihn gefragt
(169) die Mutter lebt

(170) der Vater hat Selbstmord gemacht
(171) - - ich hab ihn gefragt
(172) ob er schon mal
(173) ich wollt des so an bißchen abschwächen
(174) und hab dann
(175) ob er schon früher mal auch so Ideen gehabt hätt
(176) so in der Pubertät oder so
(177) und so an bißchen die Möglichkeit gegeben
(178) nein nein

6.2.2 Zur Interaktion zwischen Arzt und Patient

Ich verlasse die chronologische Bearbeitung der Falleinbringungen im Augenblick deshalb, weil ich es für sehr interessant halte, die beiden extrem gegensätzlich formulierten Fallberichte einander gegenüber zu stellen.

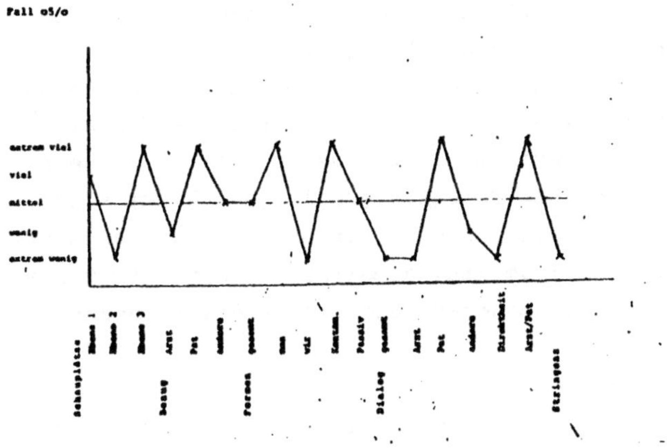

1. Auch in diesem Fall handelt es sich um eine extrem asymmetrische Beziehung zwischen dem Arzt und seinem Patienten, jedoch in genau umgekehrter Richtung wie in Fall 01/O.

a) Mit Abstand am meisten spricht der Arzt in diesem Fall über den Patienten (56%). Und die Bezugnahmen der Kategorie 'andere' beinhalten mehr Beziehungsaspekte als organische Befunde.

b) Der als Redewiedergabe kenntlich gemachte Dialoganteil ist sehr gering (12% aller Äußerungen), weil der Arzt viel von dem, was ihm der Patient erzählt hat, berichtend übernimmt. Der Arzt läßt aber in keinem anderen Fall den Patienten so häufig (52%) und sich selbst so wenig (38%) zu Wort kommen. Der Grad an Direktheit der Rede ist jedoch extrem gering (23%). Die Redebeiträge innerhalb des Redeanteils verteilen sich fast ausschließlich auf Arzt und Patient (konkreter Dialog zwischen Arzt und Patient: 90%) und zwar wieder auf umgekehrt extreme Weise wie in Fall 01/0.

2. Auch dieser Fallbericht ist ganz auf die Interaktion zwischen dem Arzt und dem Patienten beschränkt. Erwähnt werden an weiteren Personen die Ehefrau des Patienten, ein Beifahrer, ein Mitarbeiter, der Famulus des Arztes, die Kinder des Patienten sowie seine Mutter und sein Vater. Keine dieser Personen greift jedoch aktiv in das Arzt-Patient-Verhältnis ein. Das Spektrum von angeführten Beziehungen (Familie, Arbeitsbereich und Primärfamilie) ist groß, es umfaßt aktuelle und vergangene Bezüge.

3. Diese Breite an erwähnten und miteinander verquickten Lebensbereichen bestätigt sich in einer ungewöhnlichen Belegung der Schauplätze des Geschehens. Hauptschauplatz ist nicht wie in allen anderen Falleinbringungen die Praxis (auf Ebene 2 liegen nur 33% der Äußerungen), sondern die Lebenswelt des Patienten (Ebene 3: 44%). Wohl um die Koordination der verschiedenen Epi-

soden zu gewährleisten, gebraucht der Arzt relativ viele strukturierende Äußerungen (Ebene 1: 10%).

4. Die Wahl besonderer Formulierungen insgesamt erreicht in diesem Fall ein mittleres Ausmaß (13%).
   a) 'Man' als Mittel zur Distanzierung von einer konkreten Person wird in diesem Fall im Vergleich zu den anderen am häufigsten verwendet. Von den insgesamt neun Belegen beziehen sich fünf 'man' auf den Patienten.
   b) 'Wir' als Kooperationsversuch zwischen Arzt und Patient existiert nicht,
   c) dagegen enthält dieser Fall die auffallend hohe Zahl von sieben Objektkontaminationen. Die Doppeldeutigkeiten beim Referieren betreffen sowohl gegengeschlechtliche Objekte, den Patienten und seine Ehefrau, als auch gleichgeschlechtliche Personen, den Patienten und seinen Mitarbeiter.
   d) Der Passivgebrauch ist unauffällig gering.

5. Die Störanfälligkeit der Formulierungen ist in diesem Text hoch, d.h. die Stringenz extrem niedrig.

6. Die Komplikation besteht in einer vom Arzt nicht verstandenen Verzahnung von Daten aus der Lebensgeschichte des Patienten mit aktuellen Ereignissen.

Was an den beiden zu vergleichenden Interaktionsprofilen von Fall 01/0 und Fall 05/0 zunächst ins Auge springt, ist, daß wir es in Fall 01/0 mit einem extrem dominanten Arzt zu tun haben und einer Patientin, die ganz passiv im Hintergrund bleibt, während in Fall 05/0 der Arzt ganz passiv erscheint und der Patient dominierend im Vordergrund steht. Doch in Fall 01/0 hat die Analyse der Kommunikation zwischen Arzt und Patient unter anderem gezeigt, daß die Patientin durchaus ihre heimlichen Aktivitäten besitzt, sie ist in der Lage, den Arzt (bzw. Ärzte) in eine dominierende, fast sadistische Rolle zu bringen, auf der so nie endenden Suche nach der Bedeutung ihrer Symptome. In Fall 05/0 zeigt sich schon auf interaktioneller Ebene, daß auch hier Aktivität und Passivität nicht ganz so eindeutig verteilt sind, wie es auf den ersten Blick aussieht, dann nämlich, wenn man den extrem niedrigen Redeanteil einer genaueren Betrachtung unterzieht.

Der Hörer/Leser erfährt viel aus der Lebenswelt des Patienten; zwei Episoden auf der Autobahn, die Symptome hervorgerufen haben und - was in Balint-Gruppen sehr selten ist - zwei den Patienten beängstigende Träume. D.h. der Redeanteil müßte eigentlich hoch sein. Aus einem interessanten Grund ist er es nicht; denn diese Geschichten, die zwar ursprünglich vom Patienten erzählt worden sein müssen, sind in der Form der berichtenden Rede wiedergegeben. Die Anfänge sind zwar immer noch als Rede des Patienten kenntlich gemacht: "(066) und berichtet/(067) daß er bei längerem Autofahren/(068) Autobahnfahren auf freier grader Strecke schwindlig wird". Die folgende Geschichte wird dann aber vom Arzt übernommen und ist von der aktuellen Rede nicht mehr zu unterscheiden.

Was das bedeutet, läßt sich interpretieren, wenn wir uns Grafs Charakterisierung des Referats als Übernahme ins Gedächtnis zurückrufen: "Bei der Übernahme verfährt der Sprecher also (zunächst) so, als würde er aus eigener Kenntnis bzw. eigenem Erleben schöpfen, während er tatsächlich bereits vermitteltes Wissen weitergibt. Die Identifizierung mit dem wiedergegebenen Inhalt bzw. mit dem ursprünglichen Sprecher kann sehr weit gehen ..." (Graf, 1982, S. 14, Anm. 3). Demnach steckt in den in diesem Text gewählten Formen der Redewiedergabe zu weiten Teilen eine Identifizierung des Arztes mit dem Patienten. Dies hat außerdem zur Folge, daß die Grenze zwischen Daten aus der Lebenswelt des Patienten (in explizit wiedergegebener Form) und aktueller Rede verwischt wird. Die Vergangenheit gewinnt an Aktualität im Hier und Jetzt der Gruppe. Der extrem geringe Anteil an Rede-wiedergebenden Äußerungen kommt in diesem Text durch die geringe Explizitheit der Redewiedergaben als solche zustande. In Wirklichkeit sind weite Teile der ursprünglichen Rede des Patienten zu Wissensbeständen des Arztes geworden, d.h. die Geschichte des Patienten ist zu einer Geschichte des Arztes geworden. Das Engagement des Arztes ist in diesem Fall sehr hoch, auch wenn er sich selbst als Person sehr zurücknimmt.

6.2.3 Zur Kommunikation zwischen Arzt und Patient

Während sich die Kommunikationsstruktur in Fall 01/0 als starr und geschlossen herausgestellt hatte, so weist dieser Text nun im Gegensatz dazu eine extrem offene Struktur auf. Was ich damit meine, möchte ich in einem Bild verdeutlichen, in dem ich den Balint-Arzt mit einem Maßschneider vergleiche. Wäre das Material, das der Arzt zur Verfügung hat, Stoff, und die Aufgabe an ihn, daraus ein dem Patienten passendes Kleidungsstück anzufertigen, so könnten die Balint-Gruppen-Sitzungen als Gelegenheiten zu Anproben angesehen werden, sozusagen an der Puppe und nach den Maßangaben des Arztes, woraus dieser dann Änderungsvorschläge gewinnen könnte. In diesem Bild geblieben, hätte der Arzt mit Fall 01/0 schon ein weitgehend fertiggestelltes, aber nicht sitzendes Stück mitgebracht, während er sich in Fall 05/0 mit noch kaum zugeschnittenen Teilen an die Gruppe wendet.

Die Art der Komplikation dieses Falles läßt die Anwendung des Schemas der TOTE-Einheit als wenig sinnvoll erscheinen, eben weil der Arzt noch gar nicht so weit ist, Eingriffe zu machen und deren Folgen zu prüfen. Deshalb möchte ich ohne theoretisches Konzept deskriptiv nachzeichnen, was in diesem Text geschieht. Der Fallvortrag beginnt mit der auffallenden Feststellung "(001) des is an Mann". Auffallend deshalb, weil die Aussage sich auf die Nennung des Geschlechts beschränkt. Der unbestimmte Artikel betont die Tatsache, daß es sich um einen M a n n handelt. Das Geschlecht wird zwar in allen anderen Falleinbringungen auch angegeben, aber meist mit bestimmtem Artikel 'der Mann ist ...'. Dadurch liegt die Betonung dann auf dieser einen bestimmten Person, sei's Mann oder Frau, und außer in Fall 04/0 wird sonst die Angabe der Person als grammatisches und psychologisches Subjekt benützt, über welches etwas weiteres ausgesagt wird. Hier jedoch ist 'ein Mann' Teil des grammatischen Prädikats, die Aussage dieser Äußerung lautet: 'es handelt sich um einen Mann'. Von einem logischen Standpunkt aus interpretiert, macht der Arzt mit dieser Äußerung eine Prädikation, d.h. er nimmt mit der Handlung des Zusprechens eine Unterscheidung vor (Gerhardus u.a., 1975): 'das is an Mann' und keine Frau. Schon hier ließe sich von psychoanalytischer Seite aus fragen, was hat es mit der Männlichkeit dieses Mannes wohl auf sich, wenn sie so ins Zentrum der allerersten Äußerung gerückt werden muß?

Die Informationen der Orientierung lenken dann rasch auf den beruflichen Bereich des Patienten. Der Arzt gibt sich viel Mühe ((003)-(005)), ganz genau die Größe der Firma anzugeben, was die Höhe der Position des Patienten impliziert, das Ausmaß seiner formalen beruflichen Potenz. Sodann wird der Patient ausführlich in seiner äußeren Erscheinung vorgestellt ((006)-(008)) bzw. wofür er sich hält. Unvermittelt an dieser Stelle wird ihm seine Frau zur Seite gestellt (010).

Absatz II beginnt dann mit der verwirrenden Kontamination zwischen ihm und ihr (vgl. Kap. 5.2.2.1.3), die der Arzt durch ein Aussteigen aus der Geschichte zu klären versucht, indem er auf Ebene 1 erläutert "(014) ich red jetzt also auch von ihr", um sich danach in das unverfängliche, weil keine Person festlegende 'man' zu flüchten (015). Äußerung (012) ist eigenartig gebaut. '(Sie) hatten da ziemliche Ansprüche für ihn'. Der Patient wirkt hier sehr passiv und versteckt hinter seiner Frau. Nicht er allein kann seine Ansprüche an den Arzt geltend machen, sondern er braucht die Verstärkung seiner Frau, um in Kontamination mit ihr als Bittsteller für sich aufzutreten, um Massage, Salbe etc. ((016)-(019)) zu bekommen, was dem Arzt vom medizinischen Standpunkt aus unangemessen erscheint. Daß der Patient vielleicht vor allem etwas von ihm, der 'Droge' Arzt (vgl. Balint, 1965, S. 16) haben wollte, kommt nicht zur Sprache.

Nach dieser allgemeinen Charakterisierung des Patienten beginnt nun Abschnitt III - nach einer mit 'ähm' gefüllten Pause - mit der Ankündigung einer konkreten Situation (020). Doch bevor wir erfahren, was vor einem halben Jahr war, unterbricht sich der Arzt, korrigiert seine Absicht, um bei der Beschreibung der Person des Patienten zu verweilen. Er glaubt, er muß an bißl was dazu sagen ((022)/(023)). Dieses 'muß' bedeutet, daß er sich gezwungen sieht, er kann nicht umhin (vgl. Kratzer, 1978, S. 103), das Bild des Patienten noch weiter zu vervollständigen bzw. noch mehr von dem an die Kollegen loszuwerden, womit der Patient ihn belastet hat.

Wir hören, der Patient ist ehrgeizig (025), diese Eigenschaft geht dem Arzt nicht leicht über die Lippen, er verhakt sich in Äußerung (024); könnte es sein, daß der Patient Schwierigkeiten hat, sich seinen Ehrgeiz einzugestehen und der Arzt könnte ein Geheimnis preisgeben? Wir erfahren weiterhin, daß der Patient sich für die Firma engagiert und - "(037) der vermeidet immer nach Möglichkeit (Abbruch)/(038) ah und des sagt er dann auch/(039) 'also krank auf keinen Fall'/(040) es (Abbruch)/(041) er will da sein". Diese Äußerungsabfolge wirkt sehr stockend; zwei der fünf Äußerungen enden im Anakoluth. W a s der Patient vermeidet, wird nicht explizit klar (037). Das 'des' in Äußerung (038) kann allerdings im Rahmen einer deiktischen Prozedur so aufgefaßt werden, daß es auf den ganzen in (039) ausgeführten Sachverhalt vorankündigend hinweist. Die Aussage hieße dann: 'der Patient vermeidet nach Möglichkeit Krankheit'. Äußerung (039) ist 'ungrammatisch' verkürzt. Es scheint dem Arzt schwer zu fallen, seine Gedanken geordnet und in linearer Wortfolge nach außen zu setzen.

Äußerung (038) habe ich als Redeeinleitung zu (039) aufgefaßt, eine der wenigen Gelegenheiten, in denen ein direktes Zitat des Patienten angekündigt wird, welches "(039) also krank auf keinen Fall" lautet. Es ließe sich streiten, ob diese Äußerung tatsächlich als direkte Rede des Patienten aufzufassen ist, da ihr sowohl das finite Verb, als auch das grammatische Subjekt fehlt. Bezieht man jedoch den Kontext mit ein (und auch die Erinnerung an den akustisch/intonatorischen Eindruck, den diese Äußerung beim Hörer hinterlassen hat), so erscheint die Interpretation zulässig, daß der Arzt hier ein wörtliches Zitat des Patienten seinen Kollegen vorspielt. 'Also krank auf keinen Fall' wirkt wegen seines p r ä d i k a t i v e n Charakters fast wie ein Aufschrei. Unter prädikativer Sprache versteht Wygotski folgendes:

"Der vereinfachte Charakter der Syntax, das Minimum an syntaktischer Gliederung, die Äußerung des Gedankens in verdichteter Form, die bedeutend geringere Anzahl der Wörter, all das sind Züge, die die Tendenz zum prädikativen Charakter kennzeichnen, die in der äußeren Sprache in bestimmten Situationen in Erscheinung tritt" (Wygotski, 1971, S. 332). Eine solche Situation ist gegeben, "wenn beider Gedanken übereinstimmen und ein und dasselbe meinen" (Wygotski, 1971, S. 330).

Die Verkürzung der Äußerung (039) ist also nicht als einfacher 'Telegrammstil' aufzufassen, sondern als ein Stück nach außen gesetzter innerer Sprache. Die innere Sprache aber "... ist eine Sprache für den Sprechenden selbst" (Wygotski, 1971, S. 313). Sie wird beim Kind als egozentrische Sprache entwickelt und lebt von der Illusion,verstanden zu werden. Hauptmerkmal der egozentrischen bzw. inneren Sprache ist ihr prädikativer Charakter. In dem Maße, in dem das Kind realisiert, daß es getrennt ist vom Objekt und nicht alle Gedanken mit ihm teilt, lernt es, daß es sich expliziter ausdrücken muß,um verstanden zu werden. Damit aber vermindert sich das lautsprachliche Vorkommen der egozentrischen Sprache, diese wird zur inneren Sprache und die äußere, soziale Sprache als 'Materialisierung' und Objektivierung von Gedanken nimmt zu. In bestimmten Situationen nun, in denen der Sprecher damit rechnet, daß ihn der Hörer aufgrund von geteilten Gedanken verstehen wird, auch wenn ersterer sich verkürzt ausdrückt (Wygotski nennt z.B. Verliebte), kann die innere Sprache zur äußeren werden. Diese Passage läßt sich demnach verstehen, wenn man die Präsupposition des Egozentrismus vom Patienten nachvollzieht, daß nämlich das fehlende grammatische Subjekt 'ich' heißen und den Patienten meinen muß.

Das, was der Arzt also in der fast gestammelten Passage ((035)-(042)) vom Patienten wiedergibt, ja vorführt, könnte man als Ausdruck einer Regression des Patienten verstehen in ein Entwicklungsstadium, in dem die Zweckbestimmungen der äußeren und der inneren Sprache noch nicht ganz unterschieden sind.

Inhaltlich vermittelt der kaum linearisiert nach außen gestoßene Gedanke (039), wie wichtig es dem Patienten ist, stark und nicht schwach und krank zu sein: 'er will da sein' (041), 'er betont das' (042), "(043) aber er will also an seinem Posten sein". Was heißt 'aber'? Aus der Entwicklung des inhaltlich an der sprachlichen Oberfläche liegenden Themas läßt sich kein Grund für eine Gegensatzrelation, wie sie durch 'aber' ausgedrückt wird, ablesen. Dieser sprachliche Anschluß könnte als "Zusammenhangslücke" im Sinne Argelanders aufgefaßt werden, als "... eine Zusammenhangsbildung, die sich nicht von selbst versteht" (Argelander, 1982, S. 21) und welche einer Deutung bedarf.

Die ganze Passage ((024)-(042)) könnte als Versuch des Arztes verstanden werden - indiziert vom Patienten -, gegen das eigentliche Gefühl des Patienten, doch zu schwach zu sein, anzukämpfen, indem lauter Gegenmaßnahmen angeführt werden. In Äußerung (043) jedoch bricht der Abwehrcharakter dieses Unterfangens beim Arzt durch. Äußerung (043) könnte dem unbewußten Kontext entstammen, 'im Grunde hält sich der Patient für schwach und krank, <u>aber</u> er will also (trotzdem) an seinem Posten sein'. Doch dieser kurze Blick auf die Schwäche des Patienten, verraten durch das 'aber', wird sofort wieder umgelenkt, und die Aktivitäten des Patienten, die sich um Stärke und Fitness drehen ((044)-(050)) rücken ins Zentrum der Aufmerksamkeit, wobei der Patient allerdings teilweise wieder mit seiner Frau kontaminiert wird ((044); (045); (046); (049)).

Abschnitt IV bringt als eine Art Einschub die Information, daß der Patient vor Jahren einmal in Kur war ((051)-(053)) mit der fast rechtfertigenden Betonung des Arztes, daß er den Patienten damals noch nicht kannte (052), so als müßte er seine Verantwortlichkeit dafür von sich weisen.

Endlich kehrt der Arzt nun in Abschnitt V zu dem zurück, was er in Äußerung (020) angekündigt hatte, nämlich was vor einem halben Jahr war. Doch typischerweise rutscht er zunächst ins Organische (vgl. Balint, 1965, S. 80), erst nach einem erneuten, dem dritten Anlauf mit 'vor einem halben Jahr' (064) kann er im nächsten Abschnitt die erste Episode ((064)-(080)) berichten, die das nicht organische Symptom beinhaltet, nämlich die Schwindelanfälle, die der Patient beim Autofahren bekommt. Diese werden erst allgemein geschildert ((067)-(071)) und dann präzisiert ((072)-(080)). Sie stehen offensichtlich in Zusammenhang mit beruflichen Fahrten: 'er hatte einen Mann von der Firma mit dabei' (072), der vermutlich auf dem Beifahrersitz saß (073), "(074) und dann merkte der/(075) wie's ihm schwindlig wird/(076) und nu -/(077) wie er eigentlich net mehr fahrfähig war". Äußerung (074) enthält wieder eine Kontamination, diesmal eine Verwirrung darüber, ob sich 'der' in Äußerung (074) auf den Patienten oder auf den Beifahrer bezieht. Auch hier geht das Vermögen des Patienten sich abzugrenzen verloren. Am Schluß bleibt offen, ob etwas vom Schwindelgefühl (075) und der Fahrunfähigkeit (077) des Patienten nach außen gedrungen ist, ob der Kollege also auch oder nur der Patient etwas davon gemerkt hat. Interessanterweise wird nun im Klartext expliziert, was in Absatz III noch hinter einer Mauer von Stärkebeweisen des Patienten verborgen war. Es wird nämlich genau die Begründung geliefert - "(079) weil er ja keine Schwäche zeigen konnte" -, auf die das 'Durchbeißen-müssen' (078) zurückzuführen ist, und die in Absatz III nur zu erschließen war. Absatz VI endet mit einem abschließenden Kommentar als Art Moral der Geschichte durch den Arzt: 'das' - bezogen auf das im ganzen Abschnitt Wiedergegebene - 'muß also sehr knapp an einem Fiasko vorbei gegangen sein' (080).

Abschnitt VII führt in die Aktualität: "(081) und jetzt war er wieder da" - und enthält eine zweite Episode, in der sich dasselbe Problem des Patienten manifestiert hat. Wieder war der Patient beruflich unterwegs (083) und wieder 'kam das' (084) - Schwindelgefühl. Der Patient konnte 'es' jedoch diesesmal nicht wie in Äußerung (078) durchbeißen, vielmehr mußte er seiner Frau das Steuer übergeben (085) d.h. seine Potenz als Autofahrer vorübergehend an sie abtreten. Es folgen einige Überlegungen, unter welchen Bedingungen die Schwindelzustände auftreten, der Abschnitt endet mit der anaphorischen Zusammenfassung "(102) das ist das eine". Der deiktische Ausdruck 'das' verweist meines Erachtens auf beide Episoden, wie sie in den Abschnitten VI und VII dargestellt wurden.

Das andere 'des einen', welches im 'dann' von Äußerung (103) angekündigt wurd, sind die Träume des Patienten, die der Arzt im nun folgenden wiedergibt. Der Einstieg in Abschnitt VIII ist etwas verwirrend: er erzählt (103), er hat geträumt (104), er ist aufgeschreckt (105) und erinnert sich (106), er hat geträumt (107). Der Arzt scheint immer wieder Barrieren überwinden zu müssen, bis er zu dem, was er eigentlich sagen will, kommt. Schließlich erzählt er aber doch den Inhalt des ersten Traumes ((108)-(111)) und kündigt den zweiten Traum an (112). Doch bevor er diesen erzählen kann, wird er unterbrochen - was in dieser Gruppe ja selten geschieht -, weil bei den Kollegen eine Unklarheit besteht. Da diese Unklarheit so typisch für die Ausdrucksweise des Arztes in diesem Fall ist, möchte ich die in der monologischen Falldarstellung weggelassene Verwirrung unter den Kollegen nun doch ausnahmsweise einblenden. Dr. Ki fragt nämlich: "Mit wessen Schal/ mit dem eigenen (?)" Darauf Dr. H: "mit seinem eigenen". Rückfrage: "also mit dessen Schal (?)" Leiter: "also mit des Patienten Schal oder (?)" Dr. H: "mit dem Patienten/ äh nei nei nein des Toten Schal".

Da der vortragende Arzt Dr. H offensichtlich selbst spürt, wie schwer es auch ihm fällt, die hier beteiligten Personen auseinanderzuhalten, versucht er,den Traum noch einmal zu erzählen, wohl in der Hoffnung, ihn beim zweitenmal eindeutig darstellen zu können. Er beginnt damit, daß er die im Sinne Wygotskis nach außen gedrungene innere Sprache sozialisiert, indem er die im Traum vorkommende Person explizit macht: 'ein Arbeiter' (113). Doch bei dem, was er über den Arbeiter aussagen will, kommt er schon wieder ins Straucheln, es bedarf eines dreifachen Anlaufes bis er über das 'an der' wegkommt und sagen kann, daß sich dieser Arbeiter vermutlich versehentlich an der Maschine stranguliert hat (114). Und schon in der nächsten Äußerung verwischt sich die Klarheit der Referenz wieder, "(115) <u>er</u> mußte da noch dazu mithelfen". Das 'er' bezieht sich streng formal auf den Arbeiter, vom Inhalt her muß hinter dem 'er' aber der Patient stehen, denn der Arbeiter ist tot. Trotz größter Anstrengung gelingt es dem Arzt also nicht, ganz explizit klar zu stellen, um wen es sich in den Äußerungen handelt, um damit den Patienten eindeutig von der Traumfigur zu unterscheiden. Und wieder (wie in Abschnitt II (015)) rettet sich der Arzt in das neutrale 'man', dann kann offen bleiben, wer den Arbeiter im Traum weggeschafft hat - könnte 'mithelfen' 'wegschaffen' bedeutet haben? Die folgenden Äußerungen ((117)-(120)) machen von ihrem Inhalt her dann endgültig deutlich, daß vom Patienten die Rede ist.

Bisher hatte die Gruppe alle Kontaminationen über sich ergehen lassen - meist werden sie im Alltag automatisch durch Heranziehen von Kontextinformationen korrigiert und stimmig gemacht -, nun aber scheinen die Kollegen nicht mehr bereit zu sein, die in der Sprache des Arztes deutlich werdenden unabgegrenzten Beziehungen des Patienten, alleine und stillschweigend auseinander zu sortieren. Es geht mir nicht darum, die Möglichkeit, daß eine Traumfigur mit der Person des Träumers verdichtet sein kann, anzuzweifeln und da eine Trennung herbeiführen zu wollen, wo im Traum gerade nicht getrennt wird. Vielmehr kommt es mir darauf an zu zeigen, wie solche unbewußten Verdichtungen und Unabgegrenztheiten den formalen Sprachgebrauch als Vehikel benützen. Und die eingeblendeten Diskussionsbemerkungen zeigen, wie schwer es ist, in einem solchen Fall über eine scheinbar nur ungenaue Verwendungsweise eines grammatischen Ausdrucks Klarheit zu erhalten. Denn wäre dem Arzt die Kontamination bewußt, könnte er sie explizit machen, etwa mit der Bemerkung 'es blieb offen, mit wessen Schal', statt dessen verheddert er sich in seiner Antwort wieder.

Es folgt ein Einschub, eine Art Kommentar des Arztes ((121)-(127)) über die Freimütigkeit des Patienten in der Praxis, ein Zeichen dafür, wie stark der Patient unter Druck gestanden haben muß. Wir erfahren weiter, daß der Patient den zweiten Traum, der schon in Äußerung (112) erwähnt worden war, auf Nachfragen des Arztes hin erzählt hat ((128)-(130)). Auch dieser Traum handelt von einem zu Tode gekommenen Menschen. Die sprachlichen Prozeduren des Referierens sind diesesmal jedoch klarer ((139)-(141)). Es bleibt explizit offen, wer der Täter war ((142)/(143)). Er, der Patient, habe nicht geschossen, erfahren wir in (138). Es ist die Frage, ob hier nicht die spezifisch psychoanalytische Regel für den Umgang mit Negation zur

Anwendung gebracht gehört, die Freud im Gegensatz zum alltagssprachlichen Verstehen für das psychoanalytische Lesen von Gesagtem aufgestellt hat: "Wir nehmen uns die Freiheit, bei der Deutung von der Verneinung abzusehen und den reinen Inhalt des Einfalles herauszugreifen" (Freud, 1925, S. 11). Die Anwendung dieser Regel, die für den Traum ganz besondere Gültigkeit hat - "... das 'Nein' scheint für den Traum nicht zu existieren" (Freud, 1900, S. 316) -, würde ein inhaltliches Argument dafür liefern, daß die Personen im Traum sehr wohl mit dem Patienten zu tun haben. Dieser Aspekt des in der Kommunikation verborgenen Sinnzusammenhanges wäre auf diese Weise bewußtseinsfähig, im Gegensatz zu den Gelegenheiten, wo dem Arzt 'aus Versehen' Kontaminationen in der Sprache unterlaufen. Abschnitt VIII endet mit einer abschließenden Zusammenfassung 'so Sachen träumt er'.

Unvermittelt, ja fast wie ein abrupter Themawechsel, mutet es an, wenn der Arzt nun im direkten Anschluß an die Träume in Abschnitt IX auf die Kinder des Patienten zu sprechen kommt ((145)-(149)); noch dazu, wo diese Informationen üblicherweise ganz am Anfang der Falleinbringung, im Orientierungsteil, gegeben werden. Und wieder versucht der Arzt beim Organischen festen Boden unter die Füße zu bekommen. Ganz im Gegensatz zu Fall 01/0 ist er hier jedoch auffallend vorsichtig. Er hat den Patienten nur 'so 'n bißchen' körperlich untersucht ((150)/(151)), die Vestibularis- und die Augenprüfung sind (einfach) passiert ((153)/(154)), keine Spur ist hier von dem direktiven Ton 'jetzt wird das gemacht' zu hören, der in Fall 01/0 so vorherrschend war. Auch hat der Arzt dort nie in Worten zugegeben, daß er mit dem Fall nicht zurechtkommt, während seine Hilflosigkeit hier großen Raum einnimmt ((161)-(164)). Dort schreckte der Arzt keineswegs zurück vor massiven körperlichen und sprachlichen Eingriffen.

Hier dagegen breitet er zunächst die Geschichten des Patienten aus - allerdings um den Preis, daß seine verbale Handlungsfähigkeit weitgehend außer Kraft gesetzt wird.

Diese Falleinbringung endet schließlich mit der Darstellung einer direkten Begegnung zwischen dem Arzt und dem Patienten im Dialog. Nur sehr zögernd wagt der Arzt, seinen aktiven Part als ein Fragender zu übernehmen (vgl. Gutwinski, 1981b). Der erste Anlauf endet rasch im Abbruch (165). Dem Arzt scheint, er muß seine Frage erst begründen, bevor er sie stellt, und zwar damit, daß ihn die Träume, in denen jemand umkommt, beeindruckt haben. Diese Begründung stört seinen Satzbau, er muß sie nach dem Abbruch in (165) als Parenthese einfügen. Er nimmt die Redeeinleitung 'hab ihn g'fragt' (168) nochmals auf, kommt jedoch wieder nicht weiter, weil ihm eine zweite Information zur Begründung seiner Frage und zum nachvollziehbaren Verständnis für die Kollegen notwendig erscheint. Wieder braucht der Arzt eine Parenthese (die beiden Äußerungen "(169) die Mutter lebt/(170) der Vater hat Selbstmord gemacht"). Der Information über den Selbstmord des Vaters folgt eine Pause, die wohl zur Verarbeitung des 'Schocks' angesichts dieses Sachverhaltes notwendig ist. Die Fortsetzung des Satzplanes gelingt nicht, der Arzt muß von vorne beginnen: 'ich hab ihn g'fragt' (171). Aber auch das nützt nichts, er kommt nicht weiter, muß wieder abbrechen, um in einem erneuten Einschub zu beteuern, daß er 'das' - was noch keineswegs klar ist - abschwächen wollte (173), um schließlich, nach einem weiteren Abbruch die vage, in indirekter Rede formulierte Frage zu stellen, 'ob er schon früher mal auch so Ideen (was für welche? Selbstmord -?) gehabt hätt/ so in der Pubertät oder so' ((175)/(176)). Auch die letzte Äußerung vor der Antwort des Patienten ohne Redeeinleitung und ohne finites Verb verläuft sozusagen im Sande (177). Vielleicht war sie gedacht als Anknüpfung an (174), der Hörer/Leser erfährt aber nicht, was für eine Möglichkeit der Arzt dem Patienten geben wollte.

Parenthese und Abbruch, die hier gehäuft vorkommen, sind typische Formen der gesprochenen Sprache, die eine Korrektur des Satzplanes möglich machen. Aber d a ß der Arzt durch neu auf ihn einwirkende Gedanken speziell in diesem Fall so besonders irritierbar reagiert und außerstande gerät, seinen Satzplan ungestört fortzusetzen, ist sicher ein Zeichen für seine emotionale Betroffenheit, in die ihn damals der Patient versetzt hat, und die heute noch in der Gruppe in seiner sprachlichen Verwirrtheit für die Kollegen spürbar wird. Obwohl solche 'sprachlichen Zusammenbrüche' sicher nicht in der eben versuchten Genauigkeit wahrgenommen werden - die Sprachverarbeitung geht ja sehr rasch vor sich -, so hinterlassen solche sprachlichen Schwierigkeiten, ohne vielleicht genau begründet werden zu können, doch sicher ihre 'szenischen' Spuren bei den Hörern.

Zusammenfassend läßt sich über die Kommunikation zwischen Arzt und Patient in diesem Fallbericht sagen, daß der Arzt äußerst vorsichtig mit dem Patienten umgeht. Gleichzeitig ist er sehr betroffen von der Not seines Patienten. Diese Nähe macht sich daran fest, daß sich der Arzt zum Erzähler weiter Teile der Geschichte des Patienten macht. Der Patient kommt zwar viel zu Wort, aber nicht in der Form, daß der Arzt ihn aus der Distanz zitiert, sondern daß er selbst die Rede des Patienten übernimmt. Die durch die Erzählung des Arztes hindurchschimmernde latente Sinnstruktur gibt Aufschluß über folgende diagnostische Gesichtspunkte: der Patient verfügt über keine stabile Identität, wovon logischerweise auch seine Geschlechtsidentität betroffen ist. Dieses Leitsymptom drückt sich zum einen in der allerersten Äußerung des Arztes über den Patienten aus, welche sich darin erschöpft, hervorzuheben, daß es sich um einen Mann handelt, so als müsse schon im voraus jeder Zweifel daran ausgeräumt werden; zum anderen zeigt es sich an diversen Objektkontaminationen im Text, die sprachlich durch eine mehrdeutige pronominale Referenz zustandekommen. Daß der Patient sehr gefährdet ist, läßt sich aus den zwar hinter Passivität versteckten, aber doch hoch aggressiv besetzten Episoden seiner Schwindelanfälle am Steuer schließen und seiner Träume, in welchen ebenfalls (selbst?-)mörderische Impulse zur Darstellung kommen. Ein genetisch wichtiger Hinweis zur Erklärung dieser Problematik liegt in der Information, daß sich der Vater des Patienten das Leben genommen hat. Die Heftigkeit der Symptomatik könnte dafür verantwortlich sein, daß dem Arzt in dieser Falldarstellung klares und stringentes Formulieren besonders schwer fällt.

6.3 Fall 13/O

6.3.1 Der Text im Wortlaut

I

(001) ja die Patientin war eigentlich ziemlich oft bei mir
(002) ich kann trotzdem eigentlich nur im im Grunde sehr wenig erzählen
(003) sondern meistens nur äußere Sachen
(004) ähm im vergangenen Jahr
(005) die wohnt nicht hier
(006) siebenunddreißig Jahr
(007) sehr blaß
(008) sehr gehemmt
(009) so ganz unauffällig
(010) unscheinbar
(011) von hübsch keine Spur

ZF: verheiratet?
(012) ja
(013) ein Kind
(014) elf Jahr
(015) ich glaub
(016) ein Bub
(017) ähm kaufmännische Angestellte
(018) ich glaub
(019) die einzige Angestellte bei so'm Versicherungsvertreter
(020) schafft in einer umgebauten Autogarage
(021) und beschwert sich immer drüber
(022) daß er wie an Wilder qualmt
(023) den Mann hab ich mal g'sehn
(024) wie er 'n Rezept geholt g'habt hat
(025) so an richtiger
(026) deftiger
(027) stämmiger
(028) schwäbischer Handwerker
(029) hab ich den Eindruck gehabt

II

(030) ähm die Frau kam mit abdominellen Beschwerden vor'm Jahr
(031) und da hat man lang hin und her untersucht
(032) und dann hinterher hatt ich sie auch nochmal an paar Tage in 'r
(033) in der medizinischen Klinik
(034) haben sie ihr dann noch die Leber punktiert
(035) das war alles net doll
(036) und do
(037) un un von ah dem Bauch is jetzt auch gar net mehr die Red
(038) statt dessen ist aber ungefähr so all vier Monat von Schwindel die Red
(039) von dem Kopf
(040) und was ganz Schlimmem
(041) ich hab mir's eingehend untersucht
(042) hab gar nix gefunden
(043) aber weil ich das G'fühl hatte
(044) die hat also Angst vor Hirntumor
(045) oder MS
(046) des hat sie auch g'sagt
(047) hab ich se dann nochmal zum Neurologen geschickt
(048) und der hat dann alles mögliche veranlaßt
(049) und alles was man machen kann
(050) einschließlich Computertomogramm
(051) und da ist überhaupt nichts rausgekommen

III

(052) aber des ging mit den Schwindeln wieder weiter
(053) Klagen -
(054) diffus
(055) kommt oft
(056) muß dann irgendwie zug'sprochen bekommen
(057) es wär jetzt untersucht

(058) und 's wär ja erfreulicherweise nix g'funden worden
(059) und dann
(060) heut morgen
(061) heut abend heut abend
(062) und des war nämlich so gestern abend
(063) wir haben keinen Sonntagsdienst
(064) da rief die an
(065) das heißt
(066) der Mann rief an
(067) der Mann rief an
(068) gestern abend einmal um neun
(069) und einmal um halb elf
(070) ja also sie liegt im Bett
(071) und sacht
(072) ah sie müsse wohl sterben
(073) 's is was im Kopf geplatzt
(074) und da hat meine Frau gesagt
(075) erstens hab mer kein Dienst
(076) und zweitens gehört ihr Ort gar net zu unserem Sprengel
(077) da müssen Sie sich nach dem für Ihren Ort zuständigen Sonntagsdienst umsehen
(078) und dann rief er nach anderthalb Stund nochmal an
(079) und hat dasselbe wieder g'sagt kriegt

IV

(080) und ah heut abend kam sie dann
(081) war nicht bei der Arbeit gewesen
(082) und hat erzählt
(083) also wie das war
(084) - - wie schlimm das war
(085) -- aber sie kommt eigentlich ganz fidel daher
(086) also man merkt da net so furchtbar viel

V

ZF: und hat den Sonntagsdienst auch nicht gebraucht?
(087) nein
(088) die Frau
(089) die Arztfrau dort war clever
(090) der hat
(091) die hat
(092) der Mann hat irgendwas von Schüttelfrost am Telefon g'sacht
(093) da hat die Frau g'sacht
(094) der Mann ist grad net da
(095) der ist grad auf auf Krankenbesuch
(096) das ist sicher ne Grippe
(097) nehmen Sie Gelonida
(098) hat die Frau gesacht
(099) die hat recht gehabt ahm
(100) des war also die Frau von dem Mann
(101) der hätte hinfahren müssen

VI

(102) ahm ja sie war also heute abend wieder da
(103) ah man hatte nicht den Eindruck
(104) sie sei krank
(105) aber sie leidet
(106) sie leidet offensichtlich
(107) se ha ah hat also Angst
(108) der der Kopf platzt
(109) oder irgendwas brennt da
(110) und sie ist schwindlig
(111) sie fällt hin
(112) so äh -
(113) das geht nicht
(114) ich bin eigentlich sicher
(115) da ist kein organischer Befund außer einem HWS-Syndrom
(116) das der also Hinterkopf-
(117) Nacken-
(118) und Rückenschmerzen macht
(119) bei ner Sekretärin
(120) die sowieso verklemmt ist
(121) und dann noch verklemmt auf'm Stuhl sitzt

VII

(122) aber die kommt immer wieder
(123) ich hab ihr das neulich ziemlich deutlich g'sacht
(124) hab g'sacht
(125) mir haben jetzt nach allen Regeln durchgeguckt
(126) da ist kein wesentlich krankhafter Befund
(127) und Sie sind da immer
(128) und stieren da
(129) hmmahm und denken da immer äh an Ihre Sachen
(130) ich hab ihr äh
(131) das war ganz nur ganz wenig Balint-artig
(132) ich hab ihr g'sacht
(133) also äh äh das hat doch kein Zweck
(134) weil Sie müssen damit mal leben
(135) da hab ich g'sagt
(136) gehn Se halt
(137) gehn Se halt mal leben
(138) hab ich g'sagt
(139) oder unternehmen Se mal was
(140) da war gestern so 'n schönes Wetter
(141) und die haben daheim gesessen
(142) und haben irgendwie immer wieder über ihre Wehweh nachgedacht

VIII

(143) jetzt war sie gestern abend
(144) war sie also mit ihr'm Mann und dem Kind in dem im Wald spazieren drei Stund
(145) glaub ich
(146) und hinterher haben se noch Monopoly gespielt

(147) und dann im Bett ist das -
(148) geht das los
(149) daß der daß der Kopf platzt

IX

(150) also ich glaub
(151) daß da kein organischer Befund dran is
(152) obwohl man sich natürlich auch täuschen kann ne
(153) aber ich glaub's eigentlich net ne
(154) - - und die kommt immer wieder

X

(155) und hab sie zwei Tag krankgeschrieben
(156) - des hab ich sonst nie
(157) sie hat nämlich immer draußen erzählt
(158) wie schwer krank sie ist
(159) und und also Andeutungen in Richtung Arbeitsunfähigkeit gemacht
(160) ich hab ihr aber immer gesacht
(161) des wär jetzt ganz ordentlich
(162) ich würd mich freuen
(163) daß es ihr doch wieder so ordentlich geht
(164) und hab sie eigentlich nie krankgeschrieben

XI

(165) der Chef is auch grad krank
(166) das is
(167) das sind nur zwei

XII

(168) ich wunder mich ja eigentlich
(169) ich bin
(170) darf ich noch eins dazu sagen
(171) ich wundere mich über meine eigene Langmut gewissermaßen
(172) ich ah ich hätt mir nämlich denken können
(173) daß die mich zornig macht
(174) die macht mich aber nicht zornig
(175) die macht mich net zornig
(176) - - außen die Mädchen sind
(177) außen draußen
(176) alle ziemlich zornig -
(178) ja -
(179) und ich net
ZF: warum sind die zornig?
(180) ah weil die immer da rum
(181) die kommt eben da also immer
(182) also mit einem so derart tranfunzeligen Gesicht
(183) und ah also 'm klagenden Gesicht
(184) und -

6.3.2 Zur Interaktion zwischen Arzt und Patient

Was wir vom Text bereits wissen sei im Interaktionsprofil noch einmal vergegenwärtigt:

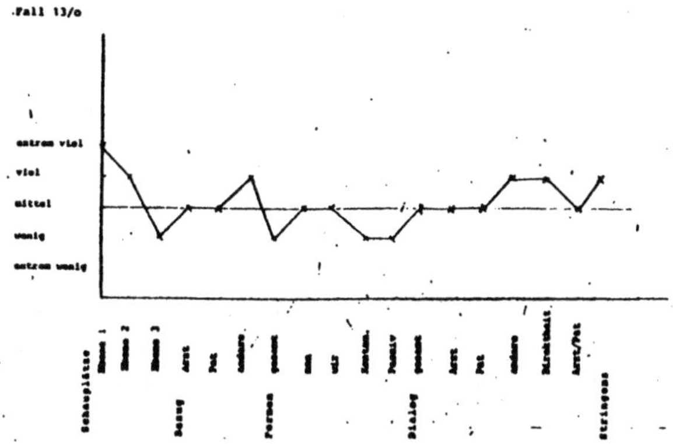

1. Das Arzt-Patient-Verhältnis sieht recht ausgewogen aus.

   a) Die Bezugnahmen auf den Arzt (21%), sowie die auf die Patientin (39%) liegen etwas unter dem Durchschnitt, aber durchaus noch im mittleren Bereich. Der Anteil, in dem der Arzt über Dritte spricht, ist jedoch hoch in diesem Fallvortrag, das Arzt-Patient-Verhältnis wird also gestört. Der Hauptanteil dieser Kategorie 'andere' betrifft das Thema 'Krankheit'.

   b) Auch der Dialog liegt in diesem Text mit 30% im mittleren Bereich. Der Arzt zitiert sich selbst mit 40% zwar mehr als die anderen Personen, verglichen mit den anderen Texten ist er jedoch nicht dominant. Die Patientin kommt unauffällig häufig zu Wort (25%), während die schon bei den Gesamtbezugnahmen aufgefallenen weiteren Personen relativ viel zitiert werden (35%). Da es sich aber um mehrere Sprecher handelt, ist es nicht sinnvoll,im Gegensatz zu Fall 09/O,diese Kategorie formal noch näher aufzuschlüsseln. Der Grad an Direktheit an Redewiedergaben ist hoch. 51% der Zitate sind direkt und nur 11% indirekt wiedergegeben. Der Anteil an wirklich zwischen Arzt und Patientin ausgetauschten Worten beträgt 62% des Gesamt-Dialoganteils. Dieser konkrete Dialog ist jedoch asymmetrisch, zwei Drittel davon sind Redewiedergaben des Arztes.

2. Die in diesem Fallbericht agierenden Personen sind zahlreich. Außer dem Kind und dem Chef der Patientin, die nur erwähnt werden, kommen vor allem Personen aus dem ärztlichen Umfeld ins Spiel, andere Spezialisten, dann die Frau des vortragenden Arztes und eine Kollegenfrau, mit denen der Ehemann der Patientin Kontakt aufgenommen hat; auch die Sprechstundenhilfen des Arztes werden kurz angeführt.

3. Das breite Umfeld der Praxis macht sich in der Verteilung der Schauplätze auch wieder bemerkbar. Ebene 2 bzw. 2' ist mit 58% überdurchschnittlich belegt, von der Lebenssituation erfahren wir dagegen wenig (Ebene 3: 15%). Ebene 1 ist wieder extrem hoch belegt (11%), der Arzt nützt in diesem Fall das Hier und Jetzt der Gruppe, um viele Kommentare anzubringen und dadurch oft aus der Geschichte auszusteigen.

4. Dieser Fallbericht ist unauffällig formuliert (Anteil an besonderen Formulierungen: 8%),

   a) fünf Belege für 'man'-Gebrauch, die sich alle auf den Arzt beziehen,

b) ein Vorkommen von 'wir', bei dem allerdings nicht ganz eindeutig ist, ob in diesen Plural der Arzt und die Patientin eingeschlossen sind oder ob der Arzt von sich und anderen Ärzten spricht ("(124) hab g'sacht/(125) mir haben jetzt nach allen Regeln durchgeguckt/(126) da ist kein wesentlich krankhafter Befund");
c) interessant ist jedoch eine doppeldeutige Referenz, eine Kontamination zwischen dem Chef der Patientin und ihrem Ehemann.
d) Die Passiv-Verwendung in diesem Text ist niedrig (5%).

5. Es gelingt dem Arzt, diese Falleinbringung ohne auffällige Störungen zu formulieren. Der Stringenzwert beträgt wie in den Fällen 01/0 und 09/0 40%.

6. Die Komplikation ist in ihren Grundzügen der in Fall 01/0 vergleichbar. Sie besteht auch in einer Kette von Arzt-Patient-Begegnungen, die sich wiederholen und alle ähnlich unbefriedigend verlaufen. Deshalb bietet sich auch für diesen Text die Anwendung des Schemas der TOTE-Einheit an. Waren die Fälle 01/0 und 05/0 wegen ihrer divergierenden Interaktionsprofile vergleichbar, so sind es die Fälle 01/0 und 13/0 hinsichtlich der Handlungsabläufe zwischen Arzt und Patientin. Anders jedoch als in Fall 01/0 ist der Aufbau der komplikativen Elemente hier weniger stereotyp, erstens weil die Patientin nicht ausschließlich mit dem Arzt direkt kommuniziert, es gibt parallel zum Arzt-Patient-Verhältnis eine Beziehungslinie zwischen dem Ehemann der Patientin und Arzt-Kollegen(frauen). Und zweitens erzählt der Arzt hier außerdem von einer aktuellen Zuspitzung seiner Beziehung zur Patientin, während in Fall 01/0 - um in einem Bild zu sprechen - das Rad der

Arzt-Patient-Beziehung immer nur weiter mahlte in der eingegrabenen Rinne von sich im Kreise drehender Kommunikationsmuster.

6.3.3 Zur Kommunikation zwischen Arzt und Patient

Ich möchte mich in diesem Fall zuerst der Orientierung in Abschnitt I widmen. Diese Falleinbringung enthält als Auftakt eine modalisiert formulierte Gegensatzrelation: "(001) ja die Patientin war eigentlich ziemlich oft bei mir/(002) ich kann trotzdem eigentlich nur im Grunde sehr wenig erzählen/(003) sondern meistens nur äußere Sachen". Beginnend mit der narrativen Eröffnungspartikel 'ja' macht der Arzt die Feststellung, daß die Patientin zwar ziemlich oft bei ihm war, er müßte also viel von ihr wissen, aber er kann trotzdem nicht viel erzählen, sondern ... . Dieser ihm selbst bewußte Gegensatz wird mit zweimal verwendetem 'eigentlich' und dessen Paraphrase 'im Grunde' noch untermauert: "Mit 'eigentlich' bezieht sich der Sprecher nicht auf einen vorgestellten Einwand des Dialogpartners ..., sondern auf einen von ihm selbst formulierten Gegengrund" (Bublitz, 1978, S. 114). Die Grundform der ersten beiden Äußerungen 'eigentlich, ... aber' wird durch den etwas verunglückten Anschluß mit 'sondern' näher spezifiziert. 'Sondern meistens nur äußere Sachen' enthält die Implikation, daß der Arzt weiß, daß es 'im Grunde' um die innere Welt der Patientin gehen soll.

Der Arzt unterbricht sich im Ansatz die Chronologie der Geschichte aufzurollen (004) und erinnert sich, daß es in der Gruppe üblich ist, erst Angaben zur Person des Patienten/der Patientin zu machen. Die anschließende Orientierung ((005)-(029)) fällt sehr ausführlich aus (dies hatte sich auch schon in einem Extremwert der O-Signierungen der Ebenen gezeigt (vgl. Tabelle 5)). Das Bild, das der Arzt von der Patientin zeichnet, ist sehr plastisch. Sie ist in ihrer äußeren, blassen (007), gehemmten (008) und unauffälligen (009) Erscheinung so gut vorstellbar, daß prompt die Zwischenfrage gestellt wird, ob diese Frau überhaupt einen Mann hat. Es ist eine Auffälligkeit gerade dieser Falleinbringung, daß der Arzt durch Fragen während des Fallvortrags mehrmals so unterbrochen wird, daß er den Fluß seiner Erzählung durch die zu gebenden Antworten ändern muß. Auch endet dieser Fallbericht nicht mit einem Schlußsignal wie 'das wär's' (01/0; (176)) oder 'so weit' (09/0; (141)), weil die Kollegen dem Arzt in Äußerung (184) einfach das Wort abschneiden und zu diskutieren beginnen.

Doch zurück zu Äußerung (012). Sie enthält die bejahende Antwort auf die Zwischenfrage 'verheiratet?', die ergänzt wird durch die Information, daß die Patientin auch ein Kind hat ((013)-(016)). Der Angabe ihres Berufes,'kaufmännische Angestellte' (017), fügt der Arzt in für ihn ungewöhnlicher Weise eine Schilderung der Arbeitssituation hinzu. Es scheint ihm wichtig zu sein, daß die Patientin die einzige Angestellte ihres Chefs ist (019), der Arzt betont das später noch einmal (167). Auch schildert er ein winziges Stück Objektbeziehung der beiden: die Patientin beschwert sich nämlich beim Arzt über ihren Chef. Der Sprechakt einer Beschwerde (021) hat zum Gegenstand, "(022) daß er wie an Wilder qualmt" - eine recht triebhafte Beschreibung eines Rauchers. Und während der Hörer/Leser innerlich noch mit der drastisch beschriebenen Person des Chefs, dem Versicherungsvertreter beschäftigt ist, fährt der Arzt fort, er habe 'den Mann' mal gesehen (023). Das Relat von 'den Mann' im Text ist eindeutig 'er' (022), 'der Versicherungsvertreter' (019). Doch die nun folgenden Äußerungen machen klar, daß der Arzt unvermittelt das Thema gewechselt hat und 'der Mann' der Ehemann sein muß, zu dem der Arzt nun als nächstem Punkt der orientierenden Daten übergeht. Chef und Ehemann liegen für den Arzt nicht nur assoziativ nebeneinander, so daß er nahtlos von einem auf den anderen zu sprechen kommen kann, sondern er verdichtet die beiden sogar in einem kontaminierten Satzanschluß. Dabei fällt an der Beschreibung des Ehemannes - 'an richtiger/deftiger/stämmiger/schwäbischer Handwerker' ((025)-(028)) - der krasse Gegensatz auf zu dieser blassen und unscheinbaren Frau. Schon in diesem ersten ausführlichen, aber vermeintlich nur äußeren Daten dienenden Abschnitt, hat der Arzt also durchaus inhaltsreiches Material geliefert. Die wichtige Information, ein latenter Zusammenhang zwischen Ehemann und Chef, hatte sich in einer grammatischen Ungenauigkeit verborgen.

In Abschnitt II knüpft der Arzt an die zunächst abgebrochene Äußerung (004) wieder an und kommt zu den Beschwerden der Patientin, die diese vor einem Jahr zum Arzt geführt hatten. Könnten 'Beschwerde' und 'Beschwerden' hier doppeldeutig zu verstehen sein, so daß die Beschwerde der Patientin über ihren Chef etwas mit ihren Beschwerden zu tun hat?

Die Angaben der Patientin, verknüpft mit seinem Wissen als Mediziner (Testphase: I), lassen den Arzt einen Handlungsplan entwerfen. 'Man hat lang hin und her untersucht' (031) bedeutet, daß sich der Arzt auf eine lange Operationsphase (O) eingelassen hat. Unter diesem 'man' - einem 'man' der Gruppe - ist er selbst zu verstehen und seine Kollegen aus der medizinischen Klinik, die er mit einbezogen hatte in die Handlungsphase und die eine Leberpunktion (034), d.h. einen unmittelbar penetrierenden körperlichen Eingriff vornahmen. Testphase II führt zu einem knappen Urteil "(035) das war alles net doll". Doch bevor es zu einem Abschluß dieser Handlungsschleife (E) kommt, bringt die Patientin den Arzt durch neue Beschwerden dazu, einen neuen Durchlauf einer TOTE-Einheit vorzunehmen, indem sie mit neuen Klagen neue T- und O-Phasen nötig macht. Die Untersuchung (O) (041) verläuft ohne Befund: "(042) hab gar nix gefunden". 'Aber' ... (043); aber der Arzt ist mit diesem Ergebnis selbst nicht zufrieden. Auch von ihm aus kommt es zu keinem Abschluß der Behandlung (Exit E), sondern er zieht einen weiteren Spezialisten, einen Neurologen hinzu mit der Begründung, daß die Patientin Angst habe, Angst vor Hirntumor oder MS ((044)/(045)). Vermutlich handelt der Arzt nach einer Regel, die von Miller u.a. folgendermaßen beschrieben wurde: "Eine Regel, die die meisten Menschen zu lernen scheinen, wahrscheinlich, wenn sie noch ganz jung sind, ist die folgende: Sobald bei der Ausführung eines Planes entdeckt wird, daß ein beabsichtigter Subplan irrelevant oder undurchführbar ist, soll man zuerst versuchen, diesen durch eine taktische Alternative zu ersetzen, die möglichst wenig abweicht. Der Wechsel der Strategie soll so lange wie möglich hinausgeschoben werden" (Miller u.a., 1973, S. 112). Die Überweisung der Patientin zum Neurologen stellt nur eine minimale Variante des alten Planes des Arztes dar. Seine 'Strategie' ist nach wie vor organisch.

Es mag sein, daß solche differential-diagnostischen Abklärungen vom medizinischen Standpunkt aus notwendig sind. Was dem Arzt aber nicht gelingt, ist, diesen Angst-Affekt der Patientin, den er immerhin wahrnimmt, einmal wenigstens probeweise nutzbar zu machen auf einer neuen Dimension, vielleicht in Form einer Bemerkung, die einen Beziehungsaspekt in diese Behandlung hätte bringen können. Dagegen verfällt der Arzt wieder oder immer noch in das alte Muster, die Last der Verantwortung zu teilen und zieht den Facharzt zu Rate wie bei Balint beschrieben: "Die Schwierigkeiten, die ihn veranlassen, sich nach Hilfe umzusehen, können vom psychologischen Standpunkt aus auch als Vertrauenskrisen bezeichnet werden. Entweder der Arzt fühlt, daß er nicht genug weiß, um seinem Patienten zu helfen, oder der Patient hegt Zweifel an Wissen und Geschicklichkeit seines Doktors" (Balint, 1965, S. 104). Eine mögliche Vertrauenskrise in dieser Arzt-Patient-Beziehung wird jedoch nicht explizit, weil der Arzt ganz auf der organischen Ebene bleibt und zum selben Ergebnis (T II) kommt wie vorher (042). Von seinem Standpunkt aus ist die TOTE-Einheit abgeschlossen, nachdem er in der Passage ((037)-(051)) das Handlungsschema sogar nach dem Muster TOTOTE durchlaufen hatte. Denn: "Die Handlungsphase kann sowohl Prüfungen wie Handlungen enthalten" (Miller u.a., 1973, S. 44).

Interessanterweise ist die Fortsetzung dieser Fallgeschichte der in Fall 01/O sehr ähnlich. Die neue Runde der Arztbesuche dieser beiden Patientinnen wird in Abschnitt III h i e r mit den Worten aufgenommen "(052) aber des ging mit den Schwindeln wieder weiter"; "(055) kommt oft", d o r t in der Formulierung 'aber sie kam also pausenlos wieder' (01/O; (065)). Später heißt es in Fall 13/O sogar noch ähnlicher "(122) aber die kommt immer wieder". Im adversativen 'aber' ist ausgedrückt, daß beide Patientinnen nicht zufrieden sind mit den Ergebnissen ihres Arztes. Auch die Beschwichtigungsversuche des Arztes sind sehr ähnlich, hier: "(057) es wär jetzt untersucht/(058) und 's wär ja erfreulicherweise nix g'funden worden". In Fall 01/O anderthalb Jahre früher sagt der Arzt: "(089) jetzt wird auch die Untersuchung gemacht/(090) ah und hinterher hab i g'sagt/(091) also naja erfreulicherweise da wär ja nu nix". Bis in den Gebrauch der Modalwörter hinein ähneln sich diese Äußerungen. Darüber hinaus läßt sich fragen, ob das 'erfreulicherweise' nicht mehr den Arzt betrifft als die Patientin, wenn er dieser mit "... beruhigenden oder aufmunternden Reden auf die Schulter (klopft). ('Beruhigung - aber für wen?' heißt der bekannte Witz über diesen Vorgang)" (Balint, 1965, S. 155). In beiden Fällen lassen sich die Interventionen (Fall 01/0; (091) und Fall 13/0; (058)) auch als indirekte Aufforderungen des Arztes an die Patientinnen verstehen, die 'Gesundheit' zu akzeptieren.

Doch im folgenden tauchen Unterschiede auf zwischen Fall 01/0 und Fall 13/o, weil die Aktualisierung in letzterem einen anderen Gang nimmt als in Fall 01/0. "(062) und des war nämlich so gestern abend" lautet nach einiger Verwirrung beim Arzt über den genauen Zeitpunkt seine Ankündigung des rezenten Geschehens. Passage ((063)-(079)) enthält die Erzählung einer Episode, die der Arzt von seiner Frau erfahren haben muß. 'Die Frau (gemeint ist die Patientin) rief an/ das heißt/ der Mann rief an/ der Mann rief an ((064)-(067)), korrigiert sich der Arzt mit Nachdruck. Zweimal hatte der Mann am späten Abend vergeblich versucht,den Arzt für seine Frau zu erreichen wegen einer dramatischen Szene. Seine Frau liege nämlich im Bett "(071) und sacht/(072) ah sie müsse wohl sterben/(073) 's is was im Kopf geplatzt". Doch der Arzt ist nicht zu Hause, seine Frau verweist den Mann der Patientin an den Sonntagsdienst. Diese frustrierende Interaktion, die am eigentlichen Arzt-Patient-Verhältnis vorbei geht, wiederholt sich am selben Abend ein weiteres Mal ((078)/(079)), ja noch ein drittes Mal, nimmt man eine Variation davon noch hinzu, die der Arzt in Abschnitt V einfügt als Antwort auf die Zwischenfrage 'und hat den Sonntagsdienst auch nicht gebraucht?'. Denn auch der Vertreter ist nicht persönlich erreichbar, wieder nur dessen Frau, die den

Ehemann der Patientin mit einem kühnen Ratschlag, die Frau solle Gelonida nehmen (097), regelrecht abwimmelt, ein Verhalten, das der behandelnde Arzt gut heißt (099). Wer weiß, ob ihm nicht tief verborgen manchmal selbst nach so einer zurückweisenden Reaktion zumute wäre.

So kommt es also in diesen 'Para-Beziehungen' zwischen den Ehepartnern der eigentlich Betroffenen und Gemeinten ebenfalls zu drei gleichförmig unbefriedigend ablaufenden TOTE-Einheiten, ohne daß es gelänge, einen Kontakt zwischen der Patientin und ihrem bzw. einem Arzt herzustellen. Zwar sind diese Begegnungen zwischen dem Ehemann der Patientin und den Arztfrauen sehr lebendig dialogisch und direkt formuliert - ganz im Gegensatz zu den Begegnungen, die der Arzt bisher von sich und der Patientin geschildert hat (so zeigt sich die Blässe der Patientin auch als Blässe in der Sprache) - insgesamt wirken diese TOTE-Einheiten aber wie dasselbe Stück Lied auf einer Schallplatte mit Sprung.

Doch zurück zu Abschnitt IV. Nach den geschilderten Versuchen, in der Nacht einen Arzt zu erreichen, womöglich einen Krankenbesuch abgestattet zu bekommen, geht die Patientin am nächsten Tag - und wieder am Abend - selbst in die Praxis (080). Daß sie sich für krank hält, zeigt die Tatsache, daß sie nicht bei der Arbeit gewesen war; der Arbeit, von der wir bereits wissen, daß da eine unbewußte Verwirrung zwischen Ehemann und Chef besteht. Sehr wortkarg gibt der Arzt in Reduktionen wieder, was ihm die Patientin vom Abend vorher erzählt (082), "(083) also wie <u>das</u> war/(084) - - wie schlimm <u>das</u> war" und hebt wieder eine Gegensatzrelation hervor. Der Arzt schätzt die Patientin anders ein als sie sich selbst, er findet '<u>aber eigentlich</u> kommt sie ganz fidel daher' (085). Um die volle Verantwortung für diese von ihm wahrgenommene Diskrepanz zu neutralisieren, verschanzt sich der Arzt hinter einem allgemeinen 'man' (086). Niemand hätte da viel gemerkt, soll das heißen.

Als der Arzt in Abschnitt VI nach der Unterbrechung durch die Zwischenfrage und seine Antwort sein Thema wieder aufnimmt (102), knüpft er genau an dieser Diskrepanz wieder an - und wieder in der 'man'-Form: "(103) ah man hatte nicht den Eindruck/(104) sie sei krank/(105) aber sie leidet/(106) sie leidet offensichtlich". An erster Stelle der Beschreibung des Leidens ((107)-(113)) steht 'Angst' (107), außerdem fallen die unklaren Formulierungen 'irgendwas brennt da' (109) und 'das geht nicht' (113) auf. In (109) wird nicht gesagt, was da wo brennt. Darüberhinaus stellt sich mir die Frage, ob sich in dieser Bemerkung nicht ein weiterer Widerspruch als Ausdruck eines Konfliktes der Patientin verbirgt: kann man sich vorstellen, daß bei so einer gehemmten Frau etwas brennt? ("Kein Feuer keine Kohle kann brennen so heiß, als heimliche Liebe, von der niemand nichts weiß"). Bei ihr brennt etwas, und der Chef qualmt. Und weil etwas brennt, versucht die Patientin über ihren Mann in der Nacht den Arzt an ihr Bett zu holen. Vor diesem Hintergrund wird auch verständlich, warum Äußerung (113) "das geht nicht" so vage formuliert ist. Was geht nicht? Meines Erachtens läßt sich hier die diagnostische Hypothese formulieren, daß es sich bei der Patientin um eine Frau handelt, die Schwierigkeiten mit ihrer Sexualität hat.

Mit Äußerung (114) nimmt der Arzt noch einmal das für ihn relevante Ergebnis der letzten durchlaufenen TOTE-Einheit auf, er ist sich sicher, daß kein ernsthafter organischer Befund bei der Patientin vorliegt, er hält sie 'nur' für 'verklemmt' ((114)-(121)). Doch das Muster 'eigentlich' (114) ... 'aber' (122) deutet darauf hin, daß sich die Patientin nicht mit diesem Ergebnis als Exit E zufrieden gibt, welches die Diskrepanz zwischen ihren Beschwerden vorher und nachher aufgehoben haben müßte.

Mit dem 'eigentlich' aus Äußerung (114) wird der Bogen gespannt zum 'aber' in (122), welches den nächsten Abschnitt (VII) einleitet: "(122) aber die kommt immer wieder". Der Arzt greift nun in seiner Schilderung zurück zu 'neulich' (123) und liefert den vorausliegenden Anschluß an den Eskalationspunkt 'gestern abend' (062) der Geschichte nach. Aus der sequentiellen Plazierung dieser Information im Text läßt sich schließen, daß der Arzt das Ereignis von 'neulich' zwischen ihm und der Patientin in ursächlichem Zusammenhang sieht mit dem Ereignis von 'gestern abend'. 'Neulich' in der Praxis hatte der Arzt nämlich eine verbale Intervention gewagt, die offensichtlich wirkungsvoll war.

Als sprachliche Handlung ist dieses lange direkte und neu vor den Ärzten in Szene gesetzte Zitat komplex. Es zerfällt in zwei Sprechakte. In B (55) wurde diese Sequenz als 'wie dem Arzt die Geduld reißt' charakterisiert. Im ersten Teil ((125)-(129)) macht der Arzt der Patientin einen Vorwurf. Er wirft ihr vor, nicht zufrieden zu sein mit dem, was er für sie tun kann, obwohl es nach Meinung des Arztes genug sein müßte. Statt dessen - so wirft er ihr weiter vor - denkt die Patientin nur immer an ihre Sachen (129). Woran mag sie wohl denken? Könnte es sich um etwas Peinliches handeln, weil der Arzt sich gar so vage und sehr gestammelt ausdrückt? Im zweiten Teil macht er ihr einen Vorschlag, eingeleitet durch 'das hat doch kein Zweck' (133). Aber indem er ihr sagt "(137) gehn Se halt mal leben .../(139) oder unternehmen Se mal was" fordert der Arzt die Patientin genau zu dem auf, was sie nicht kann, ohne sich um die Gründe zu kümmern, die die Patientin daran hindern könnten zu leben oder etwas zu unternehmen. Diese direkte, ja direktiv/imperative Sequenz erinnert der Form nach an die Worte des Arztes der Patientin in Fall 01/0 gegenüber. Aber der Arzt kann eineinhalb Jahre später doch wenigstens einen Kommentar anbringen, mit dem er sein sprachliches Handeln reflektiert: "(135) das war nur ganz wenig Balint-artig". Beim Arzt ist also inzwischen ein gewisses Bewußtsein vorhanden darüber, was 'Balint-artig' n i c h t ist, und das sagt er selbst, denn "self-correction is preferred to other correktion" (Sacks, 1967, zit, nach Franck, 1980, S. 182).

Zu fragen ist nun, was der Arzt für das wenige doch 'Balint-artige' seiner Intervention halten könnte. Läßt sich darin etwas von einer neuen Einstellung seiner Patientin gegenüber erkennen, ist es ihm gelungen, von einer neuen Dimension her zu argumentieren? Oder im Konzept von Miller u.a. gesprochen: hat sich eine dynamische Änderung im Bild ergeben, die besonders in bezug auf die bewertenden Aspekte unmittelbaren Einfluß auf den Plan haben, den es auszuführen gilt. "Die Änderung des Bildes ist ein wichtiger dynamischer Mechanismus, der unsere Pläne und damit unser Verhalten verändert"(Miller u.a., 1973, S. 70). Die Intervention ((125)-(139)) unterscheidet sich von dem, was der Arzt der Patientin früher gesagt hatte, einzig darin, daß er nicht mehr ausschließlich von der organischen Seite ihrer Beschwerden spricht, sondern wenigstens andeutungsweise, wenn auch verunglückt, einen Kommentar zu ihrer psychischen Situation gibt. Vorwurf, Vorschlag oder Ratschlag sind jedoch keine kurativen Sprechakte, wie etwa eine Konfrontation oder gar eine Deutung. Von einer wirklich neuen Einstellung, einer Verhaltensänderung, die zu neuen Handlungsstrategien hätte führen können, ist also nichts zu merken, zumal, wenn man Abschnitt IX noch mit in den Blick nimmt, in dem der Arzt wieder nur stereotyp um mögliche oder nicht mögliche Befunde kreist.

Immerhin hatte sich die Patientin die Worte des Arztes zu Herzen genommen. In Abschnitt VIII, welcher den Anschluß an das aktuelle 'jetzt', d.h. an 'gestern abend' (143) schafft, erfahren wir, daß die Patientin, bevor sie ihre akuten Beschwerden bekam, versucht hatte, etwas zu unternehmen und vielleicht zu leben. Aber dann 'im Bett' (147) 'geht das los/ daß der daß der Kopf platzt' ((148)/(149)). Daß 'das' ausgerechnet im Bett 'losgeht' (148), unterstützt die Vermutung, daß die Patientin ein sexuelles, hysterisches Problem hat. Dem Arzt ist der tiefere Sinn seiner getreuen Wiedergabe anscheinend aber keineswegs bewußt. Er verwirft in Abschnitt IX organische Befunde, ohne an Alternativen zu denken und ohne zu merken, daß sein 'äußerlicher' (001) Umgang mit der Patientin, sie - wie wir in Abschnitt X erfahren - krank zu schreiben, Ausdruck innerer Geschehnisse sein könnte. 'Eigentlich' hat er sie früher nie krank geschrieben (164), 'aber' diesesmal.

Der mögliche latente Grund dafür wird in Abschnitt XI preisgegeben. Wie von ungefähr kommt der Arzt auf den Chef der Patientin zu sprechen, der auch gerade krank ist (165), 'das sind nur zwei' (167) hebt der Arzt noch einmal hervor. Der innere latente Zusammenhang der vordergründig unzusammenhängenden Themen der Abschnitte VIII, IX, X und XI mag darin liegen, daß sich die Patientin wenigstens in der Krankheit mit ihrem Chef vereint. Möglicherweise wird in diesem Text auch der Beruf des Chefs, er ist Vertreter, latent in mehrfacher Bedeutung zur Darstellung der Funktion, die der Chef für die Patientin hat, verwendet. Vertreter spielen in der Dynamik dieser Geschichte eine große Rolle. Sollte der Chef in den unbewußten Wünschen der Patientin ihren Ehemann vertreten? Und werden diese Wünsche auf den Arzt verschoben? Aber auch an ihn kann sie sich im akuten Zustand nicht direkt wenden, sie schickt ihren Ehemann vor, der ihre Interessen beim Arzt vertreten soll. Bezeichnenderweise gerät dieser in Umkehr der Tatsache, daß die Frau sich von Männern zurückgewiesen fühlt, immer an Frauen, an Arztfrauen, die ihn zurückweisen. Auch hier tauchen Vertreter auf in Form des empfohlenen Sonntagsdienstes, der - der Zufall will es - wiederum von seiner Frau vertreten wird. So ergibt sich ein vielfältiges Bild von verhinderten Beziehungen zu unerreichbaren Objekten.

Der Text endet mit Abschnitt XII, der dem vortragenden Arzt von den Kollegen schon kaum mehr zugestanden wird. Durch die Bemerkung "(170) darf ich noch eins dazu sagen" versucht er, explizit das Rederecht noch einen Augenblick weiter zu erringen, entgegen der offensichtlich in der Gruppe herrschenden Atmosphäre von ungeduldigen, zur Diskussion drängenden Ärzten. In diesem letzten Abschnitt macht sich Dr. H - und das ist ungewöhnlich für ihn - zwar auf recht umständliche, aber doch ausführliche Weise Gedanken über seine Emotionen: "(171) ich wundere mich über meine eigene Langmut gewissermaßen/(172) ich ah ich hätt mir nämlich denken können/(173) daß die mich zornig macht/(174) die macht mich aber net zornig". Verwundert betrachtet der Arzt sich selbst. Ihn macht die Patientin nicht zornig, die Sprechstundenhilfen allerdings sind zornig ((176)-(183)). Es ist an der eben zitierten Passage aber auch die Anstrengung spürbar, die in der Verneinung steckt, mit der der Arzt gegen seinen ins Bewußtsein drängenden Zorn anzukämpfen versucht. Offensichtlich macht diese Patientin Frauen viel unmittelbarer ärgerlich als Männer, wenn man die Reaktionen auch der Arztfrauen mit hinzunimmt, an die die Patientin über Vermittlung ihres Mannes geraten war.

Zusammenfassend läßt sich die Kommunikationsstruktur zwischen Arzt und Patientin, wie sie in dieser Falleinbringung dargestellt ist, als der in Fall 01/0 verwandt charakterisieren. So wenig wie dort gelingt es dem Arzt hier, die Patientin, von der er sich bedrängt fühlt, zufriedenzustellen, weil der Arzt keine neue Handlungsdimension findet, von der aus er einen neuen Drehpunkt in das Wiederholungsmuster bringen könnte. Allerdings schlägt sich die Ähnlichkeit der Kommunikationsstrukturen zwischen dem Arzt und der jeweiligen Patientin nicht ganz so vergleichbar auch in den Interaktionsprofilen nieder. Dies liegt daran, daß der Aufbau dieser Geschichte vielschichtiger ist als der in Fall 01/0. Die ausgedehntere Breitendimension dieser Textstruktur, die sich durch die Verflechtung von zahlreicheren Handlungssträngen ergibt, macht auch das Interaktionsprofil weniger eindeutig. Die Dominanzverhältnisse zwischen Arzt und Patientin sind jedoch in der Tendenz, wenn auch nicht in der Ausprägung, gleich. Es bliebe zu untersuchen, ob sich an einer größeren Anzahl von hysterisch strukturierten Patientinnen in den Fallvorstellungen dieses Arztes ein für ihn typisches Interaktionsprofil zeigen ließe.

6.4 Fall 09/0

6.4.1 Der Text im Wortlaut

I

(001) ähäh ein junger Mann
(002) ungefähr na vierundzwanzig
(001) kommt
(003) und sagt
(004) er hat ständig Durchfall
(005) war auch schon sonst wo in Behandlung
(006) und das ist also unbequem
(007) daß er immer Durchfall hat

(008) und äh er hat auch abgenommen
(009) und hat immer so an Völlegefühl im Bauch
(010) und äh er raucht zuviel
(011) und er trinkt zuviel Kaffee
(012) Alkohol trinkt er gar net
(013) er sei verheiratet seit einem guten Jahr
(014) äh wohnt da in einem Nachbarort von X
(015) Technischer Zeichner
(016) glaub ich
(017) ja nu ich hab ihn dann also untersucht
(018) und hab mit ihm ausgemacht
(019) wie's dann weiter geht
(020) der kam
(021) äh kommt dann sehr sporadisch
(022) ich bin auch no net mit der mit der Untersuchung durch
(023) sind mer noch dran
(024) ähm er hat eigentlich einen ziemlich offenen
(025) und freundlichen Eindruck gemacht
(026) und ich hatt - -
(027) also nicht den Eindruck
(028) des muß ich vorausschicken
(029) weil das jetzt
(030) nicht den Eindruck
(031) daß er Angst hat
(032) den hatt ich gar net

II

(033) kurz drauf ruft seine
(034) äh krieg ich gesagt von der Sprechstundenhilfe
(035) seine Frau hat angerufen
(036) der Mann käm nächstens wieder
(037) und äh wenn wenn er also Krebs hätte
(038) und so
(039) ich soll's ihm ja nicht sagen
(040) hat die Frau am Telefon gesagt
(041) hmhhh ich kenn die Frau net
(042) und wie komm ich dann dazu
(043) außerdem hab ich kein Anhalt für an Krebs
(044) gar nichts gemacht

III

(045) a paar Tag später kam die Frau dann selber
(046) so an ganz nettes Mädchen
(047) also sogar an sich ausgesprochen nett ne
(048) ähm und sagt
(049) sie hat Angst wegen dem Mann
(050) denn der Mann hätte Angst
(051) er hätte Angst
(052) er hätte Krebs
(053) und das soll man ihm ja unbedingt nicht sagen
(054) und da hab ich sie gefragt
(055) ob er wüßt

(056) ob er wüßt
(057) daß sie hier ist
(058) nein er weiß es nicht
(059) des darf er au net wissen
(060) das darf er von mir net wissen

IV

(061) sie ist also auch berufstätig
(062) sind anderthalb Jahre verheiratet
(063) er hat vor der Heirat gesagt
(064) er will keine Kinder
(065) sie hat Kinder gewollt
(066) aber hat gedacht
(067) och ich heirat ihn trotzdem
(068) des wird sich dann schon ändern
(069) bis jetzt hat sich's aber nicht geändert
(070) aber es klappt mit am Geschlechtsverkehr nicht
(071) es klappt überhaupt nicht
(072) ne sie kriegt also dann Schmerzen
(073) und Krämpfe
(074) und dies und jenes
(075) und deswegen war sie auch neulich beim Frauenarzt
(076) und der hat sie dann gleich zum Psychiater geschickt
(077) und da ist sie jetzt in der Gruppentherapie
(078) ja und ich darf also dem Mann net
(079) äh so das ist das eine

V

(080) äh die Verständnisschwierigkeiten zwischen den Leuten sind schlecht
(081) immer schlechter in der letzten Zeit
(082) sie hat sich dann mit einem Arbeitskollegen viel besser verstanden
(083) mit dem konnt mer wenigstens
(084) also das sei alles platonisch dahergegangen
(085) aber mit dem konnt mer wenigstens Probleme bereden
(086) hat sie gesagt
(087) das hat dann der Mann gemerkt
(088) und hat gesagt
(089) das müsse sofort auftre äh aufhören
(090) im anderen Fall macht er Selbstmord
(091) und da hat also
(092) da hat sie dann Angst vor
(093) ich hab g'sagt
(094) ich hielte nichts davon
(095) ähm daß sie hierher kommt
(096) und über ihn spricht
(097) und mir da Verhaltensregeln geben muß
(098) ohne daß er das weiß
(099) da hielt ich gar nichts davon
(100) sie müßte ihm das doch sagen

(101) nein das
(102) ja das wird sie auch
(103) aber momentan ging das no net
(104) und äh denn hab ich g'sagt
(105) das hat kein Zweck
(106) es kann amal irgendwie sein -
(107) irgendwie sein
(108) daß daß der Mann kommt
(109) und es wird die falsche Karte rausgezogen
(110) und der Mann merkt plötzlich
(111) das ist ja die Karte seiner Frau
(112) woher weiß er dann nicht
(113) das des hab ich ihr gesagt
(114) wo er net weiß
(115) daß äh seine Frau dann da zum gleichen Arzt geht
(116) des wär ne Geheimnistuerei
(117) da hielt ich nix davon
(118) hm daraufhin hat se also gesacht
(119) sie hätte die ganze Zeit schwere Bronchitis
(120) und so weiter
(121) und dann hab ich sie also auf Bronchitis untersucht
(122) und des dürfte der Mann also wissen
(123) der Mann weiß also
(124) daß die Frau da war

VI

(125) inzwischen war der Mann nochmal da
(126) mer hab'n
(127) ah ah äh es geht ihm besser
(128) weiß ich ja au no net
(129) was der hat
(130) aber das eine ist
(131) das ist
(132) also die rei rei reinen äh mm inner innermedizinische Diagnostik
(133) die äh noch im Fluß ist
(134) ah wobei ich eigentlich bezweifle
(135) daß was echt Organisches dabei rauskommt
(136) aber das kann noch sein

VII

(137) und das zweite ist
(138) diese Angst auf beiden Seiten
(139) und dieses ei eigenartige Dreiecksverhältnis
(140) das mer eigentlich gar net paßt
(141) so weit

6.4.2 Zur Interaktion zwischen Arzt und Patient

Auch für den nächsten untersuchten Fall von Dr. H sei noch einmal kurz das Interaktionsprofil ins Gedächtnis gerufen:

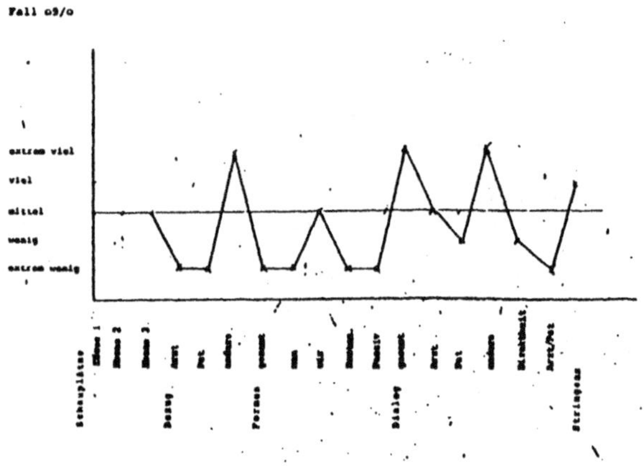

1. Ganz offensichtlich - optisch sichtbar - ragt in diesem Fallbericht die Kategorie 'andere' sowohl in den Bezugnahmen insgesamt als auch im Dialog weit heraus. Dies liegt an der Rolle der Ehefrau, die diese in diesem Fallbericht spielt. Der Arzt selbst sagt, es handele sich um ein 'Dreiecksverhältnis' (139).

   a) wegen dieses 'Dreiecksverhältnisses' ist es sinnvoll, die Kategorie 'andere' aufzuschlüsseln und die Bezugnahmen auf die Ehefrau herauszufiltern. Dies ist in Kapitel 5.2.2 geschehen, die sich dort ergebenden Zahlen seien hier zitiert. Im Mittelpunkt aller Bezugnahmen steht die Beziehung zwischen dem Patienten (32%) und seiner Ehefrau (23%). Erst an dritter Stelle nimmt der Arzt auf sich selbst Bezug

(20%) und zwar nur etwas mehr als auf 'andere' (von dieser Kategorie bleiben abzüglich der Bezugnahmen auf die Ehefrau 18% übrig). Von allen Falleinbringungen redet der Arzt in diesem Fall am allerwenigsten über sich selbst. Die Bedeutung der Ehefrau tritt auch formal völlig in den Vordergrund.

b) Das Medium, über welches die Dominanz der Ehefrau in diesem Fallbericht zum Tragen kommt, ist der Dialog. Der Dialoganteil am Gesamttext erreicht in diesem Fallbericht ein Maximum, nämlich 40%. Dabei hat der Patient in der Wiedergabe durch den Arzt sehr wenig zu sagen (11%), die Ehefrau des Patienten dagegen sehr viel. Denn alle Zitate von 'anderen' sind Redewiedergaben der Ehefrau (44%), ihr Anteil hält sich ungefähr die Waage mit dem Anteil, den der Arzt von sich selbst zitiert (46%). Die Aufschlüsselung des direkten verbalen Austausches auf Ebene 2 macht dieses Ergebnis noch deutlicher. Das konkrete Gespräch zwischen Arzt und Patient nimmt in diesem Text einen verschwindenden Raum ein (9%), das Gespräch zwischen Arzt und Ehefrau dagegen wird ausführlich dargestellt (86%). Der Grad an Direktheit ist jedoch relativ niedrig, indirekte und berichtende Rede sind die bevorzugten Mittel dieser Dialogwiedergabe.

2. Die Dynamik dieses Falles spielt sich im Spannungsfeld zwischen Arzt/Patient und Arzt/Ehefrau des Patienten ab. Erwähnt werden an anderen Personen nur ein Frauenarzt, der die Frau des Patienten zum Psychiater schickt und ein Arbeitskollege der Ehefrau.

3. Hauptschauplatz dieser Begegnungen ist die Praxis (Ebene 2: 56%), während Informationen von Ebene 3 mit 26% ebenfalls angesprochen werden. Ebene 1, die die direkte Anrede der Kollegen in der Gruppe enthält, ist unauffällig belegt (7%).

4. Der Anteil an besonderen Formulierungen ist extrem niedrig. Kein anderer Fallvortrag ist so wenig abweichend vom aktiven, in der Referenz eindeutigen Satzbau formuliert.

   a) nur zweimal wird 'man' verwendet bezogen auf 'andere',
   b) zweimal versucht sich der Arzt durch 'wir'-Gebrauch mit dem Patienten zu solidarisieren;
   c) keine Kontamination,
   d) mit 3% extrem wenig passivische Formulierungen.

5. Der Arzt ist außerdem in der Lage, diesen Fallbericht ziemlich stringent zu formulieren.

6. Die Komplikation dieser Geschichte besteht wie in Fall 05/0 aus einer vom Arzt nicht gut verstandenen Verzahnung von Daten aus der Lebensgeschichte des Patienten mit Ereignissen aus der Praxis.

6.4.3 Zur Kommunikation zwischen Arzt und Patient

Angesichts der Rolle, die die Ehefrau des Patienten in diesem Fallbericht spielt, erweist sich die schematische Überschrift 'Kommunikation zwischen Arzt und Patient' als nicht ganz zutreffend, denn wie der Dialoganteil gezeigt hat, spielt sich die Hauptkommunikation in diesem Fall zwischen dem Arzt und der Ehefrau des Patienten ab. Darüber hinaus stellt sich bei genauer Betrachtung der ersten Äußerung dieses Fallberichtes heraus, daß gar nicht expliziert wird, ob der'junge Mann' tatsächlich der Patient ist, zumindest taucht das Wort 'Patient' im ganzen Fallbericht nicht einmal auf. Ich war bisher so selbstverständlich davon ausgegangen, daß es sich bei der Person, mit der eine Falleinbringung eröffnet wird, um den Patienten bzw. die Patientin handelt, daß mir entgangen war, daß der Arzt hier zunächst nur ganz allgemein von einem jungen Mann spricht, der kommt. Auch ist dies der erste Fallbericht, der schon mit einem Verzögerungsphänomen, einer zu überwindenden Hürde anfängt. Es ist denkbar, daß der Arzt in dieser mit 'äh äh' gefüllten Pause (001) die Entscheidung fällte, mit dem Mann und nicht mit der Frau (welche dann als Patientin imponiert hätte) zu beginnen; eine Entscheidung, die vielleicht mehr damit zu tun hat, dann die Geschichte der Chronologie nach aufrollen zu können, als damit, daß der Arzt den Mann als Patienten einführen wollte.

Unüblich in Eröffnungsäußerungen eines Fallberichtes ist es auch, sich sprachlich so allgemein auszudrücken, daß nicht schon im ersten Satz die Aufmerksamkeit auf eine konkrete Person gerichtet wird. Hier also steht ohne Vorstellung der Person ein junger vierundzwanzigjähriger Mann im Raum, 'kommt/ und sagt/ er hat ständig Durchfall' ((001)-(004)). Das historische Präsens gibt dieser Szene noch eine weitere Nuance von Unmittelbarkeit. Äußerung (005) "war auch schon sonst wo in Behandlung" ist doppeldeutig. Es bleibt offen, ob 'sonst wo' heißt, daß der Patient abgesehen von diesem Arztbesuch schon woanders in Behandlung war - die Betonung läge dann auf 'sonst wo-in-Behandlung' - oder ob 'sonst wo' als 'sonstwo' als 'weiß Gott wo' zu verstehen ist und damit einen abschätzigen Beigeschmack bekäme. Auf jeden Fall ist Dr. H nicht der erste Arzt, zu dem 'der Mann' mit seinen Beschwerden kommt. Diese Äußerung macht hellhörig wegen eines ähnlichen Sprechaktes in Fall 01/0. Dort hatte die Patientin in einem ihrer ersten Sätze dem Arzt mitgeteilt, sie sei schon vielfältig untersucht worden wegen vielfältiger Beschwerden (01/0; (054)); zu verstehen als indirekte Information,'mich zu untersuchen, ist nicht der richtige Weg,mich zu behandeln, das haben schon viele vergeblich versucht'. Könnte auch hier die unkommentiert wiedergegebene Bemerkung, daß der Patient schon 'sonst wo' in Behandlung war, die heimliche Bitte an den Arzt enthalten, doch eine neue Behandlungsdimension für ihn zu finden?

Der Blick dafür könnte dem Arzt jedoch verstellt sein, weil die körperlichen Beschwerden so vordringlich zu sein scheinen ((006)-(012)). Wieder im historischen Präsens übernimmt es der Arzt (in berichtender Rede), die Kollegen von diesen Beschwerden in Kenntnis zu setzeh, noch ehe diese - wie sonst üblich - etwas von den orientierenden Daten über den Patienten zu hören bekommen. Doch plötzlich distanziert sich der Arzt wieder und läßt den Patienten selbst im indirekten Zitat zu Wort kommen, 'er sei verheiratet seit einem guten Jahr' (013). Dieses 'sei' legt so, wie es hier in übernommene Rede eingebettet ist, fast ein 'angeblich' nahe. Diese Äußerung (013) bildet den Auftakt zu einigen Angaben über die Person des Patienten, die nun nachgeliefert werden ((013)-(016)).

Die erste ärztliche Handlung ist eine Untersuchung (017). Diese mag für den Arzt notwendig gewesen sein, wird aber halbherzig vorgetragen. Im 'ja nu' ('was hätte ich anderes machen sollen') steckt ein Anflug von Hilflosigkeit. Auch darüber, wie es weitergehen soll, läßt sich der Arzt nur in ganz reduzierter Form aus ((018)/(019)). Wie sein Vorschlag an den Patienten inhaltlich gelautet hat, erfahren wir nicht. Die Untersuchungen scheinen sich dahin zu schleppen, weil der Patient sich als unzuverlässig erweist, er kommt nur sehr sporadisch (021). Doch der Arzt solidarisiert sich mit ihm: 'wir sind noch dran' (023).

Recht unvermittelt folgt nun die Schilderung des Eindrucks,

den der Patient auf den Arzt gemacht hat als Vorgriff, wie der Arzt selbst sagt ((028)/(029)), auf etwas, was so und an dieser Stelle noch nicht zu verstehen ist. Lediglich das fast beteuernde Bedürfnis des Arztes wird deutlich, in dreimaliger Wiederholung zu betonen, daß er 'also nicht den Eindruck hatte' ((027);(030);(032)), daß der Patient Angst hat. Besonders weil es bisher so medizinisch sachlich zugegangen war, verwundert diese heftige Emotion, die sich in dieser Passage ((024)-(032)) dem Hörer/Leser vermittelt. Sie äußert sich in erster Linie beim Arzt durch seine verunglückten Satzpläne und bezieht sich erst in zweiter Linie auf die benannte mögliche Angst des Patienten (031). Anakoluthe und Versuche, einen Satzplan umzustrukturieren haben sich in unseren Texten schon öfter als Ausdruck einer emotionalen Irritiertheit erwiesen. An dieser Stelle scheint ein unbewußtes Thema mit der bewußten Absicht des Arztes, einen verständlichen Text zu liefern, zu interferieren (vgl. Argelander, 1984, S. 388).

Giesecke und Rappe (1981, S. 356) haben Regeln für die Korrektur von mißglückten Sätzen aufgestellt, die die Anweisung an den Sprecher (oder auch den Hörer) enthalten, die in die Irre, in den Anakoluth führenden Wörter so weit zu löschen, bis wieder ein syntaktisch kohärentes Gebilde entsteht und der Anschluß an den vorangegangenen Text hergestellt ist. Dies versucht der Arzt zu tun, indem er an die Anschlußstelle, 'und ich hatt' also nicht den Eindruck ((026)/(027);(030)), zurückgeht. Doch die Korrektur seines Sprechaktes allein scheint ihn noch nicht zufriedenzustellen, er muß seinen Nicht-Eindruck noch einmal an seinen inzwischen korrigierten Satz anfügen (032). Damit ist offensichtlich, daß es dem Arzt um mehr als nur die Richtigstellung seiner Aussage geht, und deshalb wirkt diese Wiederholung auch wie eine Beteuerung.

Durch die abgebrochene Vorausdeutung ((028/(029)) auf etwas Neues gefaßt, hören wir nun in Abschnitt II vom Eintreten der Ehefrau in das Geschehen. Der Arzt beginnt, den zweiten Handlungsstrang zu entwickeln (Lämmert, 1975). Er berichtet von einem Anruf der Ehefrau, über welchen er von seiner Sprechstundenhilfe in Kenntnis gesetzt wurde (034). Auch hier herrscht der Eindruck von Dringlichkeit vor, denn die Frau wartet nicht eine Gelegenheit ab, um mit dem Arzt wenigstens am Telefon selbst zu sprechen, sondern sie läßt ihre inhaltsschwere Bitte "(036) der Mann käm nächstens wieder/(037) und äh wenn wenn er also Krebs hätte/ (038) und so/(039) ich soll's ihm ja nicht sagen" nur ausrichten. Ähnlich unvermittelt wie in Abschnitt I, als plötzlich von möglicher Angst des Mannes die Rede war, kommt hier nun möglicher Krebs des Patienten zur Sprache. Die Reaktion des Arztes impliziert Erstaunen, welches sich sowohl in dem kopfschüttelnden 'hmhhh' von Äußerung (041) ausdrückt, als auch in der Redensart 'wie komm ich dazu' (042). Resultat seiner Verwunderung ist der Entschluß, nichts zu machen (044). Erstaunen aber und Abwarten-wollen als Reaktionen des Arztes sind genau die Wirkungen, die der Arzt beim Zuhörer/Leser schon mit der Passage ((024)-(032)) ausgelöst hatte. Der Arzt gibt zwei Gründe für sein 'nichts machen' (044) an. Der zweite, keinen Anhalt für Krebs zu haben (043), stammt aus dem medizinischen Argumentationsbereich und erscheint einleuchtend, der erste jedoch verwundert: "(041) hmhhh ich kenn die Frau net/(042) wie komm ich dann dazu" - hätte der Arzt ihrer Bitte denn nachgegeben, wenn er sie gekannt hätte?

Auffallend ist, daß es prompt dazu kommt, daß der Arzt sie kennenlernt: "(045) a paar Tag später kam die Frau dann selber". Diesem Beginn von Abschnitt III wird die Information angeschlossen, daß diese Frau 'so an ganz nettes Mädchen' (046) sei. Doch der Arzt kann es dabei gar nicht belassen, es folgt eine Steigerung dieser Beschreibung "(047) also sogar an sich ausgesprochen nett ne". Gestammelt über vier dem 'nett' Emphase verleihende Wörter und noch durch 'ne' Bestätigung heischend, erschöpft sich diese Äußerung, die emotionales Engagement des Arztes in sich birgt, in einer mit 'ähm' gefüllten Pause, bevor die Rede der Patientin wiedergegeben wird. Diese Rede, teils berichtend, teils indirekt unter Verwendung des Konjunktivs II zitiert, wirkt verknotet: "(049) sie hat Angst wegen dem Mann/(050) denn der Mann hätte Angst/(051) er hätte Angst/(052) er hätte Krebs/(053) und das soll man ihm ja unbedingt nicht sagen". Verknotet deshalb, weil diese Passage an die von Laing (1969) als Knoten bezeichneten Interaktionsmuster erinnert vom Typ "Jack weiß, daß er nicht weiß, aber er weiß nicht, daß Jill nicht weiß, daß sie nicht weiß, daß er weiß, daß er nicht weiß" (Laing, 1969, S. 77). Der im Text wiedergegebene sehr dichte Dialog zwischen dem Arzt und der Frau setzt sich in dieser kompliziert anmutenden Weise fort: "(054) und da hab ich sie gefragt/(055) ob er wüßt/(056) ob er wüßt/(057) daß sie hier ist". "(058) nein er weiß es nicht/(059) des darf er au net wissen/(060) das darf er von mir net wissen", lautet die Antwort. Die Frage des Arztes läßt sich übersetzen als Frage danach, ob der Mann aus der Beziehung zwischen dem Arzt und der Frau ausgeschlossen ist oder nicht. Und die Antwort lautet: er muß unbedingt ausgeschlossen bleiben. Die Beziehung, die die Frau zum Arzt angeknüpft hat, soll als Geheimnis gewahrt bleiben. Das Geheimnisvolle dieses Gespräches wird noch unterstrichen durch den wegen der Äußerungswiederholungen ((051) und (056)) haspelig wirkenden Vortrag.

Im folgenden Abschnitt IV nimmt der Arzt vordergründig

einen abrupten Themawechsel vor. Er geht völlig unvermittelt auf Ebene 3 und spricht von der Kinderwunsch-Problematik dieses Ehepaares und den sexuellen Schwierigkeiten dieser Frau. Vor dem Hintergrund der latenten Frage jedoch, die auf Ebene 2 gerade zur Diskussion stand, 'hat ein Dritter in einer Beziehung Platz', schließt dieses neue Thema, was seinen unbewußten Gehalt anbelangt, nahtlos an. Denn auch ein Kind beansprucht seinen Platz als ein Dritter, ein Gedanke, der diesen Eheleuten unerträglich zu sein scheint. Dem Mann ist dieses Problem vielleicht insofern bewußtseinsnäher, als er - wie wir erfahren - explizit keine Kinder will (064), während für die Frau das Kinder-Bekommen viel unbewußter verhindert wird ((070)-(074)). Daß jedoch dieses aus der Lebenswelt des Ehepaares geschilderte Problem von Sexualität und Kindern direkt etwas zu tun hat mit dem, was sich soeben in der Praxis zwischen dem Arzt und der Frau ereignet hatte, zeigt die Verknüpfung dieser Themen, die der Arzt latent vornimmt, indem er vordergründig nur aneinanderreiht, was scheinbar nicht zusammenpaßt, nämlich, daß die Frau jetzt wegen ihrer sexuellen Schwierigkeiten in Gruppentherapie ist (077) und daß er dem Mann nicht sagen darf, daß seine Frau bei ihm war (078). Bezeichnenderweise ist Äußerung (078) unvollständig. Im Kontext ist das Geheimnisvolle durchaus enthalten, und dem Arzt geht der vollständige Satz gar nicht mehr über die Lippen, so als würde er sich schon jetzt an das Geheimnis halten. Dieser Abschnitt endet mit der anaphorischen Bemerkung 'äh so das ist das eine' (079). Auch daraus, daß der Arzt sich nur auf 'eines' bezieht, obwohl er zweierlei erzählt hat (seine Begegnung mit der Frau in der Praxis und das Kinder-Problem aus der Lebenswelt des Ehepaares) läßt sich schließen, daß sich hinter den beiden Themen dieses Abschnittes e i n latentes Thema verbirgt.

Abschnitt V beginnt mit einer verfehlten Formulierung, die jedoch nicht korrigiert wird: "(080) äh die Verständigungsschwierigkeiten zwischen den Leuten sind schlecht". Hier sind die Schwierigkeiten, die die Eheleute haben, kontaminiert mit der schlechten Verständigung, die außerdem zwischen ihnen herrscht. Hätte der Arzt wirklich nur von den Verständigungsschwierigkeiten sprechen wollen, dann hätte er sie 'groß' und nicht 'schlecht' nennen müssen. Schauplatz des Geschehens ist wieder Ebene 3, wir erfahren, daß es schon einmal einen Dritten gegeben hat, durch den sich der Ehemann existentiell bedroht gefühlt hat ((082)-(092)), obwohl 'das also alles platonisch dahergegangen sei' (084). Offensichtlich sucht die Frau - wie jetzt im Arzt auch - einen Gesprächspartner, mit dem sie ihre Probleme bereden kann. Daß aber mit einem Mann ein Gespräch führen, einen Anflug von Fremdgehen hat, ist nicht zuletzt an der heftigen emotionalen Reaktion des Arztes dieser Frau gegenüber abzulesen, dem dieses Gespräch gar nicht recht ist, was aus dem folgenden Textstück allerdings noch eindeutiger hervorgeht als aus dem bisherigen.

Doch zunächst möchte ich noch auf eine Fehlleistung des Arztes hinweisen in Äußerung (089). Er zitiert darin den Mann, der, nachdem er gemerkt hat, daß sich seine Frau so gut mit dem Arbeitskollegen versteht, sagt (088), 'das müsse sofort <u>auftre</u> <u>äh</u> <u>aufhören</u>/ im anderen Fall macht er Selbstmord' ((089/(090)). Das erste, rasch korrigierte Wort ist nicht vollständig ausgesprochen; es zu 'auftreten' zu ergänzen, gibt jedoch einen Sinn, allerdings einen Gegensinn. Nach Freud sind die Fälle von Versprechen, "in denen das Gegenteil an die Stelle des Beabsichtigten tritt" (Freud, 1917, S. 31) die häufigsten. Das äußerliche Zustandekommen dieses Versprechers ist mit der gemeinsamen Vorsilbe von 'auftreten' und 'aufhören' zu erklären; mit dem 'auf' war dem Weitersprechen eine Weiche gestellt, die einen Moment zu lange einen Weg ins Unbewußte des Patienten freigab, auf den der Arzt einen halben Schritt setzte, dann aber zurückschreckte und das Wort gemäß seiner bewußten Absicht korrigierte. Ich nehme an, daß der Arzt beim Zitieren des Patienten - vermittelt durch die Ehefrau - nicht einfach mit seinem eigenen Unbewußten in Kontakt und zugleich in Konflikt kam, sondern im Sich-versprechen durchaus etwas von der Dynamik dieses Falles transportiert. Für diese Annahme finde ich bei Argelander Unterstützung, der ebenfalls davon ausgeht, daß "die unbewußte Thematik mit unverminderter Aktualität, wenn auch in einem anderen Gewand" (Argelander, 1984, S. 390) wirksam wird. Was dort für das Protokollschreiben gesagt ist, gilt womöglich in noch höherem Maße für das mündliche Berichten von Fällen. Was aber könnte es bedeuten, wenn der Patient sagt, 'das müsse sofort auftreten/ im anderen Fall macht er Selbstmord' ((089)/(090))? Das 'das' bezieht sich auf die Beziehung seiner Frau zu dem Arbeitskollegen. Könnte es sein, daß der Patient sich unbewußt eine untreue Frau oder vor allem einen Rivalen wünscht und auf diese Weise auch mit provoziert, daß es zu solchen 'Geheimnistuereien' (116) kommt? Die emotionale Aufladung ist auf jeden Fall massiv, wenn er mit Selbstmord droht. Etwas hoch Aggressives steckt in der Beziehung dieses Ehepaares, was die Frau fürchtet, und was zunächst nur in der Angst vor Krebs zu stecken schien, jetzt aber auch in der Selbstmorddrohung enthalten ist.

Der Arzt reagiert wieder überraschend. Er geht nämlich auf den Inhalt des ihm soeben Mitgeteilten nicht ein, verhält sich aber so, als ginge es vor allem um seine Person; als hätte der Patient etwas vom Besuch der Frau bei ihm gemerkt. Damit weist er die Frau schroff zurück: 'ich hab g'sagt/ ich hielte nichts davon/ ähm daß sie hierher kommt/

und über ihn spricht/ .../ sie müßte ihm das doch sagen' ((093)-(100)). Ohne Redeeinleitung folgt prompt die Antwort der hin und hergerissenen Frau: 'nein' (Abbruch) - 'ja' - 'momentan no net' ((101)-(103)). Die Erwiderung des Arztes wird immer aufgeregter 'das hat kein Zweck/ es kann amal irgendwie sein/ .../ daß daß der Mann kommt/ .../ und der Mann merkt plötzlich' ((105)-(110)). Die ganze Passage ((104)-(117)) wirkt tatsächlich so, als flehe ein in Bedrängnis geratener Liebhaber seine ihn beschwörende Partnerin an, doch von der Beziehung abzulassen, so in dem Tenor 'es hat keinen Sinn mit uns, wir müssen aufdecken, was geschehen ist, andernfalls könnten wir überrascht und entdeckt werden'. Der Arzt sieht nicht, daß die Frau mit ihren Beschwerden kommt, die es zu verstehen gälte. Er versucht lediglich, sich aus der Rolle zu befreien, in die ihn die Patientin bringen will, ohne die Bedeutung dessen zu reflektieren. In einem ungeheuer dichten, wenn auch durch indirekte Rede etwas auf Distanz gehaltenen Dialog, wehrt der Arzt das Übertragungsangebot an ihn ab. Dies begreift die Frau schließlich. Die Wogen glätten sich, als sie sich auf eine ärztlich/ medizinische Dimension einläßt und sagt, "(119) sie hätte die ganze Zeit schwere Bronchitis". "(121) und dann hab ich sie also auf Bronchitis untersucht/(122) und das dürfte der Mann also wissen". Der Arzt lehnt es indirekt ab, sich auf das psychologische Problem der Frau einzulassen, welches jedoch auch die bis dahin rein medizinisch erschienene Krankengeschichte des Mannes zum psychologischen Problem gemacht hat.

Auffallend ist in der vorangegangenen Rede des Arztes an die Frau noch seine Idee, der Mann könnte über die Karteikarte mit seiner Frau verwechselt werden, d.h. es könnte eine falsche Karte gezogen, - gespielt - werden ((111)-(115)). Ist es möglich, daß auch in diesem Fall (wie in Fall 05/0) ein Problem in der Geschlechtsidentität des Mannes und/oder der Frau vorliegt? Dazu paßt auch die Kinderwunsch-Problematik. Sprachlich wird dieses Problem dann aber nicht wie in Fall 05/0 formal über Objektkontaminationen transportiert, sondern inhaltlich. Hinter dem manifesten Sprechakt einer Befürchtung, der Befürchtung vor Verwechslung und Entdeckung eines Sachverhaltes, steckt eine andere, unbewußte Befürchtung, eine viel tiefer liegende Verwechslung ans Licht kommen zu lassen.

Dieser Fallbericht endet mit den Absätzen VI und VII. Der Arzt kommt wieder auf seinen ursprünglichen Patienten zurück, der inzwischen noch einmal da war (125). Doch nach allem, was geschehen ist, kann er nicht mehr so glatt über ihn sprechen. Die meisten Anakoluthe und Verzögerungsphänomene dieses Textes treten in diesem Absatz auf. 'Wir hab'n' (126) - ein Versuch, sich wieder mit dem Mann zu solidarisieren, wird abgebrochen, noch ehe gesagt ist, was 'wir' vorhatten. Was der Mann hat, bleibt unklar ((128)/(129)). Die vorausdeutend gebrauchte Äußerung, "(130) aber das eine ist", wird nicht eingelöst. Vielmehr schiebt der Arzt eine Information über die innermedizinische Diagnostik nach ((132)/(133)), bei der er richtig ins Stammeln gerät und greift danach nicht mehr auf, was er mit 'dem einen' hatte sagen wollen. Der Arzt fühlt sich auch hier - wie der Frau gegenüber, die mit ihrer Bronchitis, nicht aber mit ihren psychologischen Problemen zu ihm kommen durfte, - ganz als Organiker (135). Ja obwohl er schon zweifelt, ob es wirklich um diese Dimension geht, klammert er sich doch hoffnungsvoll daran (136). Was die Frau über ihren Arbeitskollegen gesagt hatte, 'mit dem konnt mer wenigstens Probleme bereden' (085), wird noch einfühlbarer, wenn man nun sieht, daß 'man' mit dem Arzt eben - wie mit dem Ehemann - keine

Probleme bereden kann. Immerhin zeigt die ataktische Sprechweise des Arztes in diesem Absatz, daß es auch noch eine andere,als eine nur glatte, medizinisch unverbindliche Seite dieses Arzt-Patient-Verhältnisses geben muß.

Ganz zum Schluß in Abschnitt VII macht der Arzt noch einmal seine Abwehr explizit, dieses eigenartige Dreiecksverhältnis paßt ihm gar nicht ((139)/(140)). 'Und diese Angst auf beiden Seiten' (138), - eigentlich gibt es drei Seiten in dieser Dynamik, so daß doppeldeutig und offen bleibt, von wessen Angst die Rede ist. Oberflächlich gesehen sind als die 'beiden Seiten' wohl der Patient und seine Frau gemeint, darunter liegt aber eine eigene Angst des Arztes sowohl der Frau, als auch dem Mann gegenüber. Dieser hatte ja nicht selbst dem Arzt etwas von seiner (möglichen) Angst gesagt. Die endgültig diese Falleinbringung abschließende und die Diskussion eröffnende Äußerung 'so weit' (141) enthält zwei Richtungen, eine anaphorische, nach rückwärts gerichtete, die besagt, daß der Arzt noch mehr sagen könnte, aber hier eine Zäsur setzt, zum anderen aber auch eine kataphorische Zukunftsperspektive 'wer weiß, wie diese Geschichte weitergehen wird'.

Versucht man die kommunikativen Befunde dieses Fallberichtes zusammenzufassen, so springt zunächst ins Auge, daß es sich hier um zwei Arzt-Patient-Verhältnisse handelt. Auf der einen Seite steht die karge und sachlich medizinische Beziehung des Arztes zum Mann, der zunächst als Patient imponierenden Person. Die Kargheit der Beziehung drückt sich auch in Wortkargheit aus. Vom verbalen Umgang des Arztes mit dem Patienten erfahren wir nur eine sprachliche Handlung in sehr geraffter und reduzierter Form, "(018) und hab mit ihm ausgemacht/(019) wie's dann weitergeht". Dem gegenüber steht die emotional aufgeladene und sehr detailliert wiedergegebene Beziehung zur Ehefrau des Patienten, die den Arzt als heimlichen Vermittler gewinnen will in ihrer angstvollen und sprachlosen Beziehung zum Ehemann. Das 'Dreiecksverhältnis' wirkt wie ein offenes Dreieck. Es gibt eine Beziehung zwischen Arzt und Mann und Arzt und Ehefrau, die Kommunikation zwischen den Eheleuten ist aber gestört. Ohne sich Rechenschaft darüber abzulegen, was seine Rolle in diesem Beziehungsgefüge sein soll, und was die Botschaft der Patientin an ihn ist, lehnt der Arzt in seinem sprachlichen Verhalten das Übertragungsangebot der Frau an ihn ab. Die drei wiedergegebenen verbalen Interventionen von ihm enthalten als Sprechakte eine Frage ((054)-(057)) und zwei Aufforderungen ((093)-(100) und (104)-(113)) an die Frau, sich anders zu verhalten. Diese werden schließlich von der Frau auch verstanden. Alle drei an der Interaktion beteiligten Personen einigen sich am Schluß auf ein organisches Problem. Es gelingt dem Arzt nicht, eine verbale Intervention zu formulieren, die Licht auf das hier am Werk befindliche psychologische Problem und das heißt auch, auf die Dimension seiner therapeutischen Kompetenz werfen würde.

6.5 Fall 04/0

6.5.1 Der Text im Wortlaut

I

(001) des is ne Patientin
(002) ungefähr achtundfufzig Jahre
(003) und die hat ein metastasierendes Colon-CA
(004) und das nähert sich also dem dem Endstadium
(005) sagen wir mal
(006) und davor hab ich also ja etwas Bammel
(007) und deswegen wollt ich's eigentlich erzählen

II

(008) äh des fing so an
(009) ungefähr als ich da in inn der Praxis angefangen hab
(010) war se ziemlich am Anfang da
(011) hat schon seit einiger Zeit Beschwerden gehabt
(012) und die wurden auch sonst immer mal wieder geäußert
(013) ich hab se deshalb untersucht
(014) wie mer des macht
(015) wenn jemand neu kommt
(016) und hab's ah
(017) und dann wurde
(018) ah wurde das Colon geröntgt
(019) und dann kam das Karzinom raus
(020) und ähm -
(021) und sie hat dann also gemeint
(022) und das des auch verschiedentlich also geäußert
(023) von wegen ah da hätt ihr jemand das Leben gerettet
(024) so in dem Stil
(025) also eine große große Zukunftserwartung da dran geknüpft
(026) das ääh -
(027) wie ich das gehört hab
(028) das war mir also sehr unsympathisch
(029) ne ahh da wird man dann gleich so belastet
(030) und die nein
(031) denn denn des war
(032) na ja also wurd dann operiert
(033) es ging ihr zunächst sehr ordentlich gut
(034) sie kam dann nochmal zur Kontrolle
(035) und praktisch anderthalb Jahr nicht mehr

III

(036) und dann kam se wieder
(037) und dann waren Lungen-Metastasen da
(038) ah ich hab ihr am Anfang
(039) wie sie aus der Klinik kam
(040) und gefragt hat
(041) wie's ging
(042) sie hat dort die Klinikärzt' auch gefragt
(043) ich weiß jetzt net mehr genau
(044) wie die sich ausgedrückt haben
(045) aber ich hatt ihr gesacht
(046) also was da raus gemacht worden ist
(047) wär
(048) gutartig wär das nicht gewesen
(049) ich hab mich also net getraut im Gegensatz zu dem Fall von neulich
(050) also ihr ihr zu sagen
(051) des wär ein Krebs gewesen
(052) ah ich wollt auch net grad sagen
(053) des war bösartig
(054) ich hab's also so rum gesacht

(055) gutartig war's net
(056) wer's hören wollt
(057) konnt's hören
(058) und es war mir eigentlich offensichtlich
(059) daß se's also net hat hören wollen

IV

(060) - - ah dann kam se also nach anderthalb Jahren wieder
(061) und dann hat mer g'sacht
(062) ja was is denn jetzt mit der Lung' los
(063) - - äh kam se wieder ins Krankenhaus
(064) die haben dann angefangen
(065) und ne Bronchoskopie gemacht
(066) und sie hat dann ganz präzis drauf abgehoben
(067) daß se also
(068) daß -
(069) mir schien das so
(070) daß se also hören wollt
(071) es ist gut
(072) das wollt se hören
(073) - - und ich hab das dann so gemacht
(074) daß ich ihr also gesacht hab
(075) der zytologische Befund war gut
(076) der röntgenologische war halt net gut
(077) aber der zytologische war gut
(078) und das hab ich ihr erzählt
(079) und nach dem hat se auch immer wieder gefragt

V

(080) es wurde ne Zeitlang besser
(081) hat a Weil ein paar Cytostatica gekriegt
(082) und dann ging's also trotz Cytostatica also ziemlich erheblich weiter
(083) inzwischen is se also zu Haus
(084) es ist noch nicht komplett bettlägrig
(085) sie liegt

VI

(086) ah es ist ne Kriegerwitwe
(087) der Mann ist
(088) glaub ich
(089) 41 gefallen
(089) zwei Söhne
(090) Jahrgang 39
(091) und 37
(092) verheiratet am gleichen Ort
(093) mit dem einen hatt sie ein gutes Verhältnis damals
(094) mit dem anderen hatt se an getrübtes Verhältnis
(095) vor allem da auch mit der einen Schwiegertochter
(096) da hat sich nie einer drum gekümmert
(097) auch nachdem also offensichtlich war

(098) daß es der Frau schlecht ging
(099) so da zum zweiten
(100) oder drittenmal im Krankenhaus war
(101) sie hat dann immer erzählt
(102) die Nachbarn würden da sagen
(103) ja wie siehst 'n du aus
(104) ja das muß ja was Krebsigs sein
(105) ne sagen die Nachbarn
(106) sie hat ne ah a Mutter
(107) die ist 83
(108) da wird also hart gesprochen gell
(109) die Mutter besucht sie als mal
(110) setzt sich also da drei Stund hin
(111) und erzählt ihr des auch
(112) ja du nimmst ja ab
(113) ja was ist denn mit mit dir los
(114) das muß doch was Krebsigs sein
(115) und se tröstet die dann immer wieder
(116) und sacht
(117) nee das wär's net

VII

(118) jetzt is se also zu Haus
(119) irgendwann haben sich die Söhne erkundigt
(120) und na hab ich gesagt
(121) ich hätt mich sowieso gewundert
(122) daß sich nie mal einer erkundigt nach dem
(123) nach dem Befinden
(124) oder nach der Gesundheit der Mutter erkundigt
(125) na dann kam'n se alle zwei
(126) und dann hab ich denen gesacht
(127) wie ich's sehe
(128) - - und die kümmern sich jetzt also ordentlich um die Frau
(129) immer der äh
(130) die eine Tochter hat
(131) die eine Schwiegertochter hat also Spätschicht
(132) und die andere Frühschicht
(133) und immer die eine holt die also mittags mit dem Auto zum Mittagessen
(134) fährt mittags raus
(135) ißt bei denen Mittag
(136) se wird dann wieder zurückgebracht
(137) da geht se also zwei Stunden am Tag außer Haus
(138) sonst liegt se inzwischen also net mehr in ihrem Schlafzimmer oben
(139) sondern unten im Wohnzimmer
(140) macht sich ihren Kaffee selber
(141) und setzt sich auch mal auf die Veranda

VIII

(142) ich geh da all alle paar Tage mal hin

(143) guck
(144) wie's geht
(145) spritz irgendwas
(146) und mer unterhält sich
(147) und ah die präzise Frage kam in der letzten Zeit nicht mehr
(148) sie will also wissen
(149) daß es ihr besser geht
(150) na ich hab dann äh gesacht
(151) also ich hätt den Eindruck
(152) sie wär lebhafter geworden
(153) die Frab wär wieder -
(154) so geht das so etwas dahin die letzten vier Wochen
(155) - - - das wär's

6.5.2 Zur Interaktion zwischen Arzt und Patient

Der vierte vom Arzt in die Gruppe eingebrachte Fall handelt von einer unheilbar kranken Patientin. Der Hausarzt ist mit der Betreuung sterbender Patienten in höherem Ausmaß befaßt als der Spezialarzt und gerade in dieser "Lebensphase" erlangen seelische Faktoren, die auch die Arzt-Patient-Beziehung betreffen, noch einmal besonders große Bedeutung (vgl. Loch, 1971, S. 148). Der Umgang mit sterbenden Patienten stellt also ein häufiges Problem für die Balint-Gruppe dar. Das Interaktionsprofil sei noch einmal kurz vergegenwärtigt:

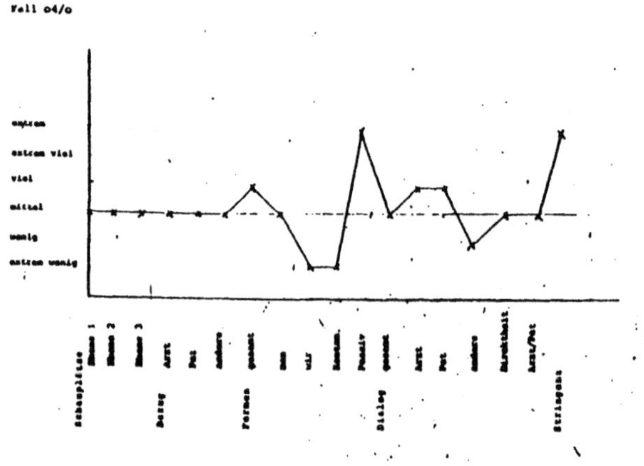

1. Im Gegensatz zu den in diesem Kapitel bisher diskutierten Falleinbringungen enthält dieser Fallbericht ein recht ausgewogenes Verhältnis zwischen dem Arzt und der Patientin.

   a) Die Patientin steht im Mittelpunkt aller Bezugnahmen (43%), aber auch andere Personen ihres sozialen Umfeldes kommen zu Wort (32%). Der Arzt nimmt auf sich selbst in 22% der Äußerungen Bezug. Die Verteilung aller Bezugnahmen liegt im Vergleich mit den anderen Texten im mittleren Bereich.
   b) Auch der Dialoganteil erreicht in diesem Fall einen mittleren Wert (32%). Der Arzt zitiert sich selbst häufiger als die Patientin und als andere in diesen Fall involvierte Personen, aber ohne besonders dominant zu sein. Der Redeanteil, der nur den konkreten Dialog zwischen dem Arzt und seiner Patientin betrifft, ist relativ niedrig, 60% des Gesamt-Redeanteils. Der Grad an Direktheit der Rede erreicht ebenfalls einen mittleren Wert (38%). Direkte und indirekte Zitate halten sich die Waage.

2. Außer der direkten Interaktion zwischen dem Arzt und der Patientin werden in diesem Fall auch die Personen eingebracht, die das soziale Netz der Patientin konstituieren und die außer dem Arzt für die aktuelle Betreuung der Patientin sorgen: ihre beiden Söhne, die Schwiegertöchter, ihre Mutter und Nachbarn. Daß der Ehemann gefallen ist, wird erwähnt.

3. Dem entsprechend ist auch die Verteilung des Materials auf die einzelnen Schauplätze des Handelns ausgewogen. Hauptschauplatz ist die Praxis (Ebene 2: 56%), aber auch Informationen aus der Lebenswelt der Patientin finden ihren Platz (Ebene 3: 26%), während das Ausmaß

an direkt an die Gruppe gerichteter Äußerungen auf Ebene 1 mit 8% unauffällig ist.

4. Der Gesamtanteil an besonderen Formulierungen ist hoch (19%), im Vergleich mit den anderen Fällen nach Fall 01/0 am zweithöchsten. Er kommt aber fast ausschließlich durch die extreme Fülle an passivisch formulierten Äußerungen zustande;

   a) viermal 'man'-Gebrauch,
   b) kein kooperatives 'wir',
   c) keine Objektkontamination,
   d) aber 19% passivische Äußerungen. Dieses Ergebnis legt in einem Fallbericht, der sonst so ausgewogen formuliert ist, die Überlegung nahe, daß sich die Ohnmacht zu handeln angesichts einer unheilbar kranken Patientin, sprachlich in einem sehr hohen Passiv-Gebrauch niederschlägt. Ob sich diese Hypothese auch in anderen Fallgeschichten bestätigt, müßte jedoch an geeignetem Material noch gezeigt werden.

5. Der Arzt ist in der Lage, diese Falleinbringung ohne große Störanfälligkeit, im Vergleich zu den anderen Fallberichten, sehr stringent zu formulieren.

6. Das spezielle Problem des Arztes im Umgang mit dieser Patientin - hier von Komplikation zu sprechen, erscheint mir nicht sehr passend - betrifft die allgemein schwierige Aufgabe, vor die ein Arzt bei der Betreuung sterbender Patienten gestellt ist. Es handelt sich hierbei meines Erachtens um Psychotherapie im ursprünglichsten Sinne, die dann zum Tragen kommt, wenn der ärztlich/medizinischen Kunst ein natürliches Ende gesetzt ist.

6.5.3 Zur Kommunikation zwischen Arzt und Patient

Die erste Äußerung dieses Fallberichtes "(001) des is ne Patientin" enthält ähnlich wie in Fall 05/0 eine Prädikation; dort lautete die zuschreibende Aussage, es handelt sich um einen Mann, hier lautet sie, es handelt sich um eine kranke Frau. Nun werden in der Balint-Gruppe immer kranke Menschen vorgestellt, bezeichnend aber ist hier, daß sich die Aussage in der Feststellung dieser Tatsache zunächst erschöpft. Das ganze Sein dieser Patientin besteht also im Krank-sein. Erst in Äußerung (003) wird mit 'und' parataktisch angeknüpft "(003) und die hat ein metastasierendes Colon-CA" und das nähert sich also dem - dem - das Wort 'Endstadium' geht dem Arzt nicht ohne weiteres über die Lippen (004), er muß ein Zögern überwinden, und seine Wortwahl noch im nachhinein durch das vorsichtige metasprachliche 'sagen wir mal' (005) absichern. Dies unterstreicht die Anstrengung die ihn die klare Bezeichnung seiner Diagnose kostet. Und anders als in allen anderen Fallberichten macht der Arzt zu Anfang nicht nähere Angaben zu den Lebensumständen der Person der Patientin, diese orientierenden Daten werden erst viel später ((086)ff) nachgeliefert, sondern er gibt eine klare Begründung seiner Motivation, diesen Fall besprechen zu wollen. Die Krankheit der Patientin, die sich dem Endstadium nähert, löst im Arzt Gefühle aus, sie macht ihm Angst ('Bammel' (006)) und - 'deswegen' - weil ich Angst habe -, d.h. um mit dieser Angst besser umgehen zu lernen, 'wollt ich's eigentlich erzählen' (007). Damit ist schon im ersten Abschnitt direkt und zunächst ausschließlich das Arzt-Patient-Verhältnis fokussiert.

In Abschnitt II rekurriert der Arzt nun auf die Geschichte dieses Arzt-Patient-Verhältnisses. Der Arzt, der die

Patientin von Beginn seines Praktizierens an kennt, hat sie wegen der von ihr geäußerten Beschwerden untersucht ((011)-(013)), "(014) wie mer des macht/(015) wenn jemand neu kommt". Offensichtlich hat der Arzt das Bedürfnis, sich durch Verwendung von 'man' hinter den Normen der Ärzteschaft zu verstecken: jeder Arzt macht das so, wenn jemand neu kommt. Sowohl der Arzt als auch die Patientin treten als Individuen hinter der Allgemeinheit der Ärzte bzw. der Patienten zurück. Dadurch bekommt diese Bemerkung fast Rechtfertigungscharakter. Die nächste Äußerung verunglückt ganz (016), bis wir schließlich in drei passivisch formulierten Äußerungen vom Befund des Karzinoms erfahren, im Anschluß daran endet wieder eine Äußerung im vollen Abbruch (020). Im krassen Gegensatz zur klaren Diagnose, die im Hier und Jetzt der Gruppe offengelegt wurde ((003); (004); (019)), steht nun die Tatsache, daß die Patientin von Lebensrettung spricht (023), vom Arzt allerdings relativierend und distanzierend indirekt im Konjunktiv II wiedergegeben. In Termini psychoanalytischer Abwehr gesprochen, macht die Patientin eine Idealisierung mit dem Arzt und verkehrt die lebensbedrohende Krankheit ins Gegenteil, wenn sie von Lebensrettung spricht. Der Arzt reagiert auf diese Idealisierung mit Unbehagen "(028) das war mir also sehr unsympathisch", er fühlt sich belastet (029), muß dies aber seinerseits durch den Gebrauch von 'man', welches eindeutig ihn selbst meint, abwehren, und beim Weitersprechen kommt er ins Stolpern ((030/(031)). Er fängt sich schließlich bei der guten Nachricht wieder, daß die Operation zunächst gelungen war.

Abschnitt III leitet eine nächste Phase dieser Behandlung ein, welche eineinhalb Jahre nach der Operation beginnt. Die Patientin hat in der Zwischenzeit Lungenmetastasen bekommen. Doch bevor der Arzt sich auf dieses Stadium einläßt, greift er noch einmal zurück auf die soeben erwähnte

Operation und trägt einen Dialog nach, der zwischen ihm und der Patientin damals stattgefunden hat. Es ist dies die erste direkte verbale Interaktion auf Ebene 2 in der Praxis und betrifft eben die Formulierung der Diagnose: "(039) wie sie aus der Klinik kam/(040) und gefragt hat/ (041) wie's ging/ .../(045)aber ich hatt ihr gesacht/ (046) also was da rausgemacht worden ist/(047) wär/(048) gutartig wär das nicht gewesen".

Interessant ist hier die direkte Rede 'also was da rausgemacht worden i s t ' (046), die durch die Faktizität des Gesagten begründbar ist, und dann der Wechsel in indirekte Rede 'gutartig w ä r das nicht gewesen' (048). Ob der Konjunktiv II hier absichtlich als zusätzliches Mittel zur Distanzierung eingesetzt wurde, oder ob es sich dabei um eine in der Umgangssprache übliche Ungenauigkeit handelt, wie sie in bezug auf den Gebrauch von Konjunktiv I oder II besonders häufig ist (vgl. Graf, 1977, S. 195ff), läßt sich nicht entscheiden. Der Wechsel von direkter in indirekte Rede als solcher spricht schon für eine Distanzierung des Arztes vom ganz hautnahen Dialog mit der Patientin. Weiterhin soll durch Spitzenstellung des Adjektivs 'gutartig' in dieser Äußerung die Aufmerksamkeit auf dieses gelenkt werden, damit die folgende Verneinung eben dieses bewußt plazierten Adjektivs besser untergehen kann. Diese Formulierung ist deshalb sehr kompliziert, weil sie eine doppelte Verdrehung enthält: nicht gutartig ist bösartig, betont wird aber das Gegenteil von bösartig, nämlich gutartig, was dann wiederum verneint wird. Diese doppelte Verneinung wird von der Patientin vermutlich auf zwei Ebenen mitgemacht. Wenn das Unbewußte keine Verneinung kennt, und wir uns die Freiheit nehmen dürfen, von der Verneinung abzusehen und für die Deutung den reinen Inhalt des Einfalles - hier: der Äußerung - zu nehmen (Freud, 1925, S. 11), dann bliebe als Inhalt der Äußerung (048) übrig,'es war gutartig'. Halbbewußt oder vorbewußt scheint die Patientin daran zu glauben, während ihr tiefes Unbewußtes vermutlich die doppelte Verneinung rückgängig macht und eine weitere Transformation vornimmt - der Gegensinn von gutartig ist bösartig. Dieser Umgang mit der Krankheit könnte nach Weisman (1972, zit.nach Gaus und Köhle, 1981, S. 759) als "Middle-knowledge" interpretiert werden. Dieses Phänomen, das er als ein Stadium 'ungewisser Sicherheit' bezeichnet, hat Weisman als ein typisches Verhalten bei den von ihm beobachteten schwerkranken Patienten beschrieben, die versuchten, einen Gleichgewichtzustand zwischen Wissen und Nicht-Wissen zu finden.

Genialer drückt es Freud aus: "Die Verneinung ist eine Art, das Verdrängte zur Kenntnis zu nehmen ..." (Freud, 1925, S. 12). Doch nicht nur die Patientin scheint in diesem Paradoxon ihre Balance zu finden, auch der Arzt bedient sich dieser Methode, durch Verneinung, der Patientin das Verdrängte zur Kenntnis zu geben. Ihm ist nämlich völlig bewußt, daß er mit seiner Formulierung eine beschwichtigende Wirkung bei der Patientin erreichen wollte, er expliziert diese Absicht ((049)-(055)). Allerdings scheint diese Vorsicht im Arzt auf etwas zurückzugehen, was die Patientin in ihm induziert hat, denn es fällt ihm selbst auf, daß er in einem anderen Fall die Diagnose 'Krebs' offen ausgesprochen hat (051), während er sich hier nicht traut, das zu tun (049). Diese Information läßt darauf schließen, daß es nicht grundsätzlich zum Stil dieses Arztes gehört, unheilbar kranke Patienten nicht aufzuklären, vielmehr scheint er hier mit dem Bedürfnis dieser Patientin mitzuschwingen.

"Die Diskussion über die Frage der sogenannten 'Diagnosemitteilung' wird unter Ärzten heute noch kontrovers geführt", heißt es bei Köhle u.a.(1981, S. 819). Die Autoren kommen nach sorgfältigem Abwägen der Argumente, die zu dieser Kontroverse geführt hatten, zu dem Schluß: "Zur Diskussion steht nach Kenntnis dieser Befunde für uns n i c h t mehr die Frage: 'Aufklären oder Nicht?', n i c h t die Frage nach der 'Mitteilung der Diagnose', sondern die Frage nach der Art des Umgangs mit dem Kranken, der bereits über sein eigenes, jeweils individuelles Vorwissen verfügt. ... Auch die Verleugnung ist in diesem Sinne ein 'sozialer Akt'" (Köhle u.a., S. 819f, Hervorhebung im Original). Die fast beschwörend klingende Sprachformel 'wer's hören wollt/ konnt's hören' ((056)/(057)) erweckt durch die Verallgemeinerung den Anschein, als sei die Aussage 'gutartig war's net' (055) an alle krebskranken Patienten gerichtet. So in den Raum gestellt, könnte sich jeder Betroffene die für ihn verkraftbare Auslegung heraussuchen. Der Arzt überläßt also der Patientin die Einschätzung ihres 'individuellen Vorwissens' und den Grad an Aufgeklärtheit, den sie sich zumuten will. Und er kommt zu der Überzeugung, daß sie das 'bösartig' am 'nicht gutartig' nicht hören wollte.

Nach dieser Rückblende zu seiner Kommunikation mit der Patientin über den ersten Befund, knüpft der Arzt in Abschnitt IV (060) wieder an der Einleitung zu Abschnitt III (036) an, "(060) ah dann kam se also nach anderthalb Jahren wieder". 'Man' hat gesagt (061), "(063) ja was is denn jetzt mit der Lung' los'. Der 'man'-Gebrauch in dieser Falldarstellung ist zwar insgesamt niedrig, die einzelnen Belege haben bisher aber ausnahmslos gezeigt, daß sich der Arzt dahinter verbirgt. Dieses 'man' jetzt in Äußerung (061) steht als Ich-Ersatz. Durch diese Redeeinleitung erreicht der Arzt etwas Distanz zur schwierigen Aufgabe, gegebenenfalls maligne Befunde erheben zu müssen. Das folgende Zitat in direkter Form gibt dann aber ganz unmittelbar seine Betroffenheit wieder. Die Ausruf-Betonung dieser Äußerung wird formal zum einen durch das expressive 'ja' am Anfang (vgl. Franck, 1980, S. 228) und zum anderen durch die Frageform als einem rhetorischen Mittel erreicht. Es folgen Untersuchungen ((063)-(065)). Der Arzt kündigt an, daß die Patientin auf etwas ganz präzise abgehoben habe (066), er bringt dann aber über zwei Abbrüche hinweg nicht heraus, worauf. Statt dessen kommt er darauf zu sprechen, was er bei sich wahrgenommen hat, was passiv in ihm durch die Patientin ausgelöst worden ist: "(069) mir schien das so/(070) daß se also hören wollt/ (071) es ist gut/(072) das wollt se hören".

An dieser Textstelle zeigt sich eine ungeheuer dichte Beziehung zwischen dem Arzt und der Patientin. Was die sprachliche Realisierung dieser Passage für interaktionelle und kommunikative Implikationen hat, wurde bei der Diskussion des Passiv- und Modalverbgebrauchs in Kapitel 5.2.2.1.4, schon ausführlich dargestellt. Während in Fall 05/0 unbewußt dichte Beziehungen sprachlich anhand von Kontaminationen in der personalen Referenz sichtbar wurden, findet die Nähe zwischen dem Arzt und der Patientin hier ihren Ausdruck in der bewußten Mitteilung des Arztes, wie er sich in die Patientin hineinzuversetzen versucht hat und wie er auf von der Patientin nicht ausgesprochene Wünsche reagiert hat. In beiden Fällen scheint die innere Sprache am Werk zu sein. So könnten die Äußerungen ((066)-(072)) (wie auch schon die Passage (054)-(059)) als Wiedergabe eines Dialogs aufgefaßt werden, in dem jene Verständigung zustandegekommen ist, für die Wygotski (1971) den Begriff der inneren Sprache geprägt hat. Er nennt als eine Quelle für das Wirksamwerden von innerer Sprache das gegenseitige Verstehen der Gesprächspartner, "... die von vornherein bezüglich des Subjekts oder des Themas des ganzen Gesprächs übereingekommen sind" (Wygotski, 1971, S. 336). Hierbei spielt die Wahrnehmung des Gesprächspartners eine wichtige

Rolle; Mimik, Gestik und die Intonationsseite der Sprache erleichtern eine Verständigung durch Andeutungen und Anspielungen. So gesehen brauchte das Textstück ((066)-(068)) nicht nur als unvollständig wiedergegebener Sprechakt der Patientin aufgefaßt zu werden, sondern es könnte sich dabei auch um eine systematisch verkürzte, prädikative Äußerung im Sinne der inneren Sprache handeln, deren Subjekt fehlt, weil der Arzt längst verstanden hat: 'es ist gut' soll das Thema des Dialogs lauten.

Der Arzt geht auf das von ihm so verstandene Thema ein, indem er der Patientin sagt: "(075) der zytologische Befund war gut". (Ich habe auch nur diese Äußerung als direktes Zitat gewertet). Damit macht er eine Feststellung, eine Assertion [22], die jedoch nur einen Teil des ganzen Sachverhaltes umfaßt. Die andere Seite, "(076) der röntgenologische Befund war halt net gut" - im Gegensatz zum zytologischen (077) - läßt er nur die Kollegen in der Gruppe wissen. Daß der Arzt mit dieser Aufspaltung des Gesamtbefundes in einen guten und einen nicht guten Aspekt etwas 'macht', ist ihm ebenfalls bewußt (073).

Durch die Verwendung der unauffällig scheinenden Modalpartikel 'halt' in Äußerung (076) (eine regionale Variante von 'eben') - früher häufig als überflüssiges 'Füllwort'bezeichnet - verleiht der Arzt dieser Äußerung eine besondere illokutive Note. Diese läßt sich mit den Untersuchungen von Franck (1980) gut in Übereinstimmung bringen. Sie schreibt, mit 'halt' bzw. 'eben' werde ein Kompromiß ausgedrückt. Die kommunikative Funktion dieser Partikel ist es, ein gewisses Zugeständnis zu machen, eine Handlung so und nicht anders ausgeführt zu haben. Der Ge-

22) Über das sprachliche Handlungsmuster der Assertion haben Ehlich und Rehbein (1979b) ausführlich gearbeitet.

halt von 'halt' "impliziert oft, wenn es sich um einen Satz handelt, der als Rechtfertigung oder Entschuldigung dient, die Bitte, allgemeine strenge Normen der Beurteilung nicht auf die zur Debatte stehende Handlung des Sprechers anzuwenden" (Franck, 1980, S. 237). Damit "ist der Appell an das Kommunikationsverhalten des Hörers gerichtet, nämlich es mit dem Gesagten gut sein zu lassen und nicht nach weiteren Erläuterungen oder Beweisen zu fragen" (Franck, 1980, S. 237). Nach dem guten Befundanteil fragt die Patientin immer wieder (079) und 'das' (nämlich 'der zytologische (Befund) war gut') 'erzählt' ihr der Arzt (078). Ich halte es in diesem Zusammenhang nicht für Zufall, daß der Arzt hier das Rede-bezeichnende Verb 'erzählen' benützt, weil es hier genau die Konnotation von 'Märchen erzählen', d.h. die Unwahrheit sagen, enthält.

Abschnitt V informiert die Ärzte in medizinischer Hinsicht über den augenblicklichen Zustand der Patientin. Auffallend an dieser Passage ((080)-(085)) ist deren hochgradig passivisch unpersönliche Formulierung. Klar angesprochen ist die Patientin nur in zwei der sechs Äußerungen, die diesen Abschnitt ausmachen: 'sie ist inzwischen zu Hause' (083) und 'sie liegt' (085). In den anderen Äußerungen wird mit dem unpersönlichen Subjekt 'es' operiert. Dieser Sprachgebrauch gipfelt in Äußerung (084). "(084) es ist noch nicht komplett bettlägrig" bedeutet selbstverständlich 'die Patientin ist noch nicht ganz bettlägrig'.

Als bisherige Handlungsstrategie des Arztes in diesem Fall ließ sich herauspräparieren, daß er sich im Stillen mit den unausgesprochenen, aber von ihm so verstandenen Wünschen der Patientin verbündet, die das Festhalten an etwas Gutem, letztendlich an der Hoffnung betreffen. Dies bedeutet, daß er die andere Seite, die tödliche Gewißheit des Endes, für sich behalten muß und zumindest nicht mit der Patientin teilen kann. Daß sich der Arzt dadurch belastet fühlt, zeigte sich schon indirekt in der Angabe des Grundes ((001)-(007)), diesen Fall vorzutragen, in der Hoffnung, in der Gruppe eine Gelegenheit zu finden, diese andere Seite mit den Kollegen teilen zu können.

Die Belastetheit des Arztes in diesem Fall macht sich auch daran fest, daß er nicht - wie üblich - zu Anfang seines Berichtes Angaben zur Person der Patientin und ihren Lebensumständen macht, sondern erst in Abschnitt VI, nachdem er die akute, ihn persönlich so betreffende Krankengeschichte der Patientin vorangeschickt hatte. Nun aber erfahren wir, daß die Patientin Witwe ist (086) und zwei verheiratete Söhne hat, die sich zunächst nicht um die Mutter gekümmert hatten ((086)-(100)). Demnach hatte der Arzt auch anfangs keine Gelegenheit, mit den Angehörigen der Patientin die schwer zu ertragende Wahrheit zu teilen.

Vor dem Hintergrund, daß die Kommunikation zwischen Arzt und Patientin von dem stillschweigenden Abkommen getragen ist, die ganze Wahrheit unausgesprochen zu lassen, muten die nächsten Äußerungen der Patientin dann um so erstaunlicher an, in denen die Nachbarn der Patientin zitiert werden, welche sagen: "(103) ja wie siehst 'n du aus/(104) ja das muß ja was Krebsigs sein" und ihre Mutter, die ihr sagt: "(112) ja du nimmst ja ab/(113) ja was ist denn mit mit dir los/(114) das muß doch was Krebsigs sein". Diese Informationen aus der Lebenswelt der Patientin (ursprünglich Ebene 3) werden durch das wörtliche Zitat, das der Arzt wählt, hautnah lebendig auf Ebene 1 in Szene gesetzt. Dabei ist interessant, daß der Arzt im Falle der Nachbarn explizit kenntlich macht, daß die Patientin ihm erzählt hat (101), was die Nachbarn ihr sagten, während im Fall der Mutter nur aus dem Kontext hervorgeht, daß auch ihre Rede von der Patientin stammt, denn der Arzt läßt die Mutter so zu Wort kommen, als hätte er sie selbst gehört.

In den beiden zitierten Äußerungen ((104) bzw. (114)) taucht zweimal die identische Proposition 'das muß was Krebsigs sein' auf - wohlgemerkt in der Praxis aus dem Mund der Patientin gesagt, allerdings andere zitierend. Die wahre Diagnose wird also in den Sprecherbeiträgen der Patientin in diesem Fallbericht ständig ausgesprochen, nur nicht im direkten Dialog zwischen dem Arzt und der Patientin. Die Formulierung dieser eindringlichen, da zweimal kurz hintereinander gebrauchten Äußerung ist modalisiert. Sie enthält zum einen das Modalverb 'müssen' in epistemischem Gebrauch; d.h. aus dem Wissen, das man (hier: die Nachbarn und die Mutter) in dieser Situation zur Verfügung hat, geht notwendigerweise die Schlußfolgerung 'was Krebsigs' hervor (vgl. Kratzer, 1978, S. 101). Eine weitere Modalisierung wird in (104) mit den Partikeln 'ja_1' und 'ja_2' erreicht, in (114) durch 'doch'. "JA_1 steht in Sätzen, die eine Feststellung ausdrücken und die normalerweise mit Ausruf-Betonung geäußert werden" (Franck, 1980, S. 229). Die weitere linguistische Beschränkung im Gebrauch dieser Partikel trifft genau den vorliegenden Fall: "es muß sich um eine Tatsache/ein Ereignis handeln, das vom Sprecher unmittelbar in der gegebenen Sprechsituation bemerkt wird. Der Anlaß zu der Feststellung und die Wahrnehmbarkeit des in der Proposition ausgesprochenen Sachverhalts müssen in der aktuellen Situation anwesend sein und außerdem n e u und a k t u e l l innerhalb dieser Situation" (Franck, 1980, S. 101; Hervorhebungen von mir, J. G.-J.). D.h. im Zitat der Nachbarn 'ja das muß ja was Krebsigs sein' (104) bedeutet das erste 'ja' einen Überraschungsausruf über eine neue und aktuelle Wahrnehmung, deren Unmittelbarkeit noch bis in die Wiedergabe durch den Arzt hineinreicht.

"JA_2 steht in behauptenden Aussagesätzen" (Franck, 1980, S. 231). Es ist meines Erachtens bedeutungsgleich mit dem 'doch' aus Äußerung (114). Vom Handlungsaspekt beim Sprechen her bedeutet es, daß die JA_2 Aussage zu einer Behauptung wird, "... für die keine weiteren Beweise oder Begründungen erbracht werden müssen. Diese Bedeutung von JA_2 könnte umschrieben werden mit der expliziten Formel: 'wie wir beide wissen' "(Franck, 1980, S. 232). Diese Implikation 'wie wir beide wissen' wird in diesem Fall in bezug auf das Arzt-Patient-Verhältnis tief verleugnet und in verschobener Weise dargestellt am Dialog zwischen den Nachbarn bzw. der Mutter und der Patientin. Solange das Wissen bzw. die Vermutung, die Patientin habe Krebs,bei den anderen liegt (sei es beim Arzt, der das für sich behält oder bei den Bezugspersonen der Patientin, die es laut sagen), solange gelingt es der Patientin, sich bewußt nicht davon tangieren zu lassen. Deshalb ist auch die Antwort der Patientin an ihre Mutter verständlich: "(115) und se tröstet die dann immer wieder/(116) und sacht/(117) nee das wär's net". Durch das performative Verb 'trösten' wird vor allem auf die sprachliche Handlung hingewiesen, die vorgenommen wurde. Die Patientin tröstet ihre Mutter und nicht umgekehrt. Damit wird die projektive Verdrehung aufrechterhalten.

In Abschnitt VII kommt der Arzt zum 'jetzt', zur aktuellen äußeren Situation der Patientin zurück. Er schließt damit an Äußerung (o83) an, während Abschnitt VI als nachgetragener Einschub aufzufassen ist, der vor allem in seiner orientierenden Passage ((086)-(100)) notwendig war, weil dort die Prämissen für das Verständnis des nun folgenden geschaffen wurden. Schließlich erkundigen sich die Söhne nach dem Befinden der Mutter und der Arzt klärt sie in sehr reduziert wiedergegebener Form darüber auf: "(126) und dann hab ich denen gesacht/(127) wie ich's sehe". Die soziale Versorgung der Patientin ist geregelt und der Arzt schließt seinen Fallbericht, indem er noch einmal auf das aktuelle Arzt-Patient-Verhältnis zu sprechen kommt.

In Abschnitt VIII schildert der Arzt seinen Umgang mit der Patientin aus der jüngsten Zeit. Er stellt sich ihr als sicheres, sorgendes Objekt zur Verfügung. Zunächst muß der Arzt eine gewisse Scheu vor einer direkten und nahen Beziehung überwinden, dieser Eindruck vermittelt sich durch seine sehr distanzierte Sprache. Er guckt, wie's geht' (144), nicht wie es ihr geht, 'und mer unterhält sich/und ah die präzise Frage kam in der letzten Zeit nicht mehr' ((146)/(147)). In diesen beiden Redewiedergebenden Äußerungen ist kein Sprecher mehr persönlich angegeben. 'Man' unterhält sich, und die 'präzise Frage', die jedoch nie inhaltlich konkret benannt wird, erscheint dagegen personifiziert als Subjekt des Satzes. Die Patientin selbst, die diese Frage stellen oder nicht stellen müßte, taucht gar nicht mehr auf. Doch dann kann der Arzt wieder persönlich sprechen, er ist als 'ich' ((150)/(151)) wieder Teil dieser konkreten Beziehung und bezieht sich auf die Patientin als 'sie'. "(148) sie will also wissen/(149) daß es ihr besser geht". Noch einmal taucht das für diesen Fallbericht typische Kommunikationsmuster auf: 'der Arzt weiß, daß die Patientin wissen will ...' - als Variante von 'der Arzt weiß, daß die Patientin hören will ...' ((058)/(059);(069)-(072)). In anderen Worten, der Arzt hält bis zuletzt seine Identifikation mit der Patientin aufrecht und teilt, wenn auch unter Anstrengung, das Positive mit ihr. Er sagt ihr, 'sie wäre lebhafter geworden' (152); daß ihre Farbe wieder besser sei, bringt er jedoch nicht ganz über die Lippen (153). Nach einer Pause schließt der Arzt den Fallbericht ab mit 'das wär's (155). Auch in dieser unscheinbar wirkenden Wendung, die lediglich einen rückbeziehenden, zusammenfassenden Abschluß bilden soll, steckt ein Stück Spezifik dieser Fallgeschichte. Die Formel 'das wär's' impliziert etwas Endgültiges und wird auch nur in diesem Text in dieser Form gebraucht, während die anderen Fallberichte alle mit einer Zukunftsperspektive enden. Diese ist besonders explizit in Fall 01/0: 'un des wär's eigentlich/ jetzt wart ich auf 's nächste' (01/0;(176)/(177)); und in Fall 16/0: 'falls er wieder kommt/ was mach ich 'n dann' (16/0;(190)/(191)).

Das in diesem Fallbericht eingebrachte Problem zwischen Arzt und Patient - die Betreuung eines sterbenden Patienten - stellt eine für die Balint-Arbeit typische Aufgabe dar. Sie unterscheidet sich jedoch von der Bearbeitung anderer Probleme dadurch, daß - wie Eissler einräumt - "bei sterbenden Patienten die persönliche Belastung (für den Arzt, J. G. -J.) schwerer als in den meisten anderen klinischen Situationen ist" (Eissler, 1978, S. 183). Der Arzt "kann sich durch die Gegenwart eines hoffnungslos Kranken vor die Frage gestellt sehen: was ist wirklich schwerer, sterben oder den Tod eines anderen miterleben? Die Frage wird für manche zynisch oder heuchlerisch klingen, trotzdem ist sie berechtigt, wenn ein intimer Kontakt mit dem Sterbenden besteht" (Eissler, 1978, S. 184).

Diese Belastung des Arztes wirkt durch den ganzen Fallbericht hindurch auf die Zuhörer/Leser. Sie wird gleich zu Anfang als Motiv für den Vortrag dieses Falles angegeben und bewirkt, daß die übliche Textstruktur umgestellt wird. Das komplikative Textelement, die Krankengeschichte selbst, steht vor den orientierenden Angaben über die Person der Patientin. Insgesamt ist diese Falleinbringung jedoch sehr ausgewogen formuliert, sowohl die ärztliche Betreuung als auch das soziale Umfeld der Patientin erhalten in der Erzählung Raum. Zur Kommunikation im Text läßt sich zusammenfassend sagen, daß einerseits eine sehr große Nähe zwischen dem Arzt und seiner Patientin besteht insofern, als dieser sich tief in die Patientin einfühlt und sich identifiziert mit dem von ihm erratenen Wunsch der Patientin nach Schonung, was den Umgang mit der wahren Diagnose, und das heißt mit dem Ausmaß der Bedrohung durch die Krankheit anbelangt. Demnach ist die wahre Diagnose aus dem Mund des Arztes zu hören in bezug auf die Kollegen in der Gruppe (Ebene 1) und in indirekter und reduzierter Form den Söhnen der Patientin gegenüber (Ebene 2). Aus dem Mund der Patientin taucht die wahre Diagnose in Episoden aus ihrer Lebenswelt auf (Ebene 3), jedoch in projektiver, dem Nicht-wahr-haben-wollen dienender Form, während sie im direkten Gespräch zwischen dem Arzt und der Patientin nicht explizit zur Sprache kommt. Auf der anderen Seite wirkt das Arzt-Patient-Verhältnis durch den hohen Passivgebrauch, welcher den direkten Umgang zwischen handelnden Personen in den Hintergrund drängt, auch distanziert.

Es ist schwer zu beurteilen, ob der Arzt in diesem Fall eine neue zwischenmenschliche Dimension im Sinne der Ziele von Balint-Arbeit praktiziert, weil die neue Einstellung und die verbalen therapeutischen Eingriffe im Umgang mit sterbenden Patienten keine heilende Wirkung, höchstens betreuende Funktion haben können. Letzteres ist jedoch hier meines Erachtens durchaus gegeben. Der Arzt verhält sich weit einfühlsamer und dennoch handlungsfähig als etwa in Fall 01/0, in welchem er sich unbewußt zum eindringenden Kampfpartner der Patientin hat machen lassen oder in Fall 05/0, in dem sich der Arzt aus lauter Vorsicht und Betroffenheit in seiner therapeutischen Kompetenz selbst eingeschränkt hat. In diesem Fall hat der Arzt die psychologischen Grenzen dessen, was die Patientin verkraften wollte oder konnte, gespürt, in dem von Köhle u.a. (1981) beschriebenen Sinne, daß der Arzt sich vom Patienten bewegen läßt, um in dieser Mitbewegung etwas über den Kranken zu erfahren. Der Arzt läßt sich vom Patienten verändern, um dann in der Lage zu sein, den Patienten zu verstehen und zu behandeln.

6.6 Fall 16/O

6.6.1 Der Text im Wortlaut

I

(001) vor ungefähr anderthalb Jahren kam'n Anruf von meinem Patienten
(002) er bräucht also an dringenden Termin
(003) Herzbeschwerden

II

(004) und er kam dann auch
(005) der war na so vierzig net
(006) ahm und das war 'he offensichtlich Stenokardie mit
(007) und zwar schwerste Stenokardie
(008) ahm Lehrer
(009) verheiratet
(010) ich weiß net mehr
(011) ob er angedeutet hat
(012) daß das mit der Ehe an bißchen kritisch ist
(013) oder ob ich das später irgendwo erfahren hab
(014) kann ich jetzt nicht mehr sagen
(015) und paar Kinder

III

(016) ahm ich hab dann also veranlaßt
(017) daß er Coronar-angiographiert wird
(018) in der Zwischenzeit fuhr er noch mit der Familie in Urlaub -
(019) anschließend -
(020) ähm es wurd abgesprochen
(021) unter welchen Bedingungen das abläuft
(022) daß er also ungefähr wie
(023) daß es also relativ ah nach menschlichem Ermessen ungefährlich ist
(024) und hinterher wurd er operiert
(025) ging dann von der Klinik auch direkt nach Waldkirch
(026) und kam dann wieder
(027) ahm ging dann nach Waldkirch

IV

(028) kam dann von Waldkirch
(029) des is so'n Herz-Lungen-Kurort
(030) und ah erzählte dann
(031) als er wieder kam
(032) ne unter anderem
(033) daß er also also viel viel mehr geleistet hat
(034) als was da von ihm verlangt worden wär
(035) er wär also allein in der Gegend rum
(036) in Wald hoch
(037) und so
(038) was er da alles gemacht hat
(039) und mit dem Essen
(040) das war auch net gut
(041) da ist er dann abends öfter Essen gegangen
(042) und hat dann gegessen
(043) was er grad gemocht hat
(044) ahm und getrunken
(045) und naja
(046) 's war also
(047) 's war net so ganz ideal die Kur
(048) hat er gemeint

V

(049) und dann ging's also drum
(050) wie mer die die die Dauerbehandlung macht
(051) es is an dicker Mann
(052) er hat an Hochdruck
(053) an richtiger also
(054) a Mischung von einem Schaffer und und einem sensiblen Menschen
(055) ne etwas ah schwierige Mischung
(056) hab ich den Eindruck gehabt
(057) und er hat selber genau gemerkt
(058) oder ich hab'n drauf gestupft
(059) ah - daß es mit seinem
(060) daß es mit der Durchführung seiner eigenen Entschlüsse so etwas schwierig ist
(061) daß er sich unter Umständ' was vornimmt
(062) und doch net macht
(063) und dann hab mer abgesprochen
(064) und und dann hab mer also uns ah ah ah die ah über die diätetische Behandlung
(065) medikamentöse Behandlung unterhalten
(066) und es wird also der Quick gemacht
(067) und so
(068) in welchen Abständen der da kommt
(069) und wie mer däh dann sahen
(070) oder ich den Eindruck hatt'
(071) daß das also gar net geht
(072) weder mit dem Essen
(073) noch mit den den den den Ratschlägen in Richtung ah -

(074) ein Minimum an körperlicher Betätigung
(075) hab ich g'sacht
(076) ich hielt das nich so net für gut
(077) und äh das so -
(078) das sollte mer also etwas enger machen
(079) die -
(080) den den Kontakt in Bezuch auf auf ah a Besprechung der
(081) - des Verhaltens
(082) - der ah seiner seiner Lebensführung ne
(083) und hatten dann
(084) glaub
(085) ich glaub
(086) mir hatten ausgemacht
(087) alle alle vier Wochen kommt er zum zum Quick
(088) und dann an dem Mittag
(089) dann kriegt er dann die Kart'
(090) und dazwischen nochmal
(091) also alle vierzehn Tag kommt er zum zum Gespräch direkt von der -
(092) äh also am Anfang der Sprechstunde
(093) da wartet er net so lange
(094) ist ja furchtbar beschäftigt der Mann
(095) ah grad weil er öfters kommen muß zu einer bestimmten Zeit

VI

(096) das ging ne Weile
(097) und dann kam er net mehr
(098) ich weiß net mehr genau
(099) ich hab's net abgezählt
(100) aber g'schätzt
(101) fünfmal hintereinander kam er
(102) und dann net mehr
(103) und zwar im Grunde meistens der Bericht von Niederlagen
(104) net daß also
(105) das hat net gegangen
(106) und er hat also abends wieder sein Zeuch getrunken
(107) und er hat dann wieder das gegessen
(108) und wollt weg
(109) er ist dann auch mal mittags mit dem Sohn weg
(110) no war er mal Schwimmen
(111) und es hat sich also keine ah
(112) wie ich's für richtig gehalten hätte
(113) und wie er zunächst auch zugestimmt hat
(114) keine Änderung der -
(115) es ähm
(116) alltäglichen Verhaltens herausg'stellt

VII

(117) net ich hab dann auch an bißl zurückgesteckt
(118) und hab g'sacht
(119) man muß das also schrittweise machen

(120) es wird immer nur ein Punkt nach 'm andern angegangen
(121) es wird net alles gleichzeitig
(122) ich hab's also versucht
(123) etwas etwas stufenweise zu machen
(124) aber in einem einigermaßen engen Kontakt
(126) ahm um dann langsam daran ah ah a gewisse Lebensdisziplin
(125) sag' mer mal ruhig
(126) reinzubringen
(127) das ging also fünfmal
(128) und dann war er weg
(129) oder beziehungsweise ich hab dann gemerkt
(130) wo is er denn
(131) und nach vier Wochen hab ich ihm dann die Quickkarte
(132) die lag da noch
(131) nachgeschickt
(133) und dann kam dann auch nix
(134) ich hab lang nix mehr von ihm gehört
(135) ich hab nur ah hintenrum gehört
(136) er ist also im Dienst wieder

VIII

(137) vor Weihnachten war seine Frau da
(138) und sachte
(139) ach der Mann hat mich herg'fahren
(140) der ist unten im Auto
(141) ah ich dacht' noch
(142) geh ich da einfach drüber weg
(143) oder frag ich
(144) wie geht's ihm
(145) ich hab dann g'fragt
(146) wie geht's ihm eigentlich
(147) ne man hat sich
(148) man hat ja direkt mit ihm zu tun g'habt
(149) ah ich dachte
(150) jetzt ist es die feine Art
(151) da überhaupt a Andeutung zu machen
(152) aber ich dacht
(153) des is eigentlich a unmenschliche Art
(154) da überhaupt keine Andeutung zu machen
(155) und hab g'fragt
(156) wie geht's ihm eigentlich
(157) och ah recht gut
(158) und ah meint
(159) er wär beschwerdefrei und
(160) ja also ah sie sacht äh
(161) ich hab gedacht
(162) der geht sonst wohin ne
(163) ihm ging das auf die Nerven
(164) nein der geht nirgends hin
(165) hat sie gesacht
(166) ah sondern er fühlt sich kräftig
(167) und vital

(168) und macht gar nix
(169) und er lebt

IX

(170) ah kurz vor Weihnachten hab ich so'n Zettel gekriegt vom Sonntagsdienst
(171) der war da wegen Bronchitis
(172) oder also schwerer Erkältung
(173) und jetzt hab ich gehört
(174) der liegt in der Klinik mit Pneumonie ahm
(175) und dem zwei-
(176) und 'nem Infarkt
(177) es ist nach dem Zeitplan anzunehmen
(178) daß er ungefähr in vierzehn Tagen wieder rauskommt
(179) und ich hab also zwei zwei Fragen an mich
(180) und an Sie
(181) erstens die Manöverkritik von dem Vorangegangenen
(182) denn das war ja sicher falsch
(183) sonst wär er net weggeblieben
(184) ob's sachlich falsch war
(185) ist die andere Frage
(186) aber in bezuch auf ihn war es falsch
(187) denn es ist eben keine keine solide ahm Patientenführung draus geworden
(188) retrospektiv war es falsch
(189) und zweitens die Frage
(190) falls er wieder kommt
(191) was mach ich 'n dann

6.6.2 Zur Interaktion zwischen Arzt und Patient

Ich möchte nun wieder in die Chronologie der Falleinbringungen einmünden und an Fall 04/O Fall 16/O anschließen, um die beiden 'somato-psychischen' Fälle im Vergleich darzustellen. Sie ähneln sich nicht nur inhaltlich durch die im Vordergrund stehende vitale Bedrohung, sondern zeigen auch im Interaktionsprofil entsprechende Bilder. Diese beiden Falleinbringungen sind die beiden einzigen, bei denen über die Hälfte der im Profil aufgenommenen Merkmale im durchschnittlichen mittleren Bereich liegt. Von den 18 das Interaktionsprofil ausmachenden Merkmalen liegen in

Fall 04/O zehn und in Fall 16/O zwölf auf der Mittellinie, während es in Fall 01/O nur zwei, in Fall 05/O drei, in Fall 09/O fünf und in Fall 13/O acht Merkmale sind. Zumindest bei den von mir untersuchten sechs Fällen zeigt sich, daß sich die formale Struktur der Falleinbringungen mit somato-psychischen Problemen unterscheidet von denen mit psycho-somatischen Konflikten. Die vier zur letzteren Gruppe gehörenden Fälle nähern sich mit zunehmendem Bestehen der Balint-Gruppe sukzessive mittleren Merkmalswerten. Eine daraus für diese Fälle zu ziehende Hypothese jedoch, daß sich die hier untersuchten Merkmale um so mehr dem Durchschnitt nähern, je länger der Arzt an der Gruppe teilnimmt, müßte an mehr Material überprüft werden.

Das Interaktionsprofil für Fall 16/O sah so aus:

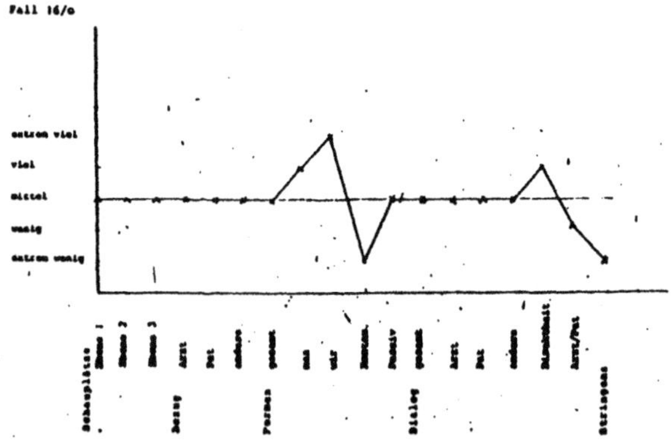

1. Das Arzt-Patient-Verhältnis ist in diesem Fallbericht recht ausgewogen. Die Zahlenverhältnisse sind denen von Fall 04/O, aber auch von Fall 13/O sehr ähnlich.

a) Im Mittelpunkt der Bezugnahmen steht der Patient, über ihn wird im Text am meisten gesprochen (41%), auf den Arzt entfallen 24% der Bezugnahmen. Fast gleich viel wie über sich selbst spricht der Arzt über andere Themen (Hauptthema der Kategorie 'andere' ist die Krankheit) und Personen (26%), die in diesem Fall eine Rolle spielen.

b) Der Dialoganteil erreicht ebenfalls einen mittleren Wert (33%). Am meisten zitiert der Arzt eigene Rede (49%), den Patienten läßt er nur in 21% der Redewiedergaben zu Wort kommen, ungefähr genauso oft wie andere Personen (19%). Dieser letztere Anteil streut über die sechs Texte weit, er ist im Vergleich relativ niedrig in diesem Text. Der Grad an Direktheit der Redewiedergaben ist mit 50% jedoch ziemlich hoch, fast doppelt so viel aller Zitate sind direkt und nicht indirekt wiedergegeben. Da aber ein besonders direkt wiedergegebenes Gespräch sich zwischen dem Arzt und der Ehefrau des Patienten abspielt, sagt dieser Wert noch nicht viel über den Dialog zwischen Arzt und Patient aus. Nur die Hälfte aller Redewiedergaben, die in diesem Text vorkommen, beziehen sich auf tatsächlich zwischen Arzt und Patient ausgetauschte Worte (konkreter Dialog zwischen Arzt und Patient: 51%).

2. An weiteren Personen taucht in diesem Fallvortrag die Ehefrau des Patienten real in der Praxis auf; zwar in eigener Sache, der Arzt spricht aber mit ihr über den Patienten. Ansonsten wird erwähnt, daß der Patient Kinder hat.

3. Die Verteilung auf die einzelnen Handlungsschauplätze entspricht in diesem Fall dem Durchschnitt. Die Praxis ist Hauptschauplatz (Ebene 2: 54%), auf die Lebenswelt

des Patienten (Ebene 3) beziehen sich 28% der Äußerungen, während Bemerkungen und Kommentare, im Hier und Jetzt der Ebene 1 an die Gruppe gerichtet, 8% ausmachen.

4. Was den Anteil an besonderen Formulierungen anbelangt, so liegt dieser Text mit 14% genau im Durchschnitt.

   a) Der 'man'-Gebrauch ist mit sechs Belegen relativ hoch und in allen spricht der Arzt von sich selbst in der 'man'-Form,
   b) die Verwendung von 'wir' mit sechs Belegen ist sogar extrem hoch;
   c) keine Kontamination;
   d) der Passiv-Gebrauch kommt mit 9% in diesem Fall dem Durchschnitt von 11% ebenfalls am nächsten.

5. So unauffällig diese Falleinbringung auch formuliert ist, ihre Störanfälligkeit ist extrem hoch. Sie liegt mit 51,31% fast gleich hoch wie die in Fall 05/0 (dort: 51,56%). Dieses Ergebnis weist auf eine merkwürdige Diskrepanz hin zwischen einer unspektakulären Formwahl und einer überraschend großen Schwierigkeit, diese unauffälligen sprachlichen Mittel auch flüssig zu benützen und in Satzpläne umzusetzen.

6. Die Komplikation dieses Fallberichtes besteht im Umgang mit einem vital bedrohten Patienten, sie liegt - wie der Arzt es selbst nennt - in der 'Patientenführung' (187).

6.6.3 Zur Kommunikation zwischen Arzt und Patient

Als ich mich mit diesem Text hinsichtlich der darin enthaltenen kommunikativen Aspekte der Arzt-Patient-Beziehung beschäftigte, erging es mir eigenartig. Mir war - trotz mehrmaligem Lesen - einfach nichts zu diesem Text eingefallen. Mit leerem Kopf, in dem sich keine Idee entwikkeln, keine Phantasie entfalten wollte, saß ich über der zwar holperig vorgetragenen, inhaltlich aber glatt erzählten Geschichte; kein Riß in der Fassade, durch den Licht einer latenten Struktur hätte schimmern können, keine Ecke, keine Kante, hinter die zu schauen sich angeboten hätte. Der Umgang des Arztes mit dem Patienten schien auf ganz technische Probleme reduziert zu sein, die sich vor allem in der Wortwahl des Arztes ausdrückten. Da ging es um Leistung (033), um die 'Durchführung von Entschlüssen' (060), um 'Absprachen' (063), um 'Ratschläge' (073), um 'Lebensführung' (082), ja um 'Lebensdisziplin' (126) und schließlich um 'Patientenführung' (187).

So blieb mir zunächst nichts anderes übrig, als mich ohne Idee noch einmal Schritt für Schritt auf das Material einzulassen - ein Vorgehen, welches zu dem zu passen schien, das der Arzt in bezug auf seinen Patienten schildert -, denn auch dort ging es um 'Zurückstecken' (117) und darum, 'das also schrittweise zu machen' (119).

Die Eröffnung dieses Falles ist unpersönlich und persönlich zugleich. Zwar heißt es passiv '<u>es</u> kam ein Anruf', aber von '<u>meinem</u> Patienten'. In keinem anderen Fallbericht verleiht der Arzt seinem Patienten ein Possessivpronomen. Auch wird mit diesem Anfang ein zwar korrektes, aber formales Arzt-Patient-Verhältnis dargestellt. Jeder ordentliche Patient beginnt seinen Weg zum Arzt mit einem telefonisch vorher vereinbarten Termin, aber nur hier wird dieser geschäftsmäßige Teil der Beziehung hervorgehoben.

Nach dieser Vorankündigung, die jedoch viele Informationen enthält, beginnt Abschnitt II mit orientierenden Daten: Alter, Symptome, Beruf, Familienstand etc. Wir erfahren, daß die Ehe des Patienten 'ein bißchen kritisch ist' (012); bezeichnenderweise erinnert sich der Arzt aber nicht mehr genau, ob er diese Information - die einzig zwischenmenschliche dieses ganzen Textes - vom Patienten selbst oder von Dritten erfahren hat. Überhaupt gelangen viele Informationen über den Patienten an diesem vorbei über oft nicht näher genannte Dritte an den Arzt. So hat der Arzt 'hintenrum' gehört (135), daß der Patient wieder im Dienst ist (136), daß es ihm gut geht, erzählt die Frau (Abschnitt VIII), und über die neuerliche Erkrankung des Patienten erfährt der Arzt über einen Zettel vom Sonntagsdienst ((170)-(172)), die neueste Nachricht vom Klinikaufenthalt des Patienten drang auch nur über eine dritte Person in die Praxis ((173)-(176)). Es gibt in diesem Fall also einen regen Informationsfluß über den Kopf des Patienten hinweg.

In Abschnitt III nimmt die gravierende Symptomatik des Patienten die ganze Aufmerksamkeit des Arztes in Anspruch. Der Herzoperation des Patienten, welcher ein Kuraufenthalt folgt, geht ein Urlaub mit der Familie voraus. Zu diesem Urlaub sagt der Arzt in extrem unpersönlicher Ausdrucksweise: 'ähm <u>es</u> wurd abgesprochen/ unter welchen Bedingungen <u>das</u> abläuft/ daß er also ungefähr wie (Abbruch)/ daß <u>es</u> also relativ ah nach menschlichem Ermessen ungefährlich ist' ((020)-(023)). Anonyme Bedingungen werden unter nicht genannten Personen abgesprochen. Äußerung (022), die immerhin durch das Subjekt 'er' eine Aussage über den Patienten verspricht, endet im Anakoluth. Bei der Korrektur tilgt der Arzt jedoch die ganze Äußerung bis zum Anschluß der Konjunktion 'daß' und ersetzt 'er' durch das unpersönliche Subjekt 'es'. Diese Äußerung als Teil des Sprechaktes einer begründenden Absprache ist sehr vorsichtig formuliert, 'also relativ', 'äh nach menschlichem Ermessen' 'ungefährlich'. Dieser steife Ton klingt fast wie eine juristische Absicherung, nach der 'menschliches Versagen' 'relativ' ausgeschlossen sein müßte. Aber es ist von einer Gefahr die Rede. Der Arzt expliziert zwar weder, worin diese besteht - für Mediziner mag die medizinische Gefahr auch klar sein -, noch ob eine der in die Geschichte involvierten Personen davor Angst hat. Allerdings wird die Gefahr zumindest erwähnt.

Erst nachdem ich diese Passage so weit interpretiert hatte, wurde mir bewußt, daß in diesen drei Äußerungen ((020)-(023)) vermutlich ein ganz anderer Inhalt abgebrochen und korrigiert worden war. Plötzlich konnte ich sehen, daß das Wichtige an der zu korrigierenden und deshalb abgebrochenen Äußerung (022) 'daß er also ungefähr wie' nicht so vordergründig im Austausch des persönlichen Subjektes 'er' gegen das unpersönliche 'es' lag, sondern daß der Arzt vermutlich einen für die hier am Werk befindliche unbewußte Sinnstruktur relevanten Versprecher richtigstellen wollte - eine Abwehr gegen Unbewußtes, die offensichtlich bis in die Text-Transkription hinein mitgemacht worden war. 'Ungefähr' aus Äußerung (022) ist ein im Deutschen existierendes Wort, ein Adverb, das beim Hörer/Leser den semantischen Gehalt von 'nicht ganz genau', 'plus/minus' abruft. Dieses Sinn-machende Wort aber verstellt den Blick dafür, daß 'ungefähr' in diesem Zusammenhang eine Verstümmelung von 'ungefährlich' sein könnte. Und dann hieße der latente Sinn der Passage (020) - (023): 'ahm es wurd abgesprochen, unter welchen Bedingungen das abläuft, daß er also ungefährlich ist'. Die unbewußte Aussage lautet dann, der Patient ist gefährlich. Doch diese Formulierung, die den Patienten als aktiv handelnde Person, als Täter enthält, muß noch bevor sie zu Ende gesprochen ist,abgewehrt und umgemünzt werden in eine passive Formulierung mit unbestimmtem Subjekt, in der der

Patient als Opfer dargestellt ist: 'daß es - für ihn - ungefährlich ist'. Der Arzt trägt unbewußt viel dazu bei, daß der Hörer/Verschrifter/Leser den Zusammenhang zwischen 'ungefähr' und 'ungefährlich' nicht herstellt. Er vergrößert nämlich den Abstand zum Adjektiv 'ungefährlich', auf das der ganze Satz letztendlich zuläuft, indem er der Sprachverarbeitung des Hörers viele abtönende und modalisierende Wörter in den Weg legt: 'also relativ ah nach menschlichem Ermessen'. Die korrigierte Passage hinterläßt dann beim Hörer - wie oben beschrieben - den diffusen Eindruck, der Arzt formuliere unpersönlich und vorsichtig und mache die Gefahr, um die es geht, nicht recht klar. Erst jetzt wird deutlich, daß die Gefahr beinahe allzu klar gesagt worden wäre, so daß sich die Vorsicht weniger gegen mögliche Angriffe von außen richtet, als gegen mögliche Durchbrüche von Innen, die der Arzt ganz unbewußt wahrgenommen hat.

Ohne mitzuteilen, wie der Patient die Operation überstanden hat, wie es ihm danach ging (im Gegensatz zu Fall 04/0, wo die Kollegen am Befinden der Patientin Anteil nehmen konnten (04/0; (033)), schreitet der Arzt in seinem Bericht (Abschnitt IV) weiter zur nächsten ärztlichen Maßnahme, dem Aufenthalt im Herz-Lungen-Kurort. Er gibt in teils berichtender, teils indirekter Rede wieder, was der Patient ihm davon erzählt hat, nämlich, was dieser körperlich geleistet und was er gegessen und getrunken hat ((033)-(044)). Der einzige Anflug einer emotionalen Regung, von der wir hören, ist implizit in der Bemerkung, daß die Kur 'het so ganz ideal war' (047), enthalten.

Das nun in Abschnitt V wieder im Zentrum stehende direkte Arzt-Patient-Verhältnis bleibt distanziert: 'und dann ging es drum/ wie man die Dauerbehandlung macht' ((049)/(050)).

Allerdings gibt der Arzt an dieser Stelle einen kleinen Blick frei auf den Eindruck, den dieser übergewichtige Hypertoniker ((051)/(052)) auf ihn gemacht hat. Diesen in Worte zu fassen, fällt ihm jedoch schwer: 'a richtiger also (Abbruch)/ a Mischung von einem Schaffer und einem sensiblen Menschen/ ne etwas etwas ah schwierige Mischung/ hab ich den Eindruck gehabt' ((053)-(056)). Dieser Eindruck könnte sich mit Befunden von Bastiaans über die "Fassadenstruktur" von Hypertonikern decken: "Nach außen erscheinen sie beherrscht, aktiv, ambitiös, perfektionistisch, gewissenhaft, zuverlässig, pflichtbewußt, genau, ehrlich, charmant, loyal und freundlich. Hinter dieser Fassade verbirgt sich jedoch in ausgeprägtem Maße Unsicherheit, Sensibilität, Verletzlichkeit, Abhängigkeit und Unausgeglichenheit. So gefügig und friedliebend, wie sie nach dem äußeren Eindruck wirken, sind sie in Wahrheit nicht. Wollen sie auch bewußt Frieden stiften ..., so sind sie auf einem weniger bewußten Niveau zu 'Streit und Krieg' bereit" (Bastiaans zit. nach Herrmann u.a., 1981, S. 596). Dieses Zitat gibt eine nachträgliche Bestätigung für die oben eingefügte Interpretation des Versprechers ((020)-(023)), bei dem dem Arzt beinahe herausgerutscht wäre, daß er den Patienten für gefährlich hält.

Der Arzt merkt andeutungsweise etwas von dem, was Bastiaans ausführlich erforscht hat, doch es gelingt ihm nicht, seine Wahrnehmung als Einstieg in die Innenwelt des Patienten zu nutzen. Allzu rasch ist er wieder bei der Diät (064), bei Medikamenten (065), beim Quick (066) und bei den günstigsten Abständen der Arztbesuche (068). Doch dem Arzt fällt bei seinem Patienten auf, "(060) daß es mit der Durchführung seiner eigenen Entschlüsse so etwas schwierig ist". Interessant ist, daß der Arzt zuerst meint, der Patient habe das selber gemerkt (057), muß sich dann aber korrigieren "(058) oder ich hab 'n drauf gestupft". Diese

Bewegung findet sich kurz darauf noch einmal: "(069) und wie mer däh dann sahen/(070) oder ich den Eindruck hatt/ (071) daß das also gar net geht". Beide Male denkt der Arzt zuerst, dem Patienten sei bewußt, was geschieht, er habe das 'selber genau gemerkt' (057) bzw. 'wir sahen' (068), d.h. 'der Patient und ich sahen'. Erst im zweiten Moment fällt ihm auf, nein '<u>ich</u> hab 'n drauf gestupft' (058) und '<u>ich</u> hatt den Eindruck' (070). Zunächst kann der Arzt also gar nicht glauben, daß der Patient das, was er, der Arzt, sieht, nicht selbstverständlich auch sieht, sondern daß der Patient die Realität so abwehrt, daß er erst durch den Arzt auf das, was geschieht, gestoßen werden muß. Es gelingt dem Arzt jedoch nicht, die Verleugnung des Patienten, und zwar die Verleugnung von Angst, die von Köhle und Gaus (1981, S. 576) als typisch für Herzinfarkt-Patienten beschrieben wurde, als einen krankheitsrelevanten psychologischen Befund explizit zu machen. Dieser Befund rutscht dem Arzt selbst vermutlich aus Versehen in den Text, und ohne sich des latenten Sinns dieser beiden unwillkürlich korrigierten Stellen ((057)/(058) und (069)/(070)) im Klaren zu sein, spricht er weiter vom Essen (072) und von 'Ratschlägen in Richtung ah/ ein Minimum an körperlicher Betätigung' ((073)/(074)). Ratschläge aber sind sprachliche Handlungen, mit denen der Arzt zwar etwas für seinen Patienten zu tun versucht, die aber - wie er selbst sagt - auf einer 'Verhaltens'-Ebene (081) bleiben, ohne daß je geklärt wird, warum der Patient solche Schwierigkeiten bei der 'Durchführung seiner Entschlüsse' (060) hat, und meistens mit dem 'Bericht von Niederlagen' (103) in die Praxis kommt und sich 'keine Änderung des alltäglichen Verhaltens herausstellt' ((114)-(116)). Dazu Balint: "Trotz unserer fast tragischen Unwissenheit in bezug auf die Dynamismen und möglichen Folgen ärztlicher 'Beruhigungen' und 'Ratschläge' sind diese beiden Mittel die vielleicht meist verwendeten Therapiemethoden.

Mit anderen Worten: es sind die häufigsten Formen, in welchen die Droge 'Arzt' verabreicht wird" (Balint, 1965, S. 164).

Letztendlich stellt sich aber auch beim Arzt keine Änderung des Verhaltens heraus. Dieser gibt sich zwar redlich Mühe, dem 'furchtbar beschäftigten Mann' (094), der so schlecht warten kann (093), weiterhin günstige Bedingungen zu schaffen - "Zeitnot und Termindruck" gehören nach Köhle und Gaus (1981, S. 576) ganz typisch zur prämorbiden Persönlichkeitsstruktur von Herzinfarkt-Patienten -, die Dimension äußerlicher Versorgung verläßt er jedoch nicht. Auch bemüht sich der Arzt in diesem Abschnitt den anscheinend schwer herzustellenden Kontakt zum Patienten auf zweierlei Weise doch zu erreichen; zum einen sprachlich, indem er der Gruppe Solidarisierungsversuche durch hohen 'wir'-Gebrauch signalisiert - sechs 'wir'-Äußerungen des Textes finden sich in diesem Abschnitt ((063); (064); (065); (069); (083); (086)) - und zum anderen durch äußeren Kontakt (080), durch Festlegung von Arztbesuchen in 14-tägigem Abstand ((080)-(092)). Interessant ist, daß der Arzt aber gerade in dem Moment, wo er das Wort 'Kontakt' explizit ausspricht (080), als Subjekt das distanzierende 'man' benützt (078). 'Wir' scheint also dem heimlichen Kontakt vorbehalten zu sein, wenn von Kontakt aber explizit die Rede ist, dann muß sich der Arzt distanzieren, 'das sollte <u>man</u> also enger machen/ die -/ den den Kontakt in bezuch auf auf ah a Besprechung der/ - des Verhaltens/ - der ah seiner seiner Lebensführung' ((078)-(082)). Diese ganze Passage geht dem Arzt extrem schwer über die Lippen. Er muß 'den Kontakt' auch sofort relativieren 'in bezuch auf die Besprechung des Verhaltens und der Lebensführung', so als dürfte niemand auf den Gedanken kommen, es könnte um Kontakt - um persönlichen Kontakt zum Patienten gehen.

Es verwundert bei diesem schwierigen Arzt-Patient-Verhältnis nicht, wenn wir in Abschnitt VI schließlich erfahren, "(096) das ging ne Weile/(097) und dann kam er net mehr". Ab Äußerung (103) nimmt der Arzt noch einmal auf, was schon in den Abschnitten IV und V Thema war, nämlich die Schilderung der Schwierigkeiten des Patienten, therapeutische Empfehlungen einzuhalten, und der Bemühungen des Arztes, da 'a gewisse Lebensdisziplin reinzubringen' (126). Ein Grund für das Scheitern der Behandlung mag darin liegen, daß es dem Arzt an keiner Stelle gelungen ist, aufzudecken, daß der Patient Angst verleugnet, Angst vor der vitalen Bedrohung, in die er durch seine Krankheit geraten ist. Angst und ihre Verleugnung wird von Köhle und Gaus (1981) als zentrales Merkmal der Psychodynamik von Infarktkranken herausgearbeitet. "Verleugnende Abwehr trifft auch die Krankheitsfolgen .... Vom Ausmaß der Verleugnung hängt es mit ab, wie weit Patienten Informationen auch über die Natur ihrer Erkrankung und die Erfordernisse der Behandlung ... aufnehmen können, die sie für eine konsequente Durchführung der späteren Therapie und Rehabilitationsmaßnahmen benötigen" (Köhle und Gaus, 1981, S. 578f).

Erst in Abschnitt VII nimmt der Arzt den in Äußerung (101)/(102) angefangenen Faden wieder auf: "(127) das ging also fünfmal/(128) und dann war er weg/(129) oder beziehungsweise ich hab dann gemerkt/(130) wo is er denn". Diese Art der Selbstkorrektur ist nach demselben Muster gebaut wie die Korrekturen in (058) und (070). Alle werden mit 'oder', welches als Weiche für die Korrektur fungiert, eingeleitet im Sinne von 'beziehungsweise'. 'Oder beziehungsweise' wird hier (129) sogar explizit verwendet. Dieser Patient muß eine Fähigkeit haben, die Wahrnehmung des Arztes zu trüben und sich aus dessen Erinnerung zu schleichen, so daß der Arzt oft erst hinterher merkt, was wirklich war. An dieser Stelle ((129)/(130)) führt er geradezu sprachlich vor, wie das Stutzen geschieht: plötzlich merkt er, "wo is er denn" (130). Das nachträgliche Aufmerken bringt ihn sogar dazu, kurz vor sich hinzumurmeln. Dieses Zitat birgt eine solche Unmittelbarkeit in sich, daß man sich fragen kann, ob der Arzt seine Lebendigkeit vielleicht erst wiedergefunden hat, nachdem der Patient weg war. Zwar hatte der Patient noch etwas beim Arzt zurückgelassen, die Trennung also von sich aus nicht ganz vollzogen, aber indem der Arzt ihm die Quickkarte nachschickte, zog e r den vorläufig endgültigen Trennungsstrich. Ob der Arzt den Patienten hinter der Fassade von Verantwortlichkeit und Korrektheit im Grunde loswerden wollte, ist schwer zu sagen. Immerhin hat er aber dem Patienten durch das Nachschicken der Quickkarte die Möglichkeit gegeben, stillschweigend zu einem anderen Arzt zu gehen. Und daß er das auch gedacht hat, gibt er im nächsten Abschnitt preis: "(161) ich hab gedacht/(162) der geht sonst wohin ne/(163) ihm ging das auf die Nerven". Doch wir hören "(164) nein der geht nirgends hin", und so bleibt offen, wer wem auf die Nerven ging.

Dieser kleine Vorgriff stammt aus Abschnitt VIII, der der Begegnung des Arztes mit der Ehefrau des Patienten gewidmet ist. Was darin vor allem auffällt, ist der detailliert und in direkter Rede wiedergegebene Dialog, den der Arzt sowohl in Zwiesprache mit sich selbst, als auch mit der Ehefrau geführt hat. Die Redewiedergaben der Gespräche zwischen dem Arzt und dem Patienten stehen ganz im Gegensatz dazu, sie wurden überwiegend indirekt zitiert, der Patient kam überhaupt nie direkt zu Wort. Anscheinend kann der Arzt zur Ehefrau des Patienten eine andere, viel direktere und lebendigere Beziehung haben als zu diesem. Allerdings deuten die vielen laut gedachten Zitate auf ein vorsichtiges und zwiespältiges Vorgehen des Arztes hin: "(142) geh ich da einfach drüber weg/(143) oder frag ich"? 'ist es die feine Art/ da überhaupt a Andeutung zu machen?' ((150)/(151)), oder 'is es a unmenschliche Art/ da keine Andeutung zu machen?'. Durch ein breites Vorfeld von nach außen gesetzten Gedanken werden die Fragen nach dem Befinden des Patienten begründet und eingeleitet. Doch die Vorsicht und die Sorgen des Arztes scheinen unberechtigt zu sein, denn die Frau schildert in ihren Antworten einen kräftigen, vitalen ((167)/(168)); kurz, einen gesunden Mann.

Um so überraschender wirken daraufhin die Informationen des letzten Abschnittes IX, der Patient war wegen schwerer Erkältung beim Sonntagsdienst ((170)/(172)) und liegt jetzt mit Pneumonie und einem Herzinfarkt in der Klinik ((173)-(176)). Der Arzt hat vom neuesten Stand der Krankheit des Patienten nur gehört. Zum Patienten selbst hatte er seit längerer Zeit keinen Kontakt mehr. Im Grunde erzählt er eine alte Geschichte, die ihre Aktualität für den Arzt über Dritte gewinnt, weil bei ihm so etwas wie Erwartungsangst ausgelöst wurde. Auch hierin könnte ein Grund liegen für die merkwürdig distanzierte, versachlichte Schilderung dieses Arzt-Patient-Verhältnisses.

Der Besonderheit des Anlasses zu dieser Falleinbringung wegen,habe ich die Zeitstruktur der Geschichte noch einmal nachgezeichnet:

- Die Geschichte setzt vor ungefähr anderthalb Jahren ein (001)
- dann wurde der Patient Coronar-angiographiert ((016)/(017))
- anschließend ging er noch in Urlaub ((019)/(018))
- und hinterher wurd er operiert (024)
- ging dann nach Waldkirch zur Kur (025)

- kam dann von Waldkirch (028)
- und erzählte dann (030), daß die Kur nicht so ganz ideal war (047)
- und dann ging es um die Dauerbehandlung ((049/(050))
- das ging ne Weile (096)
- und dann kam er net mehr (097)
- und nach vier Wochen hab ich ihm dann die Quickkarte nachgeschickt (131)
- und dann kam dann auch nix (133)
- ich hab lang nix mehr von ihm gehört (134)
- vor Weihnachten war seine Frau da (137)
- kurz vor Weihnachten kommt ein Zettel vom Sonntagsdienst (170)
- und jetzt hab ich gehört (173), er liegt in der Klinik (174)
- es ist nach dem Zeitplan anzunehmen (177)
- daß er ungefähr in 14 Tagen wieder rauskommt (178)

Diese in ihrer Makrostruktur sehr klar gegliederte Geschichte endet mit zwei ebenfalls ganz klaren Fragen, die der Arzt sich selbst und den Kollegen in der Gruppe stellt ((179)-(191)): erstens 'Manöverkritik am Vorangegangenen' (181), an der 'Patientenführung' (187) und zweitens "(190) falls er wieder kommt/(191) was mach ich 'n dann".

Die zweite Frage klingt hilflos ängstlich, ganz im Gegensatz zur nominalen, fast herrischen Sprechweise der ersten Frage. An der Zeitstruktur fällt das häufige Verknüpfungssignal 'dann' bzw. 'und dann' auf. Es wird zwar als typischer Konnektor für mündliche Erzählungen angesehen (vgl. Quasthoff, 1980, S. 216) und 80% aller 'dann' und 'und dann' fungieren kopulativ/temporal (Eisenmann, 1973, S. 129), mir schien in diesem Text aber doch eine besondere Häufung davon vorzuliegen. (Bei weitem nicht alle 'dann' und 'und dann' sind in der soeben nachgezeichneten Zeitstruktur aufgeführt.) Ich ging diesem Eindruck nach und zählte in allen Texten die 'dann' und 'und dann' aus, und fand mich bestätigt. Mit 27 Belegen enthielt dieser Fallbericht mit Abstand die meisten 'dann' und 'und dann', umgerechnet auf die Gesamtäußerungszahl ergaben sich 14% bei einem Durchschnitt von 11%. Nur in Fallbericht 04/0, dessen Gesamtprofil am meisten Ähnlichkeit mit diesem aufweist, in dem die im Sterben liegende Patientin vorgestellt wurde, fanden sich mit 12% auch überdurchschnittlich viele 'dann' bzw. 'und dann'.

Einen Exkurs zu diesem sprachlichen Phänomen zu machen, war mir deshalb in den Sinn gekommen, weil mir angesichts der vielen 'dann' in der Zeitstruktur eine Untersuchung eingefallen war, derzufolge der höchste 'und dann'-Gebrauch in mündlichen Erzählungen zu finden gewesen war bei Geschichten zum Thema 'Krieg' (Eisenmann, 1973, S. 63f). Dieses Ergebnis wird erklärt mit dem ohnmächtig Ausgeliefert-sein im Krieg. Der einzelne kann für sich selbst keine Begründungen oder Bedingungen aufstellen, sondern er muß wehrlos - psychisch wehrlos - abwarten, was 'dann' kommt und wie es 'dann' weitergeht. Diese Situation des Krieges wirkt sich offensichtlich noch bis in die Formulierung von Geschichten über den Krieg hinein aus, in denen die Sätze bevorzugt gleichwertig aneinandergereiht und mit 'und dann' verknüpft werden, weil das übermächtige Kriegsgeschehen nur äußeres Erleben und keine innere Struktur erlaubt, ähnlich übrigens wie die Hilflosigkeit, dem was geschieht gegenüber, angesichts der Krebserkrankung der Patientin in Fall 04/0.

Aber d a ß mir diese Untersuchung einfiel, hatte sicher damit zu tun, daß sich in mir beim Herausarbeiten der Kommunikation zwischen Arzt und Patient in dieser Falleinbringung allmählich das latente Thema 'Gefahr und Krieg' eingestellt hatte. Wie Mosaiksteine fügten sich die dem Text abgerungenen Befunde zusammen, nicht linear, sondern "konvergierend cyklisch" (Argelander, 1981, S. 114), und ließen so in mir einen Horizont entstehen, vor dem sich die bekannten Daten neu organisierten und strukturierten (vgl. auch Argelander, 1979), so daß bei mir neue Gedächtnisinhalte freigegeben werden konnten und die Aufmerksamkeit ihre Richtung drehte.

Vor dem Hintergrund des Themas 'Gefahr und Krieg' erschien mir auch die besondere Wortwahl des Arztes in diesem Text nicht mehr, wie in meinem ersten Eindruck wiedergegeben, nur technisch und sachlich, sondern kampf-strategisch. Da ist von Führung die Rede (Durchführung (060), Lebensführung (082) und Patientenführung (187)), von Zeitplänen ((068); (087); (091) und (177)), von schritt- und stufenweisem Vorgehen und von Zurückstecken ((119); (123); (117)), von Disziplin (126) und dem Bericht von Niederlagen (103). Die militärische Sprache des Arztes gipfelt im Begriff der Manöverkritik. Manöver bedeutet zunächst eine Übung für den Kriegsfall zwischen nicht wirklich verfeindeten Verbänden. Manöverkritik impliziert die nachträgliche Analyse der Strategie, um für den Ernstfall besser gewappnet zu sein. Angewandt auf unseren Fall, könnte dies bedeuten, daß die Manöverkritik der Kollegen am Vorangegangenen einen Bericht von Niederlagen des Arztes offenlegen könnte, während der eigentliche Kampf, der Ernstfall, den der Arzt fürchtet, noch bevorsteht.

Zusammenfassend läßt sich als Haupteindruck von der in diesem Text geschilderten Kommunikation zwischen Arzt und Patient festhalten, daß beide Interaktionspartner sich auf einen ganz äußerlichen Umgang mit der Krankheit des Patienten beschränken, wodurch jeder Blick in die Innenwelt, d.h. in die Phantasiewelt der psychischen Realität des Patienten verstellt wird. Bei beiden herrscht wenig von der Fähigkeit vor, Gefühle so wahrzunehmen, daß sie verbalisiert werden könnten. Ich möchte nicht so weit gehen und dies als 'psychosomatisches Phänomen', als Alexithymie bezeichnen. Es scheint aber ein Aspekt der alexithymen Gegenübertragung hier vorzuherrschen, "die darin besteht, gemeinsam mit dem Patienten alles zu tun, um Kontakt auf der emotionalen Ebene zu vermeiden und sich allein auf somatische Symptome zu konzentrieren" (von Uexküll, 1981, S. 219).

Zusammenfassung

Mit dieser Arbeit habe ich beabsichtigt, die psychoanalytische Gesprächssituation der Balint-Gruppe in ihrer sprachlichen Dimension zu erfassen. Dafür habe ich sechs Fallberichte eines Arztes einer quantitativen und qualitativen sprachwissenschaftlichen Analyse unterzogen vor der Leithypothese: das Arzt-Patient-Verhältnis stellt sich unmittelbar in der Sprache dar, in der ein Arzt einen Fall vorträgt und verbirgt sich in ihr.

Dieses interdisziplinäre Vorhaben gliedert sich in einen theoretischen und einen empirischen Teil. In den ersten beiden Kapiteln, die den Theorieteil umfassen, wird der Schnittpunkt zwischen Medizin, Balint-Gruppen-Arbeit, Psychoanalyse und Sprachwissenschaft bestimmt. Der Stellenwert des schulmedizinischen Krankheitsbegriffs innerhalb eines naturwissenschaftlichen Paradigmas wird erläutert. Das dort herrschende Primat des Organischen führt zu einer - psychoanalytisch gesprochen - Partialobjekt-Beziehung zwischen dem Arzt und seinem z.B. Magen- oder Herzkranken Patienten. Dem gegenüber geht die Psychoanalyse von einem ganzheitlichen Krankheitsbegriff aus und stellt die gesamte Persönlichkeit des Patienten in den Brennpunkt der Aufmerksamkeit, indem sie seine Beziehung zum Arzt mit allen Verhaltensweisen, Gefühlen, Interaktionsmechanismen etc. ebenso ernst nimmt, wie mögliche organische Befunde. Ausgehend von diesem Konzept hat Michael Balint seine Supervisionsgruppen entwickelt, in denen praktisch arbeitende Ärzte Gelegenheit haben, anhand von spontan vorgetragenen und diskutierten Fällen, ihren Blick zu schulen für das Zusammenspiel zwischen physischen und psychischen Faktoren, die bei der Krankheit eines Patienten eine Rolle spielen.

Das Prinzip der Balint-Arbeit als einer komplexen Lehr/

Lern-Situation, die ausschließlich auf Sprache - mit all ihren Wirkungen - beruht, wird kurz dargestellt. Lernen hat in der Balint-Gruppe insofern einen spielerischen Charakter, als es um die Aneignung eines Handlungsspielraumes geht, die durch Vormachen, Mitmachen und Nachmachen gekennzeichnet ist. Die Bedeutung der sprachlichen Dimension, die von Anfang an im Bewußtsein der Ärzte vorhanden ist, wird auf drei sprachlichen Ebenen veranschaulicht: auf der Wortebene, am Beispiel von 'durchsichtigen', d.h. mehrdeutigen Wörtern, auf der Satzebene, anhand der Analyse einer Bedeutungsnuance, die aufgrund unterschiedlicher Satzstellung zustandekommt, und schließlich auf der Handlungsebene; hier werden größere Einheiten zusammengefaßt zu einer sprachlichen Handlung, etwa zu einer Frage, einer Bitte, einer Aufforderung etc.

In Kapitel 2 wird das Verhältnis von Psychoanalyse und Sprachwissenschaft zu Sprache problematisiert, um einen gemeinsamen Bezugsrahmen herauszuarbeiten, innerhalb dessen eine linguistische Analyse von psychoanalytischem Material fruchtbar sein kann. Während der Schwerpunkt der psychoanalytischen Sprachbetrachtung auf der B o t - s c h a f t des Gesagten liegt, und die Sprache als Sprache oft übergangen wird, befassen sich etliche Teildisziplinen der Linguistik vorwiegend mit dem Sprach s y - s t e m , mit der 'langue'. Dadurch erweisen sich viele linguistische Erkenntnisse als zu abstrakt, um ohne weiteres auf gesprochene Sprache aus konkreten Situationen, auf 'parole', angewandt werden zu können. Die Diskurs-orientierten, handlungstheoretischen Ansätze einer pragmatischen Linguistik eignen sich dagegen, Material wie Texte aus einer Balint-Gruppe, mit sprachwissenschaftlichen Mitteln zu untersuchen. Da Sprache immer zweckgebunden gebraucht wird, muß die Sprachbetrachtung aber vor den Zielen und psychoanalytischen Implikationen der Balint-Arbeit geschehen. Dieses Kapitel findet seinen Abschluß in einer Übersicht über wissenschaftliche Arbeiten, die bereits an vergleichbarem Material zustande gekommen sind.

Die folgenden Kapitel (3-6) umfassen den zweiten Hauptteil der Arbeit, die empirische Auswertung. Ich habe mich auf sechs Fallberichte über verschiedene Patienten beschränkt, und diese sechs Texte einer ausführlichen quantitativen und qualitativen Analyse unterzogen. In Kapitel 3 werden zunächst die zur Anwendung kommenden sprachwissenschaftlichen Methoden dargelegt und begründet, sodann wird entwickelt, wie die Auswahl der sechs Texte aus dem Gesamtmaterial zustande gekommen ist. Ich stelle die in unserem Projekt untersuchte Balint-Gruppe kurz vor und zeichne den Weg nach, den ein Text von der Gruppensitzung, über die Tonbandaufzeichnung bis hin zur Verschriftlichung nimmt, ehe er in eine Form gebracht ist, mit der sich sprachwissenschaftlich arbeiten läßt.

In Kapitel 4 gehe ich auf diese Form, die Makrostruktur eines Textes ein und lege offen, welche verschiedenen Ausschnitte von Lebenswelt in einen Text aus einer Balint-Gruppe eingehen. Die sich im Bericht eines vortragenden Arztes überschneidenden Lebensbereiche: Arztpraxis, Lebensumstände des Patienten und aktuelle Gruppensituation, werden nach drei Kommunikationsebenen differenziert. Damit wird die Tiefe der raum-zeitlichen Dimensionierung von zwischenmenschlichen Bezügen expliziert, auf die ein Text in seinem - notwendigerweise - linearisierten, sprachlichen Hintereinander referiert.

Kapitel 5 ist der quantitativen Textanalyse gewidmet. Alle Texte werden Äußerung für Äußerung durch das Raster der Frage betrachtet: über wen wird gesprochen und in welcher Form? Diese Frage zielt auf die Dominanzverhältnisse zwischen den in einem Text vorkommenden Personen ab. Sie fußt auf der Erkenntnis, daß das psychologische Subjekt einer Äußerung - das Objekt, über das gesprochen wird - nicht immer zusammenfällt mit dem grammatischen Subjekt. Deshalb mußte der quantitativen Auswertung eine sorgfältige qualitative Aufbereitung des Materials vorangehen, um die semantischen Implikationen der syntaktischen Struktur zu erfassen. Die Antwort auf den ersten Teil der Frage: Über wen wird gesprochen?, ist als Häufigkeitsverteilung der Bezugnahmen in Tabelle 7 angegeben. Was den zweiten Teil der Frage anbelangt - in welcher Form wird über jemanden gesprochen? -, so habe ich untersucht, wie häufig der Arzt in der 'man'-Form bzw. in der 'wir'-Form spricht, ob er Objekte kontaminiert, d.h. ob die Referenz seiner Pronomina unklar ist, und wie viele passivische Äußerungen seine Fallberichte enthalten. Auch diese Ergebnisse sind in einzelnen Tabellen dargestellt.

Zur Frage nach den verwendeten Formen gehört außerdem, wie die dialogische Struktur innerhalb einer monologischen Falldarstellung aussieht. Um darzulegen, nach welchen Kriterien ich die Dialogstruktur aus den Texten herauspräpariert habe, mußte ich zunächst die möglichen Formen und Funktionen von Redewiedergabe vorstellen und erläutern, sodann konnte ermittelt und tabellarisch dargestellt werden, ob der Arzt seine eigene Rede etwa häufiger zitiert als die des Patienten, ob er mehr in direkten Zitaten spricht oder in indirekten etc. Schließlich habe ich noch bewertet, wie viele Verzögerungsphänomene, Satzabbrüche und Korrekturen ein Fallbericht enthält, indem ich einen Stringenzwert ermittelt habe. Alle einzelnen, aus den Texten gefilterten Auswertungsergebnisse habe ich am Schluß dieses Kapitels in einem Interaktionsprofil für jeden Text zusammengefaßt und graphisch dargestellt. Die Ergebnisse weisen verblüffende Unterschiede auf, d.h. die Dynamik des Arzt-Patient-Verhältnisses schlägt sich auch formal-sprachlich nieder.

Während die quantitative Textanalyse auf die A b b i l d - funktion von Sprache hin angelegt war und zeigen sollte, wie sich das jeweilige Arzt-Patient-Verhältnis in der Sprache des Arztes abbildet, rückt das letzte Kapitel (6) den W e r k z e u g charakter von Sprache in den Vordergrund. Entlang einer textimmanenten Diskursanalyse, bei der ich mich sowohl des Verfahrens der objektiven Hermeneutik, als auch meines psychoanalytischen Wissens bedient habe, konnten nun die verborgenen Handlungs- und Sinnzusammenhänge, die in einem Text implizit enthalten sind, ans Licht des Bewußtseins gehoben werden. Ich habe an jedem Fallbericht eine ausführliche Textinterpretation vorgenommen und damit die bisherigen Ergebnisse aus der quantitativen Analyse auf einer neuen Erkenntnisebene zurückgestellt in den Kontext der psychodynamisch relevanten Handlungszusammenhänge.

Ausblick: Über die Reichweite linguistischer Forschung an psychoanalytischem Material

"Die Realität - auch die sprachliche Realität - ist immer komplizierter oder doch komplexer als Theorien; diese bleiben gegenüber der Realität zwangsläufig immer zurück. Und: die Bündigkeit eines theoretischen Konzepts garantiert keineswegs die Verständigung mit den Verfechtern anderer Konzepte, und jede Auseinandersetzung mit anderen Konzepten schließt schwierige Transferprobleme ein" (Bausinger, 1982, S. 17).

Voll bewußt der Schwierigkeiten habe ich doch versucht, mich in dieser Arbeit auf solche Transferprobleme einzulassen, indem ich mich einer konkreten Textanalyse gestellt habe. Es sagt sich so leicht und ist so einleuchtend, daß linguistische Methoden psychoanalytische Techniken doch 'eigentlich' bereichern müßten. Mir war es wichtig, über das programmatische Postulat hinaus, an ausgewähltem Material einmal wirklich auszuprobieren, welche empirischen Wege gangbar sind, um einen Rahmen von Möglichkeiten abzustecken, innerhalb dessen es sich für den Psychoanalytiker lohnen könnte, über seinen empathisch geschulten Blick hinaus, gezielter auf in der Sprachverwendung selbst befindliches Material zu achten. Ich bin dabei zu zwei Ergebnissen gekommen:

Das erste - sozusagen immanente - Ergebnis lautet: Die Dynamik des Arzt-Patient-Verhältnisses ist tatsächlich a u c h unmittelbar in der Sprache des vortragenden Arztes enthalten. Sie kann mittels einer sorgfältigen Sprachanalyse darin aufgefunden und entfaltet werden.

Das zweite Ergebnis ist von grundsätzlicherer Art, denn die latente Beziehung zwischen Arzt und Patient, wie sie sich auch in der Sprache selbst finden läßt, macht ähnlich wie die Spitze eines Eisberges doch nur einen Teil des Ganzen aus. Und mit dem Sichtbarmachen dessen, was möglich ist, wird zugleich sichtbar, wie wenig dieses Mögliche ist, d.h. den Aussagen haftet ihre Begrenztheit an. Dies muß so sein, weil die Explizitheit von Sprache nicht überschätzt werden darf; das Gesagte ist selbst nur die Spitze eines Eisberges.

Weiter ist zu bedenken, daß es das Hauptziel der Linguistik ist, zu möglichst exakten Regeln etwa des Deutschen vorzudringen und diese Regeln, auch wenn es um Regeln des sprachlichen Handelns geht, so allgemeingültig wie möglich zu formulieren und ihre Kontextabhängigkeit als Bedingungsgefüge zu systematisieren. Diese Regeln des Allgemeinen mit den besonderen Regeln der Balint-Arbeit zu kombinieren, kann nur zu punktuellen Überschneidungen führen. Auch erlaubt es meines Erachtens der Stand der Annäherungsversuche zwischen psychoanalytischem und linguistischem Vorgehen noch nicht, konkrete Hypothesen über die Art solcher Wegkreuzungen aufzustellen. Man muß sich mit der Angabe eines relativ breiten Relevanzbereiches begnügen, um die Auswahlen aus den vielen möglichen Sprachvariablen zu rechtfertigen und läuft damit allerdings auch Gefahr, die Sprachanalyse nicht im Zentrum des psychoanalytisch Relevanten anzusetzen.

Diese Tatsache enthält aber gerade eine Chance, die ich auch in dieser Arbeit zu nutzen versucht habe. Sie führt nämlich dazu, daß zunächst eine Menge von linguistischen Erkenntnissen und Befunden über Funktionen und Funktionsweisen der Sprachverwendung zusammengetragen werden müssen, um mögliche Überschneidungsbereiche überhaupt finden zu können. Dies aber führt beim Analytiker zu einem Sprachbewußtsein, welches ihn in die Lage versetzt, auf das, was er als sprachlich Handelnder immer schon von Sprache wußte und benutzte, nun bewußt seine Aufmerksamkeit zu richten. Mir scheint dieses eher unspezifische Ergebnis von besonderem Wert zu sein, schafft es doch ein Hintergrundwissen, welches der psychoanalytischen Methode entsprechend,dynamisch zu handhaben ist.

Dies bedeutet jedoch nicht, daß man dabei stehen bleiben müßte und nicht versuchen sollte, spezielle Forschungsdesigns zu entwickeln, in denen sich Material aus psychoanalytischen Bereichen untersuchen läßt. Es gilt dabei, das Gefahrenfeld zwischen Scylla und Charybdis, welches ich im theoretischen Teil beschrieben habe (Kapitel 2.1.1), auszuhalten. Mit Scylla meine ich mein Vorgehen in Kapitel 5, in welchem ich mir die systematische Arbeit auferlegt habe, Äußerung für Äußerung abzutragen und Kategorien als Raster zu benutzen, die aber nur bestimmte Wirklichkeitsausschnitte des Arzt-Patient-Verhältnisses aufnehmen können, nämlich etwa das Dominanzverhältnis zwischen Arzt und Patient oder die Distanziertheit des Arztes etc. (vgl. Ehlich und Rehbein, 1977, S. 355). Unter Charybdis verstehe ich das Vorgehen in Kapitel 6, bei welchem ich das Hauptaugenmerk auf den Rekonstruktionsprozeß des Arzt-Patient-Verhältnisses gelegt habe, um so die sprachliche Umschrift der Wahrnehmungsorganisation des vortragenden Arztes rückgängig zu machen und die verborgene Arzt-Patient-Beziehung auch in ihren intentionalen Zusammenhängen ans Licht zu heben.

Und doch meine ich, daß die Herausforderung der beiden Methoden, Sprachanalyse in einem sehr engen und in einem sehr weiten Sinn, die empirische Untersuchung in einer günstigen Balance halten. Denn die statistische Genauigkeit zeigt bei aller Kritik an Statistik untrüglich auf, was in einem Text häufig vorkommt. Diese 'objektiven' Ergebnisse weisen auf nicht zu unterschätzende und intuitiv nicht eindeutig erfaßbare Fakten hin und zügeln damit eine möglicherweise von der Sprache selbst zu weit abhebende hermeneutische Interpretation, die Gefahr laufen könnte, weitgehend vom subjektiven Relevanzsystem des Forschers beeinflußt zu sein.

Es mag weiteren Untersuchungen überlassen bleiben, in den Texten zu differenzierteren Systematisierungen zu kommen. So fände ich es beispielsweise sehr interessant, der Hypothese näher nachzugehen, die durch meine Untersuchungsergebnisse nahegelegt wurde, nämlich, ob sich die Benützung des sprachlichen Apparates durch einen Arzt tatsächlich unterscheidet, je nachdem, ob er von somato-psychischen Fällen berichtet oder von Patienten, bei denen ein psychodynamisches Problem im Vordergrund steht.

Wenn ich eine abschließende Einschätzung dieser Arbeit geben sollte, so würde ich folgende Geschichte erzählen: Ich war vor die Frage gestellt, ob in einem Gebiet mit Erzvorkommen dieses im Tagebau abzutragen sei. Nach sorgfältiger Analyse von mehreren Gesteinsproben lautet meine Antwort: Auch in dem an der Oberfläche liegenden Gestein finden sich Spuren des Erzes, doch in relativ geringen Mengen, so daß der systematische Abbau dort allein nicht ratsam wäre. Die Hauptfundgruben liegen unter der Erde. Das Erzvorkommen an der Oberfläche kann aber Aufschluß über in der Tiefe liegende Flöze geben.

Verzeichnis der Tabellen

Tabelle	1	Aktivitäten der einzelnen Ärzte. Zahl der Einbringungen, Nachträge und Einzelfälle	S. 157
Tabelle	2	Fehlzeiten der einzelnen Ärzte	S. 158
Tabelle	3	Die Verteilung der Einbringungen von Dr. H in den vier Jahren	S. 167
Tabelle	4	Corpus Dr. H	S. 168
Tabelle	5	Die Belegung der Kommunikationsebenen	S. 228 -230
Tabelle	6	Nicht zugeordnete Äußerungen	S. 255
Tabelle	7	Das Arzt-Patient-Verhältnis im Gesamttext	S. 256
Tabelle	8	Aufschlüsselung der Kategorie 'andere'	S. 260
Tabelle	9	'Besondere' Formulierungen	S. 263
Tabelle	10	Häufigkeitsverteilung der Äußerungen mit 'man'-Gebrauch	S. 266
Tabelle	11	Verteilung der passivischen Äußerungen auf die Texte	S. 273
Tabelle	12	Häufigkeitsverteilung der Redeanteile über alle Texte	S. 303

Tabellen 13 - 18 Der Redeanteil in jedem Text

Tabelle 13	Fall 01/0	S. 304
Tabelle 14	Fall 04/0	S. 305
Tabelle 15	Fall 05/0	S. 306
Tabelle 16	Fall 09/0	S. 307
Tabelle 17	Fall 13/0	S. 308
Tabelle 18	Fall 16/0	S. 309
Tabelle 19	Grad der Direktheit der Rede	S. 311
Tabelle 20	Häufigkeit der Rede-einleitenden Verben	S. 312
Tabelle 21	Häufigkeitsverteilung der Redebeiträge auf die im Text durch den Arzt zu Wort kommenden Sprecher	S. 313
Tabelle 22	Der konkrete Dialog zwischen Arzt und Patient	S. 315
Tabelle 23	Stringenz der Formulierung	S. 320

Darstellung der Interaktionsprofile für alle Texte S. 322 -325

Verzeichnis der Beispiele (B)

B (1)	S. 26	B (31)	S. 199
B (2)	S. 28	B (32)	S. 199
B (3)	S. 38	B (33)	S. 200
B (4)	S. 41	B (34)	S. 200
B (5)	S. 45	B (35)	S. 200
B (6)	S. 45	B (36)	S. 201
B (7)	S. 47	B (37)	S. 201
B (8)	S. 48	B (38)	S. 201
B (9)	S. 48	B (39)	S. 202
B (10)	S. 48	B (40)	S. 239
B (11)	S. 49	B (41)	S. 242
B (12)	S. 49	B (42)	S. 242
B (13)	S. 50	B (43)	S. 242
B (14)	S. 58	B (44)	S. 242
B (15)	S. 58	B (45)	S. 243
B (16)	S. 63	B (46)	S. 244
B (17)	S. 78	B (47)	S. 245
B (18)	S. 83	B (48)	S. 245
B (19)	S. 88	B (49)	S. 246
B (19')	S. 89	B (50)	S. 246
B (20)	S. 98	B (51)	S. 246
B (19) zit.	S. 185	B (52)	S. 248
B (21)	S. 186	B (53)	S. 248
B (22)	S. 194	B (54)	S. 249
B (23)	S. 195	B (55)	S. 249
B (24)	S. 196	B (56)	S. 250
B (25)	S. 196	B (57)	S. 250
B (26)	S. 197	B (58)	S. 251
B (27)	S. 197	B (59)	S. 251
B (28)	S. 198	B (60)	S. 252
B (29)	S. 199	B (61)	S. 252
B (30)	S. 199	B (62)	S. 253

B (63) S. 253
B (64) S. 261
B (65) S. 264
B (66) S. 265
B (67) S. 265
B (68) S. 265
B (69) S. 267
B (70) S. 267
B (71) S. 267
B (72) S. 267
B (73) S. 268
B (73') S. 268
B (73") S. 269
B (74) S. 270
B (75) S. 270
B (76) S. 270
B (77) S. 271
B (78) S. 275
B (79) S. 275
B (79') S. 276
B (80) S. 276
B (80') S. 276
B (80") S. 276
B (81) S. 277
B (81') S. 277
B (81") S. 277
B (81"') S. 278
B (82) S. 278
B (83) S. 280
B (84) S. 281
B (85) S. 281
B (86) S. 284
B (87) S. 284
B (88) S. 285
B (89) S. 285
B (90) S. 288
B (91) S. 290
B (92) S. 291
B (93) S. 292
B (94) S. 293
B (95) S. 293
B (96) S. 295
B (97) S. 295
B (98) S. 296
B (99) S. 296
B (100) S. 297
B (101) S. 299
B (102) S. 300
B (103) S. 300
B (104) S. 301
B (105) S. 301
B (106) S. 319

Literaturverzeichnis

Aaronson, D. und Rieber,W.(1979): Psycholinguistic Research. London.

Adelung, J. Chr.(1796): Grammatisch kritisches Wörterbuch der hochdeutschen Mundart. Leipzig.

Aebli, H.(1980): Denken: das Ordnen des Tuns. Bd.I: Kognitive Aspekte der Handlungstheorie. Stuttgart.

- (1981): Denken: das Ordnen des Tuns. Bd.II: Denkprozesse. Stuttgart.

Alexander, F.(1957): Psychosomatische Medizin. Berlin.

Apel, K.O.(Hg.)(1976): Sprachpragmatik und Philosophie. Frankfurt.

Argelander, H.(1968): Der psychoanalytische Dialog. Psyche 22, 325-339.

- (1969): Angewandte Psychoanalyse in der ärztlichen Praxis. Jahrbuch der Psychoanalyse VI. Bern. 119-14o.

- (197o): Das Erstinterview in der Psychotherapie. Darmstadt.

- (1972): Gruppenprozesse. Hamburg.

- (1974): Über psychoanalytische Kompetenz. Psyche 28, 1o63-1o76.

- (1978): Zur Methode des psychoanalytischen Erstinterviews. Psyche 32, 1o89-1o98.

- (1979a): Die kognitive Organisation psychischen Geschehens. Stuttgart.

- (1979b): "Balint-Gruppen". In: Psychologie des 2o. Jahrhunderts. Bd.8. Zürich. 822-829.

- (198o): Die Struktur der Beratung unter Supervision. Psyche 34, 54-77.

- (1981): Der Beginn des ärztlichen Gesprächs als Erkenntnisquelle. Jahrbuch der Psychoanalyse, Beiheft 6, 112-122.

- (1982a): Der psychoanalytische Beratungsdialog. Göttingen.

- (1982b): Textstruktur und Interpretation. Psyche 36, 7oo-725.

Argelander, H.(1984): Verbatim- und Gedächtnisprotokolle von Therapiestunden im Vergleich. Psyche 38, 385-419.

Atkins, S.(1972): Psychoanalytische Betrachtungen über Sprache und Denken. Psyche 26, 96-125.

Austin, J.L.(1962): How to do things with words. Oxford.

Auwärter, M. und Kirsch, E.(Hg.)(1977): Seminar: Kommunikation/Interaktion/Identität. Frankfurt.

Balint, E.(1967): Training as an impetus to ego development. Psychoanal. Forum 1, 56-62.

- (1974): Mögliche Veränderungen des Arztes nach Teilnahme an Balint-Seminaren. In: Luban-Plozza, B.(Hg.): Praxis der Balint-Gruppen. München. 17o-176.

- (1975): Der Psychoanalytiker und die Medizin. In: Goeppert, S.(Hg.): Die Beziehung zwischen Arzt und Patient. München. 11-24.

- (198o): The Doctor-Patient Relationship in the 1980s. In: Jappe, G. und Nedelmann, C.(Hg.): Zur Psychoanalyse der Objektbeziehungen. Stuttgart. 95-112.

Balint, E. und Norell, J.S.(1975): Fünf Minuten pro Patient. Frankfurt.

Balint, M.(1955): Psychotherapeutische Ausbildung des praktischen Arztes. Psyche 9, 37o-389.

- (1965): Der Arzt, sein Patient und die Krankheit. Stuttgart, 3.Aufl.

- (1968): Die Struktur der "Training-cum-Research"-Gruppen und deren Auswirkung auf die Medizin. Jahrbuch der Psychoanalyse V. Bern und Stuttgart. 125-146.

- (1969): Unterrichtung von Medizinstudenten in patientenzentrierter Medizin. Psyche 23, 532-546.

- (1972): Psychotherapeutische Forschung und ihre Bedeutung für die Psychoanalyse. Psyche 26, 1-19.

- (1973): Therapeutische Aspekte der Regression. Hamburg.

- (1981): Die Urformen der Liebe und die Technik der Psychoanalyse. Stuttgart.

Balkanyi, C.(1974): Die Verbalisierung in der psychoanalytischen Deutungsarbeit. Psyche 28, 786-798.

Baumgärtner, K.(Hg.)(1977): Sprachliches Handeln. Heidelberg.

Bausinger, H.(1972): Sprachmoden und ihre gesellschaftliche Funktion. In: Moser,H. u.a.(Hg.): Sprache der Gegenwart. Jahrbuch der gesprochenen Sprache.Düsseldorf.

- (1978): Deutsch für Deutsche. Dialekte. Sprachbarrieren, Sondersprachen. München.

- (1979): Sie oder Du? Zum Wandel der pronominalen Anrede im Deutschen. In: Ezawa, K. und Rensch, K.-H.(Hg.): Sprache und Sprechen. Festschrift für E. Zwirner. Tübingen.

- (1982): 'Mehrsprachigkeit' in Alltagssituationen. Sprache der Gegenwart LVII, 17-33.

Bayer, K.(1977): Sprechen und Situation. Tübingen.

Beck, G.(198o): Sprechakte und Sprachfunktionen. Tübingen.

Benjamin, W.(198o): Denkbilder. Werkausgabe Bd. 1o. Frankfurt. Erstausgabe 1932.

Berens, F.-J.(1975): Analyse des Sprachverhaltens im Redekonstellationstyp "Interview". München.

Berens, F.-J., Jäger, K.H., Schank, G. und Schwitalla, J. (1976): Projekt Dialogstrukturen. München.

Berg, W.(1976): "Ironie". In: Weber, H. und Weydt,H.(Hg.): Akten des 1o. Linguistischen Kolloquiums. Bd.1: Sprachtheorie und Pragmatik. Tübingen. 247-254.

Betten, A.(1976a): Ellipsen, Anakoluthe und Parenthesen - Fälle für Grammatik, Stilistik, Sprechakttheorie oder Konversationsgrammatik? Deutsche Sprache 3. 2o7-23o.

- (1976b): Zur Sequenzierung von Sprechakten. Das Problem der Einheitenbildung in längeren Texten. In: Weber, H. und Weydt, H.(Hg.): Akten des 1o. Linguistischen Kolloquiums. Bd.1: Sprachtheorie und Pragamtik. Tübingen. 279-29o.

- (1977): Versuch von Regelformulierungen für eine Dialoggrammatik. Vortrag auf dem 12. Internationalen Linguisten-Kongreß in Wien. Mimeo.

Biere, B.U.(1979): Sprachgebrauch und Reflexion. Kommunikationsversuche in einer anderen Welt. In: Vandeweghe, W. u.a.(Hg.): Bedeutung, Sprechakte und Texte. Akten des 13. Linguistischen Kolloquiums. Bd. 2. Tübingen. 159-169.

Bisanz, A.J.(1976): Linearität versus Simultaneität im narrativen Zeit-Raum-Gefüge. In: Haubrichs,W.(Hg.): Erzählforschung, Bd.1. Göttingen. 184-223.

Bliesener, Th.(198o): Erzählen unerwünscht. Erzählversuche von Patienten in der Visite. In: Ehlich,K.(Hg.): Erzählen im Alltag. Frankfurt. 143-178.

- (1982): Die Visite - ein verhinderter Dialog. Tübingen.

Bock, M. und Engelkamp, J.(1978): Textstrukturen aus sprachpsychologischer Sicht. Folia Linguistica XII, 3o1-318.

Böhme, G.(1978): Wissenschaftssprachen und die Verwissenschaftlichung von Erfahrung. In: Zimmermann, J.(Hg.): Sprache und Welterfahrung. München. 89-1o9.

Bublitz, W.(1978): Ausdrucksweisen der Sprechereinstellung im Deutschen und Englischen. Tübingen.

Bühler, K.(1978): Sprachtheorie. Stuttgart. Erstausgabe 1934.

Bürkle, H.von und Schad, W.(Hg.)(198o): Prüfungsfragen. Medizinische Psychologie und Soziologie. Heidelberg.

Braunmüller, K.(1977): Referenz und Pronominalisierung. Tübingen.

Brede, K.(1974): Einführung in die psychosomatische Medizin. Frankfurt.

Caesar, B. und Roethe, Th.(1979): Zur Analyse pädagogischer Interaktion in reformierten Schuleingangsklassen anhand soziologischer Textinterpretation. In: Soziologische Analysen. Referate aus den Veranstaltungen beim 19. Deutschen Soziologentag. Berlin. 500-514.

Calbert, J.P. und Vater, H.(1975): Aspekte der Modalität. Tübingen.

Chafe, W.(1976): Bedeutung und Sprachstruktur. München.

- (1977): Creativity in Verbalization and its Implications for the Nature of Stored Knowledge. In: Freedle, R. (Hg.): Discourse Production and Comprehension. Norwood. 41-55.

Chomsky, N.(1969): Aspekte der Syntax Theorie. Frankfurt.

Cicourel, A.(1977): Discourse, Autonomous Grammars, and Contextualized Processing of Information. In: Wegner, D. (Hg.): Gesprächsanalysen. Hamburg. 1o9-158.

Cierpka, M.(1976): Personalpronomina als Indikatoren für interpersonale Beziehungen in einer psychoanalytischen Gruppentherapie. Med.Diss. Ulm.

Clarke, D.(1977): Discourse Analysis as Third Order Psychology. In: Wegner, D.(Hg.): Gesprächsanalysen. Hamburg. 1-26.

Clyne, M.B.(1977): Michael Balints Leistung für die Allgemeinmedizin. In: Die Psychologie des 2o. Jahrhunderts. Bd.III. München. 1331-1349.

Coulthard, M.(1977): An Introduction to Discourse Analysis. London.

Cresswell, M.J.(1979): Die Sprachen der Logik und die Logik der Sprachen. Berlin.

Dantlgraber, J.(1977): Über einen Ansatz zur Untersuchung von "Balint-Gruppen". Psychosomatische Medizin 7, 1977, 255-276.

Dantlgraber, J. und Loch, W.(1976): Changes in the Doctor and in his Patients brought about by "Balint-Group work". Psychiatria Fennica 1976, 69-8o.

Devereux, G.(1976): Angst und Methode in den Verhaltenswissenschaften. Berlin.

Dijk, T.van (1977): Semantic Macro-Structures and Knowledge Frames in Discourse Comprehension. In: Just, M.A. und Carpenter, P.A.(Hg.): Cognitive Processes in Comprehension. London. 3-32.

- (1979): Recalling and Summarizing Complex Discourse. In: Burghardt, W. und Hölker, K. (Hg.): Text Processing. Textverarbeitung: Beiträge zur Textanalyse und Textbeschreibung. Papers in Text Analysis and Text Description. Berlin. 49-118.

- (198o): Textwissenschaft. München.

Dijk, T.van, Ihwe, J., Petöfi, J. und Rieser, H.(1973): Prolegomena zu einer Theorie des "Narrativen". In: Ihwe, J.(Hg.): Literaturwissenschaft und Linguistik. Bd.2. Frankfurt. 51-77.

Dittmann, J.(Hg.)(1979): Arbeiten zur Konversationsanalyse. Tübingen.

Dressler, W.(1972): Einführung in die Textlinguistik. Tübingen.

Edelheit, H.(1972): Bericht über die Diskussion zu "Sprache und Psychoanalyse". Psyche 26, 89-95.

Edelson, M.(1975): Language and Interpretation in Psychoanalysis. New Haven and London.

Ehlich, K.(1972): Thesen zur Sprechakttheorie. In: Wunderlich, D.(Hg.): Linguistische Pragmatik. Frankfurt. 122-143.

- (1979): Verwendungen der Deixis beim sprachlichen Handeln. Linguistisch-philologische Untersuchungen zum hebräisch deiktischen System. Frankfurt und Bern.

- (1980): Schulischer Diskurs als Dialog? Kommunikation in der Schule. Mimeo. Erschienen in: Schröder, P. und Steger, H. (Hg.): Dialogstrukturen. Düsseldorf 1981. 334-369.

- (198oa): Erzählen im Alltag. Frankfurt.

- (1982): Sprachmittel und Sprachzwecke. Tilburg Papers 1.

- (1983): Alltägliches Erzählen. In: Sanders, W. und Wegenast, K.(Hg.): Erzählen für Kinder - Erzählen von Gott. Stuttgart. 128-15o.

Ehlich, K. und Rehbein, J.(1972): Zur Konstitution pragmatischer Einheiten in einer Institution: Das Speiserestaurant. In: Wunderlich, D.(Hg.): Linguistische Pragmatik. Frankfurt. 2o9-254.

- (1972a): Einige Interrelationen von Modalverben. In: Wunderlich, D.(Hg.): Linguistische Pragmatik. Frankfurt. 318-34o.

- (1976a): Halbinterpretative Arbeitstranskriptionen (HIAT). Linguistische Berichte 45, 21-41.

- (1976b): Wissen, kommunikatives Handeln und die Schule. In: Goeppert, H.(Hg.): Sprachverhalten im Unterricht. München. 36-114.

- (1977): Schulbezogene Kommunikationsanalyse - reflektierte und geheime Wissenschaftspraxis. Unterrichtswissenschaft, 346-36o.

- (1979a): Handlungsmuster im Unterricht. In: Soziologische Analysen. Referate aus den Veranstaltungen beim 19. Deutschen Soziologentag. Berlin. 535-562.

- (1979b): Sprachliche Handlungsmuster. In: Soeffner, H.G.(Hg.): Interpretative Verfahren in den Sozial- und Textwissenschaften. Stuttgart. 243-273.

- (1979c): Erweiterte halbinterpretative Arbeitstranskriptionen (HIAT 2): Intonation. Linguistische Berichte 59, 51-75.

Ehlich, K. und Rehbein, J.(1981): Zur Notierung nonverbaler Kommunikation für diskursanalytische Zwecke. In: Winkler, P.(Hg.): Methoden der Analyse von Face-to-Face-Situationen. Stuttgart.

Ehlich, K. und Switalla, B.(1976): Transskriptionssysteme. Eine exemplarische Übersicht. Studium Linguistik 2, 78-1o5.

Ehrich, V. und Saile, G.(1972): Über nicht-direkte Sprechakte. In: Wunderlich, D.(Hg.): Linguistische Pragmatik. Frankfurt. 255-287.

Eichler, W. und Bünting, K.-D.(1976): Deutsche Grammatik. Kronberg im Taunus.

Eicke, D.(1974): Technik der Gruppenleitung von Balint-Gruppen. In: Luban-Plozza, B.(Hg.): Praxis der Balint-Gruppen. München. 128-137.

Eisenmann, F.(1973): Die Satzkonjunktionen in gesprochener Sprache. Idiomatica, Bd.2. Tübingen.

Eissler, K.R.(1978): Der sterbende Patient. Stuttgart.

Engelkamp, J.(1974): Psycholinguistik. München.

Ferber, L.von (1971): Die Diagnose des praktischen Arztes im Spiegel der Patientenangaben. Stuttgart.

- (1975a): Sprachsoziologie als eine Methode der Untersuchung des Arzt-Patient-Verhältnisses. Kölner Zeitschrift für Soziologie und Sozialpsychologie 27, 86-96.

- (1975b): Die Sprachsoziologie als Forschungsmethode der Medizinsoziologie. In: Handbuch der Sozialmedizin. Bd.1. Stuttgart. 315-326.

Fillmore, Ch.(1977): Pragmatik und die Beschreibung der Rede. In: Auwärter, M. und Kirsch, E.(Hg.): Seminar: Kommunikation/Interaktion/Identität. Frankfurt. 191-22o.

Flader, D.(1978): Die psychoanalytische Therapie als Gegenstand sprachwissenschaftlicher Forschung. Studium Linguistik 5, 23-36.

- (1979): Techniken der Verstehenssteuerung im psychoanalytischen Diskurs. In: Flader, D. und Wodak-Leodolter, R.(Hg.): Therapeutische Kommunikation. Kronberg im Taunus. 24-43.

Flader, D. und Grodzicki, W.D.(1978): Was bewirkt die psychoanalytische Grundregel? Psyche 32, 545-594.

Flader, D.; Grodzicki, W.-D. und Schröter, K. (Hg.)(1982): Psychoanalyse als Gespräch. Frankfurt.

Flader, D. und Wodak-Leodolter, R.(Hg.)(1979): Therapeutische Kommunikation. Ansätze zur Erforschung der Sprache im psychoanalytischen Prozeß. Kronberg im Taunus.

Franck, D.(1973): Problematik der Präsuppositionsdiskussion. In: Petöfi, J. und Franck, D.(Hg.): Präsuppositionen in Philosophie und Linguistik. Frankfurt.

- (198o): Grammatik und Konversation. Königstein.

Freedle, R.(Hg.)(1977): Discourse Production and Comprehension. Norwood.

Freidson, E.(1979): Der Ärztestand. Stuttgart.

Freud, S.(1895): Studien über Hysterie. GW I. 57-251.

- (19oo): Die Traumdeutung. GW II/III. Bzw. Studienausgabe. Bd.II. Frankfurt 1972.

- (19o5a): Bruchstücke einer Hysterie-Analyse. GW V. 16o-286.

- (19o5b): Über Psychotherapie. GW V. 11-26.

- (19o7): Der Wahn und die Träume in W. Jensens 'Gradiva'. GW VII. 31-228.

- (19o9): Bemerkungen über einen Fall von Zwangsneurose. GW VII. 381-463.

- (191o): Die psychogene Sehstörung in psychoanalytischer Auffassung. GW VIII. 94-1o2.

- (1913): Vorreden. GW X. 448-455.

- (1915): Bemerkungen über die Übertragungsliebe. GW X. 3o6-321.

- (1915a): Die Verdrängung. GW X. 248-261.

- (1917): Vorlesungen zur Einführung in die Psychoanalyse. GW XI.

- (1925): Die Verneinung. GW XIV. 11-15.

- (1939): Der Mann Moses und die monotheistische Religion. GW XVI. 1o1-246.

Fritz, G.(1977): Strategische Maximen für sprachliche Interaktionen. In: Baumgärtner, K.(Hg.): Sprachliches Handeln. Heidelberg. 47-68.

Froelich, R.E. und Bishop, F.M.(1973); Die Gesprächsführung des Arztes. Heidelberg.

Forrester, J.(198o): Language and the Origins of Psychoanalysis. London.

Foss, D.J. und Hakes, D.T.(1978): Psycholinguistics. London.

Foucault, M. (1977): Die Ordnung des Diskurses. Frankfurt.

Gauger, H.M.(1974): Sprache und Sprechen im Werk Sigmund Freuds. Neue Rundschau 85, 568-59o.

- (1976): Sprachbewußtsein und Sprachwissenschaft. München.

Gaus, E. und Köhle, K.(1981): Psychische Anpassungs- und Abwehrprozesse bei lebensbedrohlich Erkrankten. In: Uexküll, Th.von u.a.(Hg.): Lehrbuch der Psychosomatischen Medizin. München. 748-774.

Gerhardus, D., Kledzik, S.M. und Reitzig, G.H.(1975): Schlüssiges Argumentieren. Göttingen.

Gersbach, B.(1982): Die Vergangenheitstempora in oberdeutscher gesprochener Sprache. Idiomatica 9. Tübingen.

Giesecke, M.(1979): Die Normalform der Falleinbringung in Supervisionsgruppen. In: Gaertner, A.(Hg.): Supervision. Materialien 7 des Modellversuchs "Soziale Studiengänge" an der GH Kassel. 2o5-236.

Giesecke, M. und Rappe, K.(1981): Rekonstruktion von Bedeutungszuschreibungen mithilfe der Normalformanalyse. In: Freier, W.(Hg.): Amsterdamer Beiträge zur Neueren Germanistik. Bd.13. 343-378.

- (1982): Setting und Ablaufstrukturen in Balint-Gruppen. Ergebnisse einer kommunikationswissenschaftlichen Untersuchung. In: Flader, D., Grodzicki, W. und Schröter, K.(Hg.): Psychoanalyse als Gespräch - Untersuchungen zur therapeutischen Interaktion. Frankfurt.

Goeppert, S.(1974): Pragmalinguistische Ansätze in Psychotherapien und Psychoanalyse. Zeitschrift für Psychoanalytische Medizin und Psychosomatik 2o, 116-126.

Goeppert, S. (Hg.)(1975): Die Beziehung zwischen Arzt und Patient. München.

Goeppert, S. und Goeppert, H.(1973): Sprache und Psychoanalyse. Hamburg.

- (1975): Redeverhalten und Neurose. Hamburg.

- (1979): Sprache, Objektbeziehung und Neurose. In: Flader, D. und Wodak-Leodolter, R.(Hg.): Therapeutische Kommunikation. Kronberg im Taunus. 98-116.

Goffman, E.(1971): Interaktionsrituale. Frankfurt.

Goldmann-Eisler, F.(1968): Psycholinguistics. London.

Gottschalk, L.A. und Gleser, G.C.(1969): The Measurement of Psychological States Through the Content Analysis of Verbal Behavior. Berkeley.

Graf, R.(1977): Der Konjunktiv in gesprochener Sprache. Idiomatica 5. Tübingen.

- (1980): Übergänge in den Formen der Redewiedergabe. In: König, W. und Stopp, H.(Hg.): Historische, geographische und soziale Übergänge im alemannischen Sprachraum. München. 121-130.

- (1982): Formen der Redewiedergabe. Mimeo. In: Ruoff, A.(Hg.): Sprachnorm und Varianz. Tübingen. Im Druck.

Grewendorf, G.(Hg.)(1979): Sprechakttheorie und Semantik. Frankfurt.

Grice, H.P.(1975): Logic and Conversation. In: Cole, P. and Morgan, J.(Hg.): Syntax and Semantics, Vol.3. Speech acts. New York. Deutsche Übersetzung: Logik und Konversation. In: Meggle, G.(Hg.): Handlung, Kommunikation, Bedeutung. Frankfurt 1979. 243-265.

Grünzig, H.J., Holzscheck, K. und Kächele, H. (1976): EVA - Ein Programmsystem zur maschinellen Inhaltsanalyse von Psychotherapieprotokollen. Medizinische Psychologie 2, 208-217.

Gülich, E.(1976): Ansätze zu einer kommunikationsorientierten Erzähltextanalyse (am Beispiel mündlicher und schriftlicher Erzähltexte). In: Haubrichs, W.(Hg.): Erzählforschung 1. Beiheft 4 der Zeitschrift für Literaturwissenschaft und Linguistik (LiLi). Göttingen. 224-257.

Gülich, E. und Raible, W.(1975): Textsorten-Probleme. Sprache der Gegenwart, 35. Linguistische Probleme der Textanalyse. Düsseldorf. 144-197.

- (1977): Linguistische Textmodelle. München.

Gumpertz, J. und Hymes, D.(Hg.)(1972): Directions in Sociolinguistics. The Ethnography of Communication. New York.

Gutwinski, J.(1981a): Zum Dialog im Monolog. Redewiedergabe in Fallpräsentationen aus Balint-Gruppen. Journal of Pragmatics 5, 223-242.

- (1981b): Fragen in Texten aus Balint-Gruppen. Jahrbuch der Psychoanalyse 13, 3o1-339.

Gutwinski-Jeggle, J.(1983): Zum Verhältnis von Arzt, Patient und Krankheit. Eine sprachwissenschaftliche Studie an Texten aus einer Balint-Gruppe. Psyche 37, 715-75o.

Gutwinski-Jeggle, J., Lenga, G. und Loch, W.(1985): Zur Konvergenz linguistischer und psychoanalytischer Textuntersuchungen. Psyche 39, 23-43.

Habermas, J.(1975): Erkenntnis und Interesse. Frankfurt. 3. Aufl.

Hager, F.(Hg.)(1977): Die Sache der Sprache. Stuttgart.

Hannappel, H. und Melenk, H.(1979): Alltagssprache. München.

Hardt, J., Hirschfeld, M. und Inowlocki, L.(1981): Zur Dimensionierung psychotherapeutischer Kompetenz. Psyche 35, 733-746.

Harras, G.(1977): Handlungen begründen. In: Baumgärtner, K.(Hg.): Sprachliches Handeln. Heidelberg. 28-46.

- (1978): Kommunikative Handlungskonzepte. Tübingen.

Harweg, R.(1968): Pronomina und Textkonstitution. München.

Heidolph, K.E., Flämig, E. und Motsch, W.(1981): Grundzüge einer deutschen Grammatik. Berlin-DDR.

Heinerth, K.(1979): Einstellung und Verhaltensänderung. München.

Heinrich, K.(1981): Tertium datur. Dahlemer Vorlesungen. Basel.

Heringer, H.J.(Hg.)(1974): Seminar: Der Regelbegriff in der praktischen Semantik. Frankfurt.

- (1977): Gesprächsanalyse. In: Wegner, D.(Hg.): Gesprächsanalysen. Hamburg. 93-1o8.

- (1979): Verständlichkeit. Ein genuiner Forschungsbereich der Linguistik? Zeitschrift für germanistische Linguistik 7, 255-278.

Herrmann, J.M.(1984): Sprache zwischen Arzt, Patient und Wissenschaft. In: Durmüller, U. und Svilar, M. (Hg.): Sprache und Wissenschaft. Bern. 85-95.

Herrmann, J., Rassek, M. und Schäfer, N.(1981): Essentielle Hypertonie. In: Uexküll, Th.von u.a.(Hg.): Lehrbuch der Psychosomatischen Medizin. München. 595-615.

Herrmann, Th.(1978): Sprechhandlungspläne als Handlungstheoretische Konstrukte. Bericht Nr. 2 der Forschungsgruppe Sprache und Kognition am Lehrstuhl Psychologie III der Universität Mannheim. Mimeo.

Herzog, W.(1979): Objektivismus in der Psychologie. Psyche 33, 289-3o5.

Hockett, Ch.F.(1973): Where the tongue slips, there slip I. In: Fromkin, V.A.(Hg.): Speech Errors in Linguistic Evidence. The Hague. 93-119.

Hörmann, H.(1972): Semantische Anomalie, Metapher und Witz - oder: Schlafen farblose grüne Ideen wirklich wütend? Folia Linguistica 5, 31o-33o.

- (1977): Psychologie der Sprache. Heidelberg.

- (1978): Meinen und Verstehen. Frankfurt.

Holly, W.(1979): Zum Begriff der Perlokution. Diskussion, Vorschläge und ein Textbeispiel. Deutsche Sprache 1, 1-27.

Horn, K., Beier, Ch. und Wolf, M.(1983): Krankheit, Konflikt und soziale Kontrolle. Opladen.

Horn, K., Beier, Ch. und Kraft-Krumm, D.(1984): Gesundheitsverhalten und Krankheitsgewinn. Opladen.

Ihwe, J.(Hg.)(1973): Literaturwissenschaft und Linguistik. Bd.2. Frankfurt.

Inowlocki, L.(1981): Gruppe und Beobachter. Zum teilnehmenden Beobachten von Selbsterfahrungsgruppen. In: Kutter, P. und Roth, J.K.(Hg.): Psychoanalyse an der Universität. München. 75-86.

Jappe, G.(1971): Über Wort und Sprache in der Psychoanalyse. Frankfurt.

Jeggle, U.(1978): Alltag. In: Bausinger, H.u.a.(Hg.): Grundzüge der Volkskunde. Darmstadt. 81-126.

Jung, F.(Hg.)(1961): Arzt und Philosophie. Humanismus-Erkenntnis-Praxis. Berlin-DDR.

Kächele, H.(1973): Verbatimprotokolle als Mittel in der psychotherapeutischen Verlaufsforschung. Psyche 27, 9o2-927.

- (1977): Maschinelle Inhaltsanalyse in der psychoanalytischen Prozessforschung. Ulmer Habil.Schrift.

Kächele, H., Thomä, H. und Schaumburg, C.(1973): Veränderungen des Sprachinhalts in einem psychoanalytischen Prozeß. Schweizer Archiv für Neurologie, Neurochirurgie und Psychiatrie 116, 197-228.

Kallmeyer, W., Klein, W., Meyer-Hermann, R., Netzer, K. und Siebert, H.J.(1977): Lektürekolleg zur Textlinguistik. Bd.1. Einführung. Frankfurt.

Kallmeyer, W. und Schütze, F.(1976): Konversationsanalyse. Studium Linguistik 1, 1-28.

Kaminski, G.(197o): Verhaltenstheorie und Verhaltensmodifikation. Stuttgart.

Keller, R.(1974): Zum Begriff der Regel. In: Heringer, H.-J.(Hg.): Seminar: Der Regelbegriff in der praktischen Semantik. Frankfurt. 1o-24.

- (1975): Zur Theorie des metaphorischen Sprachgebrauchs. Zeitschrift für germanistische Linguistik 3, 49-62.

- (1976): Handlungen verstehen. Zeitschrift für germanistische Linguistik 4, 1-16.

- (1977): Verstehen wir, was ein Sprecher meint, oder was ein Ausdruck bedeutet? Zu einer Hermeneutik des Handelns. In: Baumgärtner, K.(Hg.): Sprachliches Handeln. Heidelberg. 1-27.

Keseling, G.(1979): Sprache als Abbild und Werkzeug. Köln.

Kintsch, W.(1977): On Comprehending Stories. In: Just, M.A. und Carpenter, P.A.(Hg.): Cognitive Processes in Comprehension. London. 33-62.

Klann, G.(1976): Grundprobleme der Sprachwissenschaft - eine Debatte. Linguistische Arbeiten und Berichte 6, 1-1o8.

- (1977): Psychoanalyse und Sprachwissenschaft. In: Hager, F. u.a.(Hg.): Die Sache der Sprache. Stuttgart. 129-167.

- (1978): Psychotherapie und Linguistik. Linguistische Berichte 56, 79-88.

Knoepfel, H.-K.(Hg.)(198o): Einführung in die Balint-Gruppen-Arbeit. Patientenbezogene Medizin 3. Stuttgart.

Köhle, K. und Gaus, E.(1981): Psychotherapie von Herzinfarkt-Patienten während der stationären und poststationären Behandlungsphase. In: Uexküll, Th. von u.a. (Hg.): Lehrbuch der Psychosomatischen Medizin. München. 571-594.

Köhle, K., Simons, C. und Urban, H.(1981): Zum Umgang mit unheilbar Kranken. In: Uexküll, Th. von u.a. (Hg.): Lehrbuch der Psychosomatischen Medizin. München. 814-835.

Koerfer, A. und Neumann, Ch.(1982): Alltagsdiskurs und psychoanalytischer Diskurs. Aspekte der Sozialisierung des Patienten in einem 'ungewohnten' Diskurstyp. In: Flader, D., Grodzicki, W.-D. und Schröter, K. (Hg.): Psychoanalyse als Gespräch. Frankfurt. 96-137.

Kollwijk, J.van und Wieken - Mayser, M.(1974): Techniken der empirischen Sozialforschung. Bd.3. Erhebungsmethoden: Beobachtung und Analyse von Kommunikation. München.

Kraft, E., Nikolaus, K. und Quasthoff, U.(1977): Die Konstitution der konversationellen Erzählung. Folia Linguistica XI, 287-337.

Kratzer, A.(1978): Semantik der Rede. Königstein.

Kurz, J.(1966): Die Redewiedergabe. Methoden und Möglichkeiten. Leipzig.

Kutter, P.(198o): Das psychoanalytische Konzept von Konflikt und Krankheit. Psychoanalyse 1, 8-23.

- (1981a): Empathische Kompetenz - Begriff, Training, Forschung. Psychotherapie und medizinische Psychologie 31, 37-41.

Kutter, P.(1981b): Zur Praxis der psychoanalytischen Supervisionsgruppe. In: Kutter, P. und Roth, J.K. (Hg.): Psychoanalyse an der Universität. München. 97-1o8.

- (1981c): Der Basiskonflikt der Psychosomatose und seine therapeutischen Implikationen. Jahrbuch der Psychoanalyse 13, 93-114.

Kutter, P. und Roth, J.K.(Hg.)(1981): Psychoanalyse an der Universität. München.

Labov, W. und Fanshel, D.(1977): Therapeutic Discourse. Psychotherapy as Conversation. New York.

Labov, W. und Waletzky, J.(1973): Erzählanalyse. Mündliche Versionen persönlicher Erfahrung. In: Ihwe,J. (Hg.): Literaturwissenschaft und Linguistik. Bd.2. 78-126.

Lämmert, E.(1975): Bauformen des Erzählens. Stuttgart.

Laing, R.D.(1969): Knoten. Hamburg.

Laver, J.(1968): Voice Quality and Indexical Information. British Journal of Disorders of Communication 3, 43-54.

Leithäuser, T. und Volmerg, B.(1979): Anleitung zur empirischen Hermeneutik. Frankfurt.

Lenga, G. (198o): Linguistische Psychoanalyse oder psychoanalytische Linguistik. Mimeo.

- (198oa): Die Bedeutung von Kohärenz und Kohäsion für die Interpretation von Texten. Mimeo.

- (198ob): Wer sagt wie was? Sprachpsychologische Betrachtungen. Mimeo.

- (1981): Zur Funktion und Distribution von Konjunktionen in Balint- Gruppen-Texten. Mimeo.

Lenga, G. und Gutwinski, J.(1979a): Sprechstunden-Psychotherapie des Arztes (Die Ausbildung in Balint-Gruppen aus linguistischer Sicht). In: Flader, D. und Wodak-Leodolter, R.(Hg.): Therapeutische Kommunikation. Ansätze zur Erforschung der Sprache im psychoanalytischen Prozeß. Kronberg im Taunus. 78-97.

- (1979b): Sprache als Medium in Balint-Gruppen. Gruppenpsychotherapie und Gruppendynamik 14, 228-24o.

Lenga, G. und Gutwinski, J. (1979c): Überlegungen zu einer linguistischen Untersuchung von Balint-Gruppen-Gesprächen. Zur Einführung eines interdisziplinären Forschungsprojekts. In: Luban-Plozza, B. und Loch, W. (Hg.): Psychotherapie in der ärztlichen Sprechstunde. Stuttgart. 63-79.

Lenga, G. und Schönle, P.W. (1981): Sprache und Psychiatrie. Studium Linguistik 11, 22-36.

Leont'ev, A.A. (1974): Psycholinguistik und Sprachunterricht. Stuttgart.

Leys, O. (1979): Zur Systematisierung von Es. Deutsche Sprache 1, 28-34.

Liberman, D. (1981): The Place of Language in Psychoanalysis. Mimeo.

List, G. (1974): Syntagmatische Sprachpsychologie. Sprache als System von Kommunikation und Lernerfahrung. Stuttgart.

Litowitz, B.E. und Litowitz, N.S.: The Influence of Linguistic Theory on Psychoanalysis: A Critical, Historical Survey. International Review of Psychoanalysis 4, 419-448.

Loch, W. (1964): Behandlung psychosomatischer Erkrankungen in der Praxis. Deutsches Ärzteblatt 2, 73-78.

- (1965): Voraussetzungen, Mechanismen und Grenzen des psychoanalytischen Prozesses. Bern.

- (1969): Balint-Seminare: Instrumente zur Diagnostik und Therapie pathogener zwischenmenschlicher Verhaltensmuster. Jahrbuch der Psychoanalyse VI, 141-156.

- (1971): Gedanken über 'Gegenstand', Ziele und Methoden der Psychoanalyse. In: Loch, W.: Über Begriffe und Methoden in der Psychoanalyse. Bern 1975. 163-196.

- (1972a): Sprechstunden-Psychotherapie: Training in Balint-Gruppen. In: Loch, W.: Zur Theorie, Technik und Therapie der Psychoanalyse. Frankfurt 1976. 283-297.

- (1972b): Die Arzt-Patient-Beziehung. Basis des ärztlichen Wirkens - Gegenstand der psychoanalytischen Diagnose - Ziel der psychischen Therapie. In: Loch, W.: Über Begriffe und Methoden der Psychoanalyse. Bern 1975. 145-154.

Loch, W.(1973): Die Balint-Gruppe - Möglichkeiten zum kontrollierten Erwerb psychosomatischen Verständnisses. In: Loch, W.: Über Begriffe und Methoden der Psychoanalyse. Bern 1975. 155-162.

- (1974): Der Analytiker - Gesetzgeber und Lehrer. Psyche 28, 431-46o.

- (1975): Über Begriffe und Methoden der Psychoanalyse. Bern.

- (1976): Zur Theorie, Technik und Therapie der Psychoanalyse. Hamburg.

- (1977): Die Krankheitslehre in der Psychoanalyse. Stuttgart.

- (1978): Anmerkungen zu wissenschaftstheoretischen Problemen der psychoanalytischen Praxis. In: Drews, S. u.a.(Hg.): Provokation und Toleranz. Frankfurt. 93-118.

- (1979a): Krankheitsbegriff - Krankheitslehre - ein psychoanalytischer Beitrag. Jahrbuch der Psychoanalyse XI, 82-99.

- (1979b): Aus der Praxis eines Balint-Seminars. In: Luban-Plozza, B. und Loch, W.(Hg.): Psychotherapie in der ärztlichen Praxis. Stuttgart. 35-4o.

- (1979): Depression und Melancholie - oder depressive Position und Vatermord. In: Engler, E.(Hg.): Die Verarmung der Psyche (Igor Caruso zum 65. Geburtstag). Frankfurt. 157-171.

- (1981a): Triebe und Objekte. Jahrbuch für Psychoanalyse XII, 54-82.

- (1981b): Kommunikation - Sprache - Übersetzung. Psyche 35, 977-998.

- (1984): Balint- Seminare: Zweck, Methode, Zielsetzung und Auswirkung auf die Praxis. In: Frick-Bruder, V. und Platz, P.(Hg.): Psychosomatische Probleme in der Gynäkologie und Geburtshilfe. Heidelberg. 3-16.

Loewald, H.W.(1978): Primary Process, Secondary Process and Language. In: Smith, J.(Hg.): Psychoanalysis and Language. New Haven.

Lorenzer, A.(197o): Sprachzerstörung und Rekonstruktion. Frankfurt.

Lorenzer, A.(1973): Über den Gegenstand der Psychoanalyse oder: Sprache und Interaktion. Frankfurt.

- (1976): Die Wahrheit der psychoanalytischen Erkenntnis. Frankfurt.

- (1983): Sprache, Lebenspraxis und szenisches Verstehen in der psychoanalytischen Therapie. Psyche 37, 97-115.

Luban-Plozza, B.(Hg.)(1974): Praxis der Balint-Gruppen. München.

- (1977): Zur Entwicklung von Studenten-Balint-Gruppen. Therapiewoche 27, 7o49-7o61.

Luban-Plozza, B. und Loch, W.(Hg.)(1979): Psychotherapie in der ärztlichen Sprechstunde. Stuttgart.

Ludwig, O. und Wolff, G.(1978): Berichten im Alltag - Berichten in der Schule. Praxis Deutsch 28, 16-24.

Maas, U.(1972): Ein Problem von Fragelogik: Sind zurückgewiesene Präsuppositionen Antworten? Linguistische Berichte 19, 69-73.

- (1978): Grammatik und Erfahrung. In: Zimmermann, J. (Hg.): Sprache und Welterfahrung. München. 142-159.

- (1979): Grundkurs Sprachwissenschaft. Teil 1: Grammatiktheorie. Frankfurt.

Maas, U. und Wunderlich, D.(1972): Pragmatik und sprachliches Handeln. Frankfurt.

Maclay, H. und Osgood, C.E.(1959): Hesitation Phenomena in Spontaneous English Speech. Word 15, 19-44.

Martens, K.(1974): Sprachliche Kommunikation in der Familie. Kronberg im Taunus.

Mauermann, S.(1959): Man. Ein Beitrag zur Untersuchung unseres Wortgebrauchs. Muttersprache 69, 234-236.

Meggle, G.(Hg.)(1979): Handlung, Kommunikation, Bedeutung. Frankfurt.

Metzing, D.(1976): Argumentationsanalyse. Studium Linguistik 2, 1-24.

Meyer-Hermann, R. und Weingarten, R.(1981): Formen und Funktionen von 'Abschwächung' in der Gesprächstherapie. Regensburg. Mimeo.

Miller, G.(Hg.)(1973): Communication, Language and Meaning. New York.

Miller, G., Galanter,E. und Pribram, K.H.(1973): Pläne und Strukturen des Verhaltens. Stuttgart.

Naujoks, W.(1982): Balint-Gruppen. In: Visitengespräche und Balint-Gruppen. Zwischenberichte 198o-1982. SFB 129 Ulm. 146-228.

Nedelmann, C.(1982): Psychotherapie in der psychiatrischen Praxis. Der Nervenarzt 53, 33-38.

Neisser, U.(1974): Kognitive Psychologie. Stuttgart.

Ogden, C.K. und Richards, J.A.(1974): Die Bedeutung der Bedeutung. Frankfurt.

Oevermann, U., Allert, T., Konau, E. und Krambeck, J. (1979): Die Methodologie einer 'objektiven Hermeneutik' und ihre allgemeine forschungslogische Bedeutung in den Sozialwissenschaften. In: Soeffner, H.-G.(Hg.): Interpretative Verfahren in den Sozial- und Textwissenschaften. Stuttgart. 352-434.

Perrez, M.(1972): Ist die Psychoanalyse eine Wissenschaft? Bern.

Petri, H.(1982): Balint-Gruppen mit Klinikärzten. Psyche 36, 83o-847.

Pflanz, M.(1969): Medizinsoziologie. In: König, R.(Hg.): Handbuch der empirischen Sozialforschung. Stuttgart. 1123-1156.

Piaget, J.(1972): Sprechen und Denken des Kindes. Düsseldorf. Erstausgabe 1925.

Pleines, J.(1976): Handlung/Kausalität/Intention. Tübingen.

Preiser, S.(1979): Das Spiel als Lernsituation. In: Heinerth, K.(Hg.): Einstellungs- und Verhaltensänderung. München. 327-332.

Pribram, K.H.(1978): The Linguistic Act. In: Smith, J. (Hg.): Psychoanalysis and Language. New Haven.

Pütz, H.(1975): Über die Syntax der Pronominalform 'Es' im modernen Deutsch. Studien zur deutschen Grammatik 3. Tübingen.

Quasthoff, U.(1976): Makrostruktur und Gliederungsmerkmale in konversationellen Erzählungen. In: Weber, H. und Weydt, H.(Hg.): Akten des 1o. Linguistischen Kolloquiums, Bd.1. Tübingen. 291-3o3.

- (1979): Eine interaktive Form von Erzählungen. In: Soeffner, H.-G.(Hg.): Interpretative Verfahren in den Sozial- und Textwissenschaften. Stuttgart. 1o4-126.

- (1979a): Verzögerungsphänomene, Verknüpfungs- und Gliederungsmerkmale in Alltagsargumentationen und Alltagserzählungen. In: Weydt, H.(Hg.): Die Partikeln der deutschen Sprache. Berlin. 39-57.

- (198o): Erzählen in Gesprächen. Tübingen.

- (198oa): Gemeinsames Erzählen als Form und Mittel im sozialen Konflikt - oder Ein Ehepaar erzählt eine Geschichte. In: Ehlich, K.(Hg.): Erzählen im Alltag. Frankfurt. 1o9-141.

Racker, H.(1978): Übertragung und Gegenübertragung. München.

Redder, A.(1976): Zur Funktion der Modalverben in der Sprache von Lehrern und Schülern. Staatsarbeit Düsseldorf.

- (1984): Modalverben im Unterrichtsdiskurs. Tübingen.

Rehbein, J.(1977): Komplexes Handeln. Stuttgart.

- (1979): Handlungstheorien. Studium Linguistik 7, 1-28.

- (198o): Sequentielles Erzählen. In: Ehlich, K.(Hg.): Erzählen im Alltag. Frankfurt. 64-1o8.

Reiss, G. (1978): "Berichten" als erzählerisches Darstellungsverfahren. Praxis Deutsch 28, 64-67.

Ricoeur, P.(1972): Der Text als Modell: hermeneutisches Verstehen. In: Bühl, W.L.(Hg.):Verstehende Soziologie. Grundzüge und Entwicklungstendenzen. München. 252-283.

- (1974): Die Interpretation. Frankfurt.

- (1977): Diskurs und Kommunikation. Neue Hefte der Philosophie, 1-25.

- (1978): Image and Language in Psychoanalysis. In: Smith, J.H.(Hg.): Psychoanalysis and Language. New Haven. 293-324.

Rosen, V.H.(1972): Sprache und Psychoanalyse. Psyche 26, 81-88.

Rosin, U.(198o): Lernbarrieren und Widerstände in der Balint-Gruppenarbeit mit Psychiatern. Mimeo.

Roskamp, H.(1977): Grundzüge der Neurosenlehre. In: Loch, W.(Hg.): Die Krankheitslehre der Psychoanalyse. Stuttgart. 67-172.

Roth, J.K.(1984): Hilfe für Helfer. Balint-Gruppen. München.

Ruoff, A.(1973): Grundlagen und Methoden der Untersuchung gesprochener Sprache. Einführung in die Reihe 'Idiomatica' mit einem Katalog der ausgewerteten Tonbandaufnahmen. Tübingen. Idiomatica 1.

- (1979): "Am Mittwoch, dem 11. Oktober 1899". Zu den Formen der Datumsangaben und ihrer Verwendung in der gesprochenen Sprache. In: Ezawa, K. und Rensch, K.H. (Hg.): Sprache und Sprechen. Festschrift für E. Zwirner. Tübingen. 65-75.

Ryle, G.(1969): Der Begriff des Geistes. Stuttgart.

Sacks, H., Schegloff, E. und Jefferson, G.(1974): A Simplest Systematics for the Organization of Turn-Taking for Conversation. Language 5o, 696-735.

Sandig, B.(1978): Stilistik. Sprachpragmatische Grundlegung der Stilbeschreibung. Berlin.

Saussure, F. de(1967): Grundfragen der allgemeinen Sprachwissenschaft. Berlin. Franz. Erstausgabe 1916.

Schank, G. und Schoenthal, G.(1976): Gesprochene Sprache. Tübingen.

Schelling, W.(1978): Sprache, Bedeutung und Wunsch. Berlin.

Schlieben-Lange, B.(1974): Perlokution. Sprache im technischen Zeitalter 52, 319-334.

- (1975): Linguistische Pragmatik. Stuttgart.

- (1976): Perlokution und Konvention. In: Gloy, K. und Presch, G.(Hg.): Sprachnormen III. Kommunikationsorientierte Linguistik. Stuttgart. 58-66.

- (1979): Sprachliche Handlung, sprachliche Variation und Sprachgeschichte als Themen einer soziologisch orientierten Linguistik. In: Soziologische Analysen. Referate aus den Veranstaltungen beim 19. Deutschen Soziologentag. Berlin. 417-436.

Schmidt, S.J.(1976): Texttheorie. München.

Schobinger, J.-P.(1979): Variationen zu Walter Benjamins Sprachmeditation. Basel.

Schönbach, P.(197o): Sprache und Attitüden. Bern.

Schroder, H., Driver, M. und Streufert, S.(1976): Menschliche Informationsverarbeitung. Weinheim.

Schröter, K.(1974): Psychoanalytischer Dialog und alltägliche Kommunikation. In: Muck, M. und Schröter, K.(Hg.): Information über Psychoanalyse. Frankfurt.

- (1979): Einige formale Aspekte des psychoanalytischen Dialogs. In: Flader, D. und Wodak-Leodolter, R.(Hg.): Therapeutische Kommunikation. Kronberg im Taunus. 179-2o7.

- (1982): Zur Rekonstruktion der Bedeutungsstruktur von Gesprächssequenzen. In: Flader, D., Grodzicki, W.D. und Schröter, K.(Hg.): Psychoanalyse als Gespräch. Frankfurt. 194-2o7.

Schütz, A.(1971): Das Problem der Relevanz. Frankfurt.

Schulz, W.(1972): Philosophie in der veränderten Welt. Pfullingen.

- (1979):Philosophie der Subjektivität. Pfullingen.

Schwitalla, J.(1979): Dialogsteuerung im Interview. Heutiges Deutsch. Bd.15. München.

Searle, J.R.(1976): Sprechakte - Ein sprachphilosophischer Essay. Frankfurt.

Simons, E.(1966): Die Philosophie der Offenbarung. Stuttgart.

Smith, J.H.(Hg.)(1978):Psychoanalysis and Language. London.

Soeffner, H.-G.(Hg.)(1979): Interpretative Verfahren in den Sozial- und Textwissenschaften. Stuttgart.

Spence, D.P.(1979): Language in Psychotherapy. In: Aaronson, D. und Rieber, R.(Hg.): Psycholinguistic Research. London. 471-498.

- (1982): Narrative Truth and Theoretical Truth. Psychoanalytic Quarterly 1, 43-69.

Stadler, P.(198o): Psychologische Grammatik. Psyche 34, 997-1o21.

Steger, H., Deutrich, H., Schank, G. und Schütz, E.(1974): Redekonstellation, Redekonstellationstyp; Textexemplar, Textsorte im Rahmen eines Sprachverhaltensmodells. Begründung einer Forschungshypothese. Gesprochene Sprache, 39-97.

Steinert, H.(1973): Über Objektivierung, Reifikation und die Ansätze einer reflexiven Sozialwissenschaft. In: Walter, H.(Hg.): Sozialisationsforschung. Bd.1. Stuttgart. 1o3-117.

Stephanos, S. und Auhagen, U.(1979): Reflections on the Qualities of a Balint-Group Leader. British Journal of Medical Psychology 52, 43-47.

Strauss, A.(1974): Spiegel und Masken. Die Suche nach Identität. Frankfurt.

Stryker, Sh.(1977): Die Theorie des Symbolischen Interaktionismus. In: Auwärter, M. und Kirsch, E.(Hg.): Seminar: Kommunikation/Interaktion/Identität. Frankfurt. 257-274.

Szagun, G.(1983): Sprachentwicklung beim Kind. München.

Thomä, H.(1967): Konversionshysterie und weiblicher Kastrationskomplex. Psyche 21, 827-847.

Thomä, H. und Houben, A.(1967): Über die Validierung psychoanalytischer Theorien durch die Untersuchung von Deutungsaktionen. Psyche 21, 664-692.

Thomä, H. und Kächele, H.(1973): Wissenschaftstheoretische und methodologische Probleme der klinisch-psychoanalytischen Forschung. Psyche 27, Teil 1: 2o5-3o8; Teil 2: 3o9-355.

Toulmin, St.(1975): Der Gebrauch von Argumenten. Kronberg im Taunus.

Triandis, H.C.(1975); Einstellungen und Einstellungsänderungen. Basel und Weinheim.

Trömel-Plötz, S.(1974a): "Sie meinen also, Sie hätten das nicht tun sollen". Zur Interpretation im psychotherapeutischen Dialog. Linguistische Berichte 33, 18-26.

- (1974b): Linguistik und Psychoanalyse. Linguistische Berichte 31, 41-46.

Uexküll, Th.von (198o): Das Problem der Entsprechung von Rollen und Gegenrollen bei Arzt und Patient. In: Jappe, G. und Nedelmann, C.(Hg.): Zur Psychoanalyse der Objektbeziehungen. Stuttgart. 37-73.

- (1981)(Hg.): Lehrbuch der Psychosomatischen Medizin. München.

Ulvestad, B. und Bergenholtz, H.(1979): 'Es' als 'Vorgreifer' eines Objektsatzes. Deutsche Sprache 2, 97-116.

Wackernagel-Jolles, B.(1971): Untersuchungen zur gesprochenen Sprache. Göppingen.

Weber, H.(1976): Kleine generative Syntax des Deutschen. Bd.1. Tübingen.

Wegner, D.(Hg.)(1977): Gesprächsanalysen. Hamburg.

Weinrich, H.(1964): Tempus. Besprochene und erzählte Welt. Stuttgart.

Werthmann, H.-V.(1975): Die zwei Dimensionen der psychoanalytischen Interpretation und der "unbewußte Begriff". Psyche 29, 118-13o.

- (1982): Zur Anwendung des Hempel-Oppenheim-Schemas der wissenschaftlichen Erklärung auf die Psychoanalyse. Psyche 36, 888-9o5.

Weydt, H.(1977): Aspekte der Modalpartikeln. Tübingen.

- (1979)(Hg.): Die Partikeln der deutschen Sprache. Berlin.

Whorf, B.L.(1962): Sprache, Denken, Wirklichkeit. Frankfurt. Englische Originalausgabe 1956.

Willer, B. und Groeben, N.(198o): Sprachliche Hinweise auf ironische Kooperation: Das Konzept der Ironisierungssignale unter sprechakttheoretischer Perspektive rekonstruiert. Zeitschrift für germanistische Linguistik 8, 29o-313.

Winnicott, D.W.(198o): The Theory of the Parent-Infant Relationship. In: Winnicott, D.W.: The Maturational Process and the Facilitating Environment. London.

- (1979): Vom Spiel zur Kreativität. Stuttgart. Engl. Originalausgabe 1971.

Wittgenstein, L.(1971): Philosophische Untersuchungen. Frankfurt.

Wodak-Leodolter, R.(1979a):Probleme der Unterschichtstherapie. Aspekte einer empirischen Untersuchung therapeutischer Gruppen. In: Flader, D. und Wodak-Leodolter,R.(Hg.): Therapeutische Kommunikation. Kronberg im Taunus. 186-2o7.

- (1979b): Der emanzipatorische Gehalt therapeutischer Gruppen. In: Soeffner, H.-G.(Hg.): Interpretative Verfahren in den Sozial- und Textwissenschaften. Stuttgart. 171-176.

Wodak, R.(1981): Das Wort in der Gruppe. Wien.

Wright, G.H.von (1974): Erklären und Verstehen. Frankfurt.

Wunderlich, D.(1969): Bemerkungen zu den Verba dicendi. Muttersprache 4, 97-1o7.

- (1971): Pragmatik, Sprechsituation, Deixis. Zeitschrift für Literaturwissenschaft und Linguistik 1/2, 153-19o.

- (1973a): Redeerwähnung. In: Funkkolleg Sprache. Frankfurt. 134-143.

- (1973b): Textlinguistik. In: Arnold, H.L. und Sinemus, V.(Hg.): Grundzüge der Literatur und Sprachwissenschaft. Bd.2. Sprachwissenschaft. München.

- (1974): Grundlagen der Linguistik. Hamburg.

- (1975)(Hg.): Linguistische Pragmatik. Wiesbaden.

- (1976)(Hg.): Wissenschaftstheorie der Linguistik. Kronberg im Taunus.

- (1978): Studien zur Sprechakttheorie. Frankfurt.

- (1979): Was ist das für ein Sprechakt? In: Grewendorf, G.(Hg.): Sprechakttheorie und Semantik. Frankfurt. 275-324.

- (1982): Sprache und Raum. Studium Linguistik 12 und 13, Teil 1: 12, 1-19; Teil 2: 13, 37-59.

Wygotski, L.S.(1971): Denken und Sprechen. Frankfurt. Russische Orginalausgabe 1934.

Zimmermann, J.(Hg.)(1978): Sprache und Welterfahrung. München.

Zubaty, J.(19o6): Die 'man'-Sätze. Zeitschrift für vergleichende Sprachforschung 4o, 478-52o.

GPSR Compliance

The European Union's (EU) General Product Safety Regulation (GPSR) is a set of rules that requires consumer products to be safe and our obligations to ensure this.

If you have any concerns about our products, you can contact us on ProductSafety@springernature.com

In case Publisher is established outside the EU, the EU authorized representative is:

Springer Nature Customer Service Center GmbH
Europaplatz 3
69115 Heidelberg, Germany

Batch number: 10844655

Printed by Printforce, the Netherlands